Klimatische

Sommerkurorte.

Leitfaden für Aerzte und Laien

von

Dr. med. Herm. Reimer.

Zweite Auflage.

Berlin.
Druck und Verlag von Georg Reimer.
1891.

Vorrede zur zweiten Auflage.

Sobald nur der erste sonnige Frühlingstag uns seine Strahlen in das Zimmer schickt, regt sich schon der deutsche Wandertrieb und die Frage: Wohin gehen wir diesen Sommer? wird in unzähligen Familien sorgfältig in Erwägung gezogen. Der wirklich Kranke oder Sieche geht mit seinem Arzt darüber zu Rathe, welches Bad wohl für ihn am besten passe, während der Rüstige und Kühne sehnsüchtig seine Blicke auf die höchsten Gipfel unserer Berge oder gar auf die Firnen der Alpen richtet. Zwischen Beiden, dem Schwerleidenden und dem von Gesundheit Strotzenden treffen wir aber eine sehr grosse Schaar Solcher, welche nur der Erholung in frischer Luft bedürfen, und welche deshalb beabsichtigen einen für sie geeigneten klimatischen Sommerkurort aufzusuchen. Für diese, und gleichzeitig für den Arzt, will dieses Buch ein Leitfaden sein, mit Hülfe dessen

Jeder je nach seiner Körperbeschaffenheit, nach seinen Ansprüchen an das Leben aber auch nach seinen Geldmitteln eine richtige Wahl zu treffen im Stande sein soll. Und nicht bloss für einen Sommer sondern für eine Reihe von Jahren wird man aus der Menge des Inhalts, welche über 450 Orte umfasst, sich versorgen können.

Alle diese Orte liegen innerhalb Deutschlands, Deutsch-Oesterreichs und der Schweiz. Dieses Gebiet zerfällt in klimatischer Beziehung in 3 verschieden geartete Zonen, deren erste das Seeklima, deren zweite das Wald-, oder, richtiger gesagt, das Waldgebirgsklima, deren dritte das Höhenklima darstellt.

Die Küstenplätze der Ost- und Nordsee, die Abhänge unseres deutschen Mittelgebirges und die Voralpen- und Alpenorte bringen diese klimatischen Unterschiede zum Ausdruck, und da auch unser Befinden hiervon in verschiedener Weise beeinflusst wird, so ist die Frage, welcher Klimawirkung wir etwa an diesem oder jenem Orte uns aussetzen, für den Luftkurgast nicht ohne Bedeutung. Mit der Beantwortung dieser Frage beschäftigen sich im Allgemeinen die beiden ersten Kapitel der Einleitung, im Besonderen eine Reihe von Bemerkungen, welche der Beschreibung der einzelnen Kurorte eingefügt sind. Ein drittes Kapitel der Einleitung ertheilt mit Rücksicht auf mancherlei Missgriffe, die häufiger begangen werden, den Kurgästen einige

Winke und Rathschläge. Die sogenannten Uebergangsstationen, d. h. Orte mit gutem Frühlings- und Herbstklima aber zu heissem Sommer, konnten hier nicht berücksichtigt werden. Ueber Alles, was jenseits der Alpen liegt, habe ich an anderer Stelle berichtet[1]).

Was nun die speciellen Angaben über die einzelnen Orte betrifft, so beruhen dieselben grösstentheils auf eigener Anschauung aus einer Reihe von Jahren, meist aber aus den letzten, ohne dass dabei vernachlässigt wurde, was sich irgend Brauchbares in der Litteratur vorfindet. Wo Angaben über Wärme und Feuchtigkeit des „Sommers“ gemacht sind, beziehen sich dieselben stets auf den meteorologischen Sommer, d. h. auf die 3 Sommermonate (Juni bis August). Die Temperatur habe ich, weil dem Laien gewohnter, nach Réaumur'scher Skala angegeben. Ueberall suchte ich Licht und Schatten wahrheitsgemäss zu vertheilen und die Orte so zu schildern, wie sie ohne Reclame dem unparteiischen Beobachter sich darstellen. Das im Kleindruck Beigefügte beantwortet zunächst die Frage der Hinreise, sodann die Unterkunfts-Verhältnisse und die Kosten des Aufenthalts und endlich die vorhandene ärztliche und arzneiliche Fürsorge. In letzter Beziehung tritt allerdings häufig Wechsel ein, aber als ständiger Mitarbeiter am Reichsmedicinalkalender, für welchen

---

[1]) Klimatische Winterkurorte. 3. Aufl.

ich Jahr für Jahr die Lokalverhältnisse der Kurorte zu verfolgen habe, glaube ich, soweit dies überhaupt möglich ist, Zuverlässigkeit der Angaben beanspruchen zu können.

Stuttgart, im April 1891.

Dr. H. Reimer.

Inhalt.

Einleitung.

1. Verschiedenheiten des Sommerklimas.

Das Land, welches von den Gestaden der Ost- und Nordsee bis zu den Gipfeln der Alpen und von den Flussgebieten der Weichsel und Oder bis zu dem des Rheins sich ausbreitet, bietet uns eine grosse Mannichfaltigkeit seiner klimatischen Verhältnisse. Zwischen dem 46. und 55. Grad nördl. Br. befindlich, also auf 9 Breitengrade vertheilt, muss ein bemerkbarer Unterschied in der Wärmeentwicklung auf der nördlichen Hälfte gegenüber der südlichen hervortreten. Es gelangen aber hier noch andere Einflüsse zur Geltung, Einflüsse, welche mächtiger sind als die Entfernung vom Aequator, und welche nicht nur auf die Temperatur, sondern auch auf alle übrigen klimatischen Factoren sich erstrecken. Drei Umstände kommen hierbei vorzugsweise in Betracht: die Nähe der See, die Ausbreitung des Waldes und die Erhebung über dem Meeresspiegel.

Seeklima. Die über einer grossen Wasserfläche schwebende Luft erwärmt sich langsamer als das feste Land, hält aber ihre Wärme inniger fest, während das

Festland schneller eine höhere Temperatur annimmt, dieselbe aber weit schneller wieder abgiebt. In der heissesten Jahreszeit erwärmt sich daher das Meer niemals in dem Grade wie das Land, in der kälteren behauptet es mit grösserer Constanz wie das Landinnere die einmal gewonnene Temperaturgrösse. So bewegen sich die inmitten grosser Länder gelegenen Gegenden zwischen den Extremen grosser Sommerhitze und grosser Winterkälte, während die Inseln und der Strand unter der temperirenden Einwirkung der See sich minder harter Winter und kühlerer Sommer zu erfreuen haben. An dieser Gleichmässigkeit der Temperatur nehmen also die Küstenstriche der Continente, mehr noch das Ufer selbst, am meisten die Inseln theil. Die vom Meere her wehenden Winde bewirken eine starke Bewegung in der über dem Strande befindlichen Luftmasse; sie begünstigen den schnellen Wechsel derselben und den Eintritt neuer mit Feuchtigkeit geschwängerter Schichten. Dies findet im höchsten Maasse und am weitesten landeinwärts im Hochsommer statt, wo die Küstenstriche bereits eine hohe Temperatur angenommen haben. Im Winter erfolgen nämlich in Folge der geringen Erwärmung der Küste, wenn Seewinde über sie hinstreichen, Niederschläge, in welchen die Meeresluft ihr Wasser absetzt, im Hochsommer dagegen behält die mit Wasserdämpfen geschwängerte Luft ihre ursprüngliche Feuchtigkeit und theilt sie dem Landinnern mit. Der Wassergehalt der Küste ist deshalb in den heissesten Monaten nur wenig verschieden von demjenigen der Luft unmittelbar über dem Meere. Auf der See oder am Meeresstrande befinden wir uns unter einem Luftdruck, welcher dem Gewicht einer Quecksilbersäule von 760 Millimetern (28 Par. Zoll) entspricht. Die Veränderungen im barometrischen Druck und die Verdünnung der Luft, welche eintreten, wenn wir uns über den Erdboden erheben, bilden den wesentlichsten Unterschied zwischen See- und Höhenklima. Die Seeluft ist, weil sie des stärkeren Luftdrucks wegen dichter ist, auch sauerstoffreicher und, wie vielfach angenommen wird, ozonreicher als die Luft des Festlandes.

Waldklima. Ueber die klimatischen Eigenthümlichkeiten einer bewaldeten Gegend besitzen wir wissenschaftliche Untersuchungen, welche die sinnlichen Wahrnehmungen des unbefangenen Beobachters vollständig bestätigen. Im Wald ist die Temperatur stets niedriger als auf unbewaldetem Terrain. Im Sommer beträgt die Abkühlung, welche der Wald hervorruft, im Mittel der Tagesstunden 1.7° R. Zieht man das Mittel aus den höchsten Temperaturen, so sieht man, dass die der freien Fläche die des Waldes im Sommer um 3° R. übertreffen, während die im Walde beobachteten niedrigsten Temperaturen im Sommer um 1.5° R. höher sind als die der waldlosen Gegend. Die tägliche Wärmeschwankung ist also im Walde zur Sommerzeit um fast 5° R. niedriger als die im Freien stattfindende. Abkühlung und Erwärmung gehen im Walde langsamer vor sich, daher die Differenzen zwischen Tag und Nacht, zwischen einem Tage und dem andern und zwischen einer Jahreszeit und der andern geringer sind als in baumlosen Gegenden. Der Gang der Temperatur ist in jeder Beziehung im Walde gleichmässiger, sie steigt dort weder so hoch, noch sinkt sie so tief wie dies im Freien der Fall ist. Der Wald hat also im Allgemeinen gleich der Meeresfläche die Tendenz die

Wärme einer Gegend auf mittlerem Standpunkte zu erhalten und allen jähen Temperatursprüngen vorzubeugen. Die relative Feuchtigkeit (d. h. das Maass der Sättigung der Luft mit Wasserdampf) ist im Sommer im Walde beträchtlich (um 9 Procent) grösser als im Freien. Dies beruht zum grossen Theil auf dem niedern Wärmegrad der Waldluft, und da die unteren Schichten derselben die kühleren sind, so ist in ihnen die relative Feuchtigkeit grösser als in den oberen. Auch sind die täglichen Schwankungen der Luftfeuchtigkeit im Walde viel geringer wie im Freien, was mit der unter den Bäumen sehr sparsam und gleichmässig stattfindenden Verdunstung zusammenhängt. Die mit Wasserdampf reichlich gesättigte Waldluft giebt leicht zu Nebel- oder Wolkenbildung Veranlassung. Die von der erwärmten Ebene aufsteigenden Luftschichten haben die Eigenschaft die in der Höhe hinziehenden Wolken zu zertheilen und aufzusaugen. Oberhalb des Waldes, wo die Luft kühl und feucht ist, fehlt es dagegen an solchen aufsteigenden Luftschichten, welche warm und trocken genug wären, um Ansammlungen von Feuchtigkeit aufzulösen. Der Wald tritt daher der Bildung von Wolken in keiner Weise entgegen, und so ist es eine Thatsache, dass der Wald öfter von Regengüssen heimgesucht wird als die waldfreie Gegend. Gegen Winde kann unter Umständen der Wald einen mächtigen Schutz gewähren, und es ist deshalb für das Klima des einen oder anderen Ortes von Wichtigkeit, in welcher Lage zum Walde mit Bezug auf die vorherrschende Windrichtung er sich befindet. Abgesehen davon finden bei der Erwärmung von Bodenflächen, welche dem Gehölz nahe liegen, Luftströmungen vom Walde her statt, welche auf dem

Eindringen der kühleren Waldluft in die aufsteigenden Schichten der Luft des freien Landes beruhen. Tritt hierzu noch öfterer Wechsel in der Windrichtung, so kann dies Veranlassung dazu geben, dass die einem Walde benachbarte freie Fläche unter deutlich bemerkbaren Schwankungen von Wärme und Feuchtigkeit zu leiden hat. Im Allgemeinen besitzen die Wälder, welche aus Nadelholz gebildet werden, alle specifischen Eigenschaften des Waldklima's in geringerem Maasse als solche, in welchen Laubholz vorherrschend ist. Was endlich den Ozongehalt der Luft anbetrifft, so ist derselbe im Walde durchgängig erhöht, eine Eigenschaft, welche sich sogar der Umgegend mittheilt, und welche theils auf der vermehrten Feuchtigkeit, theils auf der Sauerstoff aushauchenden Eigenschaft der Blätter zu beruhen scheint.

Höhenklima. Wenn man sich langsam über den Erdboden erhebt, so beobachtet man bisweilen und zwar besonders im Sommer, in den untersten Schichten ein allmähliches Anwachsen der Luftwärme. Sehr bald indessen verwandelt sich dies Verhältniss in das entgegengesetzte, und von nun an nimmt die Temperatur, je höher wir steigen, schrittweise ab. Diese Wärmeabnahme beim Ansteigen zur Höhe ist aber an kein bestimmtes Gesetz gebunden; es findet dieselbe vielmehr weder zu jeder Jahreszeit noch an jedem Orte in gleicher Weise statt. Im Sommer markirt sie sich stets deutlicher als im Winter, in der Schweiz schärfer wie in Deutschland. Die Besonnung, der Windschutz, die Nähe von Wäldern, von Gewässern, von Eis- und Schneefeldern können in einzelnen Fällen fördernd oder herabsetzend auf die Temperaturverhältnisse der Höhe einwirken. Im Allgemeinen wird man das Richtige treffen, wenn man auf 170—220 Meter Steigens eine Wärmeabnahme von 1° R. rechnet.

Der Druck, welchen die den Erdball umgebende Luft auf die Oberfläche der Erde und auf unsern Körper ausübt, entspricht, wie bereits erwähnt wurde, im Niveau des Meeres dem Gewicht einer Quecksilbersäule von 760 Millimeter Höhe. Er wird verhältnissmässig geringer, je mehr wir uns über den Meeresspiegel erheben, und dabei dehnt die Luft sich aus und wird dünner. Diese Luftverdünnung auf der Höhe geht Hand in Hand mit einer Verminderung ihres Gehalts an Sauerstoff und an Wasserdämpfen. Ein geringer Feuchtigkeitsgrad gehört aber keineswegs zu den constanten Eigenschaften der Bergluft: ein solcher entwickelt sich nur bei ruhender Atmosphäre, wird aber durch Winde und auf- und absteigende Luftschichten leicht wieder aufgehoben. Ueberhaupt beruht das Bergklima auf so verschiedenartigen und leicht wechselnden Umständen, dass es nicht möglich ist ihm einen allgemeinen Charakter zuzusprechen [1]). In den sehr complicirten meteorologischen Verhältnissen der Höhe spielen aber der Zutritt der Winde und die mannichfaltigen Formen, unter welchen die Erhebung der Gebirge stattfindet, die Hauptrolle. Frei in die Höhe ragende Gipfel werden nur wenig von der Sonne erwärmt und schnell wieder abgekühlt, und zeichnen sich deshalb durch niedere Temperatur aus; sie sind überdies dem Spiel der Winde wehrlos preisgegeben. Die Wolken, welche in Folge von Verdichtung des Wasserdampfs so häufig die Spitzen der Berge umlagern, geben sodann leichter wie in der Ebene

[1]) Lorenz u. Rothe, Lehrbuch der Klimatologie.

zu Niederschlägen Veranlassung. Anders gestalten sich die Verhältnisse an den Abhängen einer Bergwand von einiger Ausdehnung. Die Winde, welche einen solchen Gebirgswall treffen, sind gezwungen denselben zu überschreiten; sie steigen an ihm in die Höhe und kommen dabei in dünnere und kühlere Luftschichten. Da nun die Luft bei hoher Temperatur mehr Wasserdampf aufnehmen kann als bei niederer, so verdichtet sich in diesem Falle an der dem Winde zugekehrten Seite (an der sog. Luvseite) des Gebirges die Feuchtigkeit, eine Nebel- und Wolkenmasse treibt, immer mehr Gestalt gewinnend, bergaufwärts, und schlägt sich, insofern bereits vorher in der andringenden Luft viel Wassergas vorhanden war, als Schnee oder Regen nieder. Jenseits der Höhe angelangt, senkt sich der Wind (an der sog. Leeseite) und kommt allmählich wieder in die niederen Regionen. Die Feuchtigkeit, welche der Wind etwa noch nicht in Niederschlägen an die Luvseite abgab, löst sich jetzt beim Herabsteigen in die wärmeren Schichten wieder auf. So ist die Leeseite freier von Wolken und ärmer an Niederschlägen. Sie bleibt aber auch vor der Gewalt des Windes geschützt; denn dieser, indem er, ganz allmälig und wie auf einer schiefen Ebene, sich zum Flachlande herabsenkt, lässt einen der Höhe des Gebirges entsprechenden windfreien Raum hinter und unter sich. Diese windstille Gegend pflegt man den „Windschatten“ zu nennen. Die Breite des Windschattens hängt von den örtlichen Verhältnissen der Leeseite ab. Befindet sich hier ein stark erwärmter Landstrich, so wirkt dieser ansaugend auf den darüber hingehenden Windfall, nöthigt ihn zu steilerem Absturz und verkürzt so den Windschatten. Ist dagegen etwa an der Leeseite eine Wasserfläche vorhanden, so findet das Umgekehrte statt.

Die klimatischen Unterschiede, welche sich bei einer Vergleichung der Ebene mit dem wellenförmigen Terrain ergeben, gelten zum grossen Theil auch für die Hochebene. Eine Ebene wird in allen ihren Theilen gleichmässig kräftig von der Sonne erwärmt, und wenn ihr Boden feucht ist, so erhebt sich bei der Erwärmung über ihr ein continuirlicher Schleier von Wasserdämpfen, welcher nach und nach als eine gleichmässige Schichtwolke (stratus) den Himmel bedeckt, oder aber, bei Abkühlung des Erdbodens, als Nebel sich lagert. Bei wellenförmigem Terrain erhitzen sich die der Sonne zugewendeten Gehänge natürlich schneller als die im Schatten liegenden, und so entstehen aufsteigende Säulen erwärmter Luft, welche die darüber lagernde kältere Luft gleichsam durchlöchern. Gleichzeitig strömt aber von den Seiten her die kältere Luft in die erwärmten Partieen ein, es bildet sich eine fortwährende Mischung verschieden erwärmter Lufttheile und dadurch eine Abkühlung der Temperatur überhaupt. Nach Sonnenuntergang pflegen dagegen die bis dahin besonnten Abhänge noch längere Zeit als Wärmequelle zu dienen, wodurch sich Nachts die Temperatur des wellenförmigen Terrains der gleichmässig erkalteten Ebene gegenüber als wärmer erweist. Die vom wellenförmigen Terrain aufsteigenden warmen Luftsäulen werden, wenn sie von einer trockenen Fläche ausgingen, die in der Luft sich verdichtenden Wasserdämpfe hie und da wieder auflösen, wenn sie aber feuchtem Boden entstiegen sind, zur Bildung begränzter Wolken (Haufenwolke, cumulus) Veranlassung geben. Findet bei der Abkühlung Nebelbildung statt, so kommt diese zunächst an den wenigst erwärmten Stellen zum Vorschein.

An den Abhängen der Gebirge ist der Unterschied zwischen sonnenseitigen und schattenseitigen Gehängen von grosser Bedeutung. Die der Sonne zugewandte Seite (Südost bis Südwest) geniesst deren wärmende Strahlen täglich 9—12 Stunden und steht überdies unter dem Einfluss der südlichen Winde; die Schattenseite (Nordost bis Nordwest) muss sich an 3—6 Stunden Besonnung genügen lassen und wird von Nordwinden bestrichen. Diese Unterschiede in der Besonnung, in der Erwärmung und im Windschutz erfahren noch zahlreiche Modificationen durch das mehr oder weniger nahe Herantreten der Bergwände, durch die Bildung von Thälern und Schluchten, durch Bewaldung u. s. w. Gewundene, schattenreiche Thäler besitzen meist einen Reichthum an Wasserdampf und begünstigen die Bildung von Nebel und Niederschlägen; sie haben eine zwar niedere aber in Folge hochgradiger Feuchtigkeit gleichmässige Temperatur.

Auf dem Boden Deutschlands, Deutsch-Oesterreichs und der Schweiz machen sich die genannten Factoren in der Weise geltend, dass wir daraus 3 wesentlich von einander verschiedene klimatische Bezirke hervorgehen sehen, deren erster die Inseln und Küsten der Ost- und Nordsee, deren zweiter das deutsche Mittelgebirge, deren dritter das Voralpen- und Alpengebiet in sich schliesst. Häufig treten hierbei See- und Höhenklima nicht in ihrer vollständigen Reinheit auf, sondern combiniren sich mit dem Waldklima, welches beide in ihrer Wirkung abschwächt, ja das deutsche Mittelgebirge stellt durchgängig ein ausgesprochenes Mischungsverhältniss aus Wald- und Höhenklima dar, so dass hier der Name „Waldgebirgsklima“ gerechtfertigt ist.

2. Von der Bedeutung klimatischer Sommerkurorte und von ihrer Verwerthung zu Heilzwecken.

Die Erfahrung, dass Leute, welche den grössten Theil des Tages im Freien zubringen, unter sonst gleichen Bedingungen einen kräftigeren Körperbau, ein blühenderes Aussehen und eine gegen den Wechsel der Witterung gestähltere Gesundheit besitzen, ist so alltäglich, dass sie Niemand bestreiten wird. Auf den ersten Blick erkennen wir den Landmann oder Förster an der frischen Gesichtsfarbe, am kräftigen Körperbau und an der straffen Haltung, wenn wir ihn mit den bleichen und schlecht genährten Gestalten unserer an das Zimmer gefesselten Handwerker oder Beamten in Vergleich stellen. Wie mancher Jüngling gewinnt Gesundheit und Stärke, wenn er, zur Fahne einberufen, sich viel in frischer Luft bewegen muss. Es liegt also eine besonders stärkende und heilsame Kraft im Luftgenuss, und umgekehrt sind die Schreibstuben, die Fabriken und Gefängnisse die Keimstätten von Krankheit und Siechthum. Natürlich giebt es zwischen den angeführten Extremen eine Menge von Mittelstufen, aber das bringen unsere gesellschaftlichen Zustände nun einmal mit sich, dass nur die Allerwenigsten sich so viel Stunden im Freien ergehen können wie es ihrem Gesundheitszustande zuträglich wäre. Für Viele ist nur der Sonntag der Tag des Luftschöpfens, Andere suchen mit aller Mühe täglich eine Stunde ihrer Geschäftszeit zu einem Spaziergange abzugewinnen, den sie selbst als grösste Wohlthat empfinden. Im Winter kann eine Reihe stürmischer, schnee- und regenreicher Tage den Stubensitzer auch um diese Gunst betrügen, und nun richtet sich um so sehnsüchtiger sein Blick auf die gute Jahreszeit, in welcher er nachzuholen gedenkt was er in der schlechten versäumte. Aber das Frühjahr schleicht nur langsam heran, und es stellen sich unterdessen allerhand Beschwerden ein: Appetitmangel, gestörte Verdauung, Verschleimung, Kopfschmerz und unruhiger Schlaf, und nun erscheint es geboten in ein Bad zu gehen, um bei dem Gebrauch einer Heilquelle schneller wieder zu genesen. Die richtige Verordnung und der zweckmässige Gebrauch eines Mineralwassers befreit in der That den Leidenden ziemlich häufig von dem grössten Theil seiner Beschwerden und er kehrt wohlgemuth in seine häuslichen Verhältnisse zurück. Hier zeigt sich aber bald, dass der Beruf des Gelehrten, des Beamten, des Lehrers oder Kaufmanns, dass die wirthschaftlichen Geschäfte der Hausfrau etc. jetzt noch drückender empfunden werden als vorher. Die Heilquelle hat alle Ausscheidungen befördert, sie hat die Thätigkeit der drüsigen Organe angespornt, sie hat in gewissem Sinne einen Umbildungs- und Mauserungsprocess im Blute zu Wege gebracht, sie hat den Patienten aber auch angegriffen, sie hat ihn schliesslich vielleicht sogar apathisch und denkfaul gemacht. Nun möchte er Zeit haben in aller Ruhe neue Kräfte zu sammeln, um den verjüngten Körper durch vorsichtige Uebungen zu neuen Anstrengungen vorzubereiten. Statt dessen ist das Gewöhnliche, dass doppelte Arbeit den eben Zurückgekehrten erwartet, und so darf es uns nicht verwundern, wenn die alten Leiden bald wieder da sind, oder wenn sogar Blutandrang nach dem Gehirn mit schlimmem Ausgang sich einstellt. Dafür pflegt man dann fälschlicherweise die Heilquelle verantwortlich zu machen. Wer mit Zeit und Geld nicht zu geizen braucht, wird es daher nicht unterlassen nach vollendeter Badekur einen ruhigen Luftkurort aufzusuchen um sich so weit zu erholen, dass er ungefährdet seinen Berufspflichten nachkommen kann. Dies ist um so mehr geboten, wenn ein auflösender Brunnen, eine Glaubersalz-, Bittersalz-, Kochsalz- oder Schwefelquelle in Gebrauch gezogen wurde.

Die klimatischen Sommerkurorte sind also als Nachkurorte nach dem Gebrauch unserer kräftigsten Heilquellen von Wichtigkeit. Hierauf beruht indessen nur ein kleiner Theil ihres Werthes, den grösseren besitzen sie dadurch, dass ihre Benutzung ein selbständiges Heilverfahren darstellt, welches von Jahr zu Jahr bei Aerzten und Laien grössere Beachtung findet. Zwar sind unter den Gesundbrunnen und Badekurorten sehr viele (wie Marienbad, Elster, Kissingen, Weilbach, Wildbad, Gastein, Tarasp etc. etc.), welche auch als klimatische Kurorte gelten können, aber man besucht sie ihrer sonstigen Heilwirkungen und nicht der Luftkur wegen, und sie müssen lediglich aus diesem Grunde aus dem Kreis unserer Betrachtung ausgeschlossen bleiben. Dagegen giebt es sehr viele kleinere Badeorte, bei welchen der Quellengebrauch die Nebensache, die Luftkur aber die Hauptsache ist, und auf diese haben wir unsere Aufmerksamkeit zu richten.

Fragen wir, welche Anforderungen wir an einen klimatischen Sommerkurort zu stellen haben, so ist Reinheit der Luft als die erste und nothwendigste Bedingung zu nennen. Die Stubenluft, in welcher wir zur

Winterzeit den grössten Theil des Tages verleben, ist häufig in verhältnissmässig hohem Grade mit Gasen gemischt, von denen die frische Luft sonst nur Spuren zu enthalten pflegt. Während die reine Luft unter 79 Theilen Stickstoff und 21 Theilen Sauerstoff nur $^1/_2$ Tausendstel Maasstheil Kohlensäure besitzt, fand Pettenkofer in Schulzimmern 3—8, in Bierlokalen sogar 9 Tausendstel darin vor. Schwefelwasserstoffgas durchdringt durch Schuld mangelhaft angelegter Senkgruben mit seinem ekelerregenden Geruch das Innere vieler Häuser, und ein anderes Produkt der Zersetzung, das Ammoniak, verdirbt bisweilen die Reinheit der Luft in unseren Wohnräumen. Selbstverständlich steht diese Luftverderbniss in geradem Verhältniss zur mehr oder weniger hohen Zahl der Bewohner eines und desselben Hauses. Es ist kein Zufall, wenn in Wien die Sterblichkeit am grössten ist, wo 55—64 Menschen durchschnittlich auf ein Haus kommen, und wenn die geringste Mortalitätsziffer auf London fällt, wo im Allgemeinen nur 10 Einwohner dasselbe Haus bewohnen. Durch fleissiges Oeffnen gegenüberstehender Fenster kann die Stubenluft allerdings schnell von den innerhalb eines Hauses sich bildenden Gasen befreit werden, aber eine weitere Frage bleibt dann die, inwiefern die von aussen eindringende Luft als absolut rein bezeichnet werden könne. Hier macht sich der Unterschied zwischen Stadtluft und Landluft insofern bemerkbar, als die Strassenluft unserer Städte meistentheils durch Beimischung von Kohlentheilchen, Pflanzen- und Thierfasern und durch mineralische Partikeln (Strassenstaub) verunreinigt ist. Die hierdurch entstehenden Rauch- und Staubwolken belästigen nicht nur unsere Athemorgane, sondern sie schwächen auch die Wirkung der Sonnenstrahlen ab, und wie hinter matten Scheiben die Pflanzen welk und farblos werden, so bleichen auch unsere Wangen bei mangelndem Zutritt von Wärme und Licht, und ein scrophulöses und bleichsüchtiges Geschlecht wird unter dem steten Einfluss einer solchen Atmosphäre gross gezogen. Hierzu kommen endlich die in unreiner Luft vorhandenen organischen Keime: jene Pilze und Samen, welche als Sonnenstäubchen in ihr schweben oder als dicke Staubdecke auf Fussboden, Teppichen und Möbeln lagern, und welche nur ihrer Fortentwicklung harren, um Tod und Verderben zu verbreiten.

Wir sehen aus dieser Betrachtung, dass es eine ganze Summe von Schädlichkeiten ist, welchen wir ausweichen, wenn wir Orte aufsuchen, wo wir eine möglichst reine Luft vorzufinden hoffen dürfen. Die erste Bedingung hierfür ist eine freie Lage, eine trockene, gesunde Wohnstätte, in deren Nähe sich grosse unbewohnte Flächen befinden, sei es eine grosse Wasserfläche, sei es die Steppe oder der Wald oder eine frei in das Luftmeer hineinragende Höhe. Dabei muss die Atmosphäre durch Winde insoweit bewegt werden, dass eine lebhafte natürliche Ventilation stattfindet, und es dürfen keine staubigen Chausseen, keine Fabriken, keine Teiche oder Sümpfe sich in der Nähe befinden, deren Abfälle und Ausströmungen die Reinheit der Luft wieder aufheben würden. Als Beweismittel für eine von schädlichen Beimischungen befreite Luft pflegt man die Gegenwart des Ozon zu betrachten. Man versteht darunter einen veränderten, gewissermaassen verdichteten und verstärkten Sauerstoff, der nach starken Gewittern schon durch seinen eigenthümlichen Geruch sich bemerkbar macht. Man nimmt an, dass das Ozon in der Luft vorhandene Miasmen zerstört, die Luft also reinigt. Gewinnen contagiöse Krankheiten irgendwie die Ueberhand, so verschwindet das Ozon und umgekehrt. Im Gebirge, im Walde, am Strande, in der Nähe von Gradirhäusern, ist es gelungen eine hohe Ozonstufe nachzuweisen, und man schiebt hierauf das behagliche erfrischende Gefühl, welches durch das Einathmen der Luft in der Nähe der genannten Plätze hervorgerufen wird. In wieweit noch andere Vortheile als der der vollkommenen Reinheit der Luft aus der Anwesenheit von vielem Ozon für unsere Gesundheit entstehen, das müssen weitere Beobachtungen erst lehren, die um so nothwendiger sind, als die Methode der Ozonmessung noch höchst unvollkommen ist und von der Reklame mit diesem Wort immer noch viel Unfug getrieben wird.

Müssen wir also die Reinheit der Luft als die erste und unter allen Umständen erwünschte Eigenschaft eines klimatischen Sommerkurortes bezeichnen, so ist in zweiter Linie die Frage nach den Temperaturverhältnissen eines Luftkurortes von einschneidender Bedeutung. Die Wärme des deutschen Sommers pflegt im Juli und August sich so weit zu steigern, dass sie uns nicht nur in hohem Grade unbehaglich wird, sondern dass sie auch, indem sie die Einleitung von Gährungs- und Fäulnissprocessen begünstigt, den Organismus leicht in Gefahr bringt. Der Stoffumsatz vermindert sich, wir verlieren den Appetit, wir neigen zu Verdauungsstörungen, wir werden bei körperlicher Bewegung durch starke Schweissbildung belästigt, wir fühlen eine Art von Erschlaffung im ganzen Nervensystem. Es ist daher sehr natürlich, dass Jeder, und am meisten der

Kränkliche sich nach kühleren Plätzen umsieht, und dass besonders der Städter sich danach sehnt, dem staubigen Pflaster und den erhitzten Steinmassen der Häuser den Rücken zu wenden. Die kühle fast in steter Bewegung befindliche Luft am Meeresstrande, der dichte Schatten unserer Wälder und die niedrige Temperatur der Höhe gewähren uns die Hülfsmittel, um uns gegen die Nachtheile der Sommerhitze zu schützen.

Der Grad der Abkühlung, den ein Ort erfährt, ist natürlich grossentheils abhängig von dem Charakter und Zutritt der Winde. Am Meere bedingt die verschiedene Schnelligkeit, mit welcher Land und Wasser sich erwärmen, eine sehr häufige und regelmässige Verschiebung der Luftmassen und dadurch jene wohlthätige Kühle. Im Gebirge sind die Verhältnisse viel mannichfaltiger. Schluchten und tief eingeschnittene Thäler, welche wenig oder vielleicht fast gar nicht vom Winde getroffen werden, haben eine stagnirende schwüle Atmosphäre und sind als Luftkurorte nicht geeignet. Fast ebenso starke Bedenken erheben sich aber gegen eine freie Höhe, welche gar keinen Windschutz bietet und häufig von rauhen Stürmen heimgesucht wird. Obgleich man ärztlicherseits die Abschaffung der Erkältung und des Rheumatismus decretirt hat, so giebt es immer noch eben so viel Leute wie früher, die trotz aller abhärtenden Methoden dem Andringen einer allzustark bewegten Luft nicht gewachsen sind. Gebirgsorte, welche bei guter natürlicher Ventilation gegen heftige und kalte Winde durch höhere Berge geschützt sind, haben für die Meisten solcher Patienten den entschiedensten Vorzug. In Waldgegenden entsteht durch den lebhaften Austausch der Luft zwischen bewaldeter und vegetationsloser Fläche in ähnlicher nur schwächerer Weise wie am Meeresstrande die erwünschte Abkühlung.

Zeigt die bewegte und kühle Luft der Meeresufer mit derjenigen der Höhe eine gewisse Uebereinstimmung, so unterscheidet sich diese wesentlich von jener durch den geringeren Luftdruck, dem sie ausgesetzt ist und durch die damit zusammenhängende Luftverdünnung. Praktische Erfahrungen über die Wirkung der Höhenluft auf das Befinden des Menschen besitzen wir noch nicht in genügender Menge. Was aus der Fülle von Theorien über die physiologische Wirkung der Höhe, mit welcher uns das letzte Decennium überschüttete, als feststehend betrachtet werden kann, ist Folgendes. Durch das Versetzen eines Menschen nach einem 1000—1600 Meter höher gelegenen Ort wird derselbe unwillkürlich anfangs zu schnelleren, später zu tieferen Athemzügen veranlasst. Die Körperbewegungen werden auf der Höhe mit grösserer Leichtigkeit ausgeführt. Die weiteren Folgen hiervon sind: freiere Circulation des Blutes und grösserer Blutreichthum in den Lungen, und (im Verein mit der durch die kühlere Luft hervorgebrachten Wärmeentziehung) lebhafterer Appetit, verbesserte Ernährung und Gewichtszunahme des Körpers. Alle diese Erscheinungen stehen in ziemlich geradem Verhältniss zu der mehr oder weniger beträchtlichen Höhenlage, in der wir uns befinden. Das Waldgebirge als Mittelstufe zwischen dem Niveau des Meeres und der Alpenregion repräsentirt auch hier wieder die mildere Form der Wirkung.

Als eine fernere wichtige Eigenschaft hochgelegener Plätze ist ihr geringer Feuchtigkeitsgrad zu betrachten. Dieser muss für manche Sommerstationen als ein bleibender und bedeutungsvoller Factor angesehen werden, während andere gerade durch einen anhaltend hohen Feuchtigkeitsgehalt der Luft, noch andere durch bedeutende Schwankungen in dieser Beziehung sich auszeichnen. Doch ist, wie bereits früher erörtert wurde, die Erhebung überm Meeresspiegel nicht das einzige Moment, welches hierbei in Betracht kommt, sondern auch der Charakter der Winde und die Nähe grosser Wasserflächen oder Wälder spielen bei der Vertheilung der Feuchtigkeit eine Rolle. Ob die absolute Feuchtigkeit d. h. die in einem bestimmten Luftraum vorhandene Gewichtsmenge von Wasser überhaupt für Leben und Gesundheit des Menschen von Belang ist, ist noch zweifelhaft. Anders verhält es sich mit dem Sättigungsgrad, in welchem die Luft sich in Bezug auf ihren Wassergehalt befindet. Die genaue Kenntniss dieser, der relativen Feuchtigkeit, wäre für die Beurtheilung des Heilwerths einer klimatischen Station von grosser Wichtigkeit. Leider fehlt es bisher noch fast gänzlich an zuverlässigen Einzelbeobachtungen, und wir müssen uns zumeist mit dem begnügen, was im 1. Kapitel im Allgemeinen über die Feuchtigkeitsverhältnisse von See-, Berg- und Waldklima gesagt wurde.

Es muss hier noch einiger Hülfsmittel gedacht werden, deren Benutzung in zweckmässiger Weise mit der Luftkur verbunden werden kann. Unser gesundestes Getränk, reines kühles Quellwasser, wird in unsern Städten immer seltener, während wir es im Gebirge, und zwar am sichersten im Urgebirge, noch ganz gewöhnlich in vorzüglicher Güte vorfinden. An der See wiederum ist sehr häufig Trinkwasser von höchst zweifelhafter Beschaffenheit anzutreffen. Viele Nahrungsmittel sind auf dem Umwege, auf welchem sie zu uns gelangen, der Verfälschung und der Verderbniss unterworfe. Eier, Fischen, Geflügel, Gemüse und Obst finden wir an vielen Sommerstationen von bester Beschaffenheit. Reine gute Kuhmilch und die noch leichter verdauliche Ziegenmilch sind vortreffliche Nährmittel für Kranke und Reconvalescenten und deshalb an den meisten Luftkurorten stets zu haben. Wo Weidefütterung stattfindet und frisches süsses Gras und Kleefutter die gewöhnliche Kost der Kuh bildet, da erreicht die Milch den höchsten Grad von Wohlgeschmack. An manchen Sommerstationen kann man Schafmilch oder die Milch der Eselinnen haben. Letztere ist unter den Milchsorten die dünnste und wasserreichste; sie nährt weniger kräftig und befördert die Ausleerungen. Umgekehrt verhält es sich mit der Schafmilch, welche sich durch die Höhe ihres Nährwerthes auszeichnet.

Ein Präparat der Milch, welches von Alters her als heilkräftiges Mittel in gutem Ruf stand und an vielen klimatischen Kurorten zu haben ist, sind die Molken. Sie werden bekanntlich bereitet, indem man mittelst Kälbermagen (Laab) oder vegetabilischer Säure eine mehr oder weniger vollständige Gerinnung der Milch bewirkt. Da die Molken keine stickstoffhaltigen Bestandtheile besitzen, so steht ihr Nährwerth weit unter dem der Milch, und da man heutzutage bei der Behandlung der Brustkranken ziemlich allgemein auf ergiebige Stoffzufuhr (Mästung) ausgeht, so war es nicht schwer einem gänzlich absprechenden Urtheil über den Werth der Molken ein gewisses Ansehen zu verschaffen. Neuerdings fangen die Molken, als ein mildes den Stoffwechsel vermehrendes Mittel, wieder an in einen Theil ihrer früheren Rechte einzutreten. Auch muss hier noch der Traubenkur gedacht werden, welche mit Herbstanfang (10. bis 30. September) beginnend am Rhein und in der Rheinpfalz (Honnef, Boppard, Wiesbaden, Dürkheim, Gleisweiler) von Luftkurgästen mit Vortheil gebraucht werden kann. Die volle Traubenkur, bei welcher 1—4 Kilogr. Trauben täglich bei ziemlich knapper Diät verzehrt werden, hat eine ähnliche abführende und auflösende Wirkung wie die alkalisch-salinischen Mineralwässer. Dagegen wirkt ein mässiger Traubengenuss von $^1/_2$—1 Kilogr. täglich, verbunden mit nahrhafter Diät, günstig ein auf Katarrhe und vermehrt das Körpergewicht.

Die Anwendung des Wassers zu Badezwecken in verschiedenen Temperaturgraden und Formen findet jetzt in sehr vielen Luftkurorten statt. Mehrere unserer Kaltwasserheilanstalten befinden sich in sehr günstiger klimatischer Lage an Landseen oder im Waldgebirge, wo reine kühle Luft und Wasserreichthum Hand in Hand gehen. An der Meeresküste ist die gleichzeitige Benutzung von Seebädern (von welchen später noch gehandelt werden wird) neben der Seeluft das Gewöhnliche. Die meisten Gebirgsorte besitzen jetzt ihre Badeanstalt, in welcher mindestens Douchen und Warmwasser- oder auch die stärker reizenden und anregenden Fichtennadel-, künstliche Sool- und Stahlbäder zu haben sind. Russische Dampf-, römisch-irische und Sandbäder haben in den letzten Jahren hie und da den Badeapparat vervollkommnet. Auch zu Inhalationen von Sool- und Fichtennadeldämpfen und zur Einathmung verdünnter oder verdichteter Luft sind an einzelnen Luftkurorten Einrichtungen getroffen.

Die klimatischen Sommerkurorte können als Vorbeugungsmittel gegen Erkrankungen, als Erholungsplätze für Reconvalescenten und chronisches Siechthum und als directe Heilmittel verschiedener Krankheiten in Anwendung gezogen werden.

Der Lebenskreis vieler Berufsarten bedingt die Nothwendigkeit den grössten Theil des Tages im Stubenklima d. h. in einer abgeschlossenen und sehr gewöhnlich verunreinigten Luft zu existiren. Dazu kommt das ewige Einerlei einer eintönigen oft geradezu widerwilligen Leistung oder die Ueberbürdung mit anstrengenden Geschäften. Die Folgen davon sprechen sich bei sonst gesunder Constitution weniger in einem bestimmten Krankheitsbilde aus als in einer bleichen Gesichtsfarbe, in reizbarem Temperament und in einem gewissen Grade von Hinfälligkeit und leichter Erschöpfung. Hier ist langes Verweilen in einer kühlen Luft uud mässige Bewegung das beste Mittel den Organismus zur Norm zurückzuführen und die Betreffenden haben eine grosse Auswahl unter den für sie passenden klimatischen Sommerkurorten. Sind Solche von gutem Wetter begünstigt, so dass sie den grössten Theil des Tages im Freien zubringen können, und haben sie ihre Wahl so getroffen, dass ihnen die socialen Verhältnisse zusagen, so werden sie einen ebenso guten Erfolg haben als sie ihn sich nur von irgendwelcher Badekur versprechen durften. In ähnlichen Verhältnissen befindet sich zu Anfang der Hundstagsferien unsere auf 4 Wochen von der Schulstubenluft befreite Jugend. Für sie ist das Herumtummeln in der reinen und kühlen Luft des Strandes, des Waldes oder der Höhe das sicherste Mittel ihre Widerstandsfähigkeit gegen die aus dem Stubenklima entspringenden Schädlichkeiten zu stärken.

Unser deutscher Winter hat eine Schaar entzündlicher Krankheiten in seinem Gefolge, welche die von ihnen Betroffenen für eine Reihe von Wochen und Monaten an das Bett oder wenigstens an das Zimmer fesseln. Wer eine solche schwere Krankheit glücklich überwunden hat, der fühlt noch lange die Lahmlegung seiner Kräfte. Ausschwitzungen in Lunge, Brustfell oder Bauchfell oder übermässige Absonderungen haben seine natürliche Blutmenge geschmälert, Krankheitsgifte, wie sie den fieberhaften Hautkrankheiten, der Influenza, dem Typhus und der Diphtheritis zu Grunde liegen, haben die Leistungen seines Nervensystems herabgesetzt, und nun, wo die Krankheitssymptome beseitigt sind, wo die Thätigkeit des Arztes unnöthig wird, scheint es, als ob das frühere Maass der Kräfte nicht mehr recht wiederkehren wolle. Hier hülfe es auch nicht mit Reiz- oder Stärkungsmitteln oder mit beruhigenden Arzneien dem Reconvalescenten aufhelfen zu wollen. Von selbst muss der Appetit sich entwickeln, müssen die Nahrungsmittel leicht und vollständig verdaût werden, von selbst muss der frühere feste und dauernde Schlaf, dieser Hauptregenerator des Nervensystems, sich wieder einstellen. In solchen Fällen bewirkt der Aufenthalt an einem richtig gewählten klimatischen Kurort Wunder. Das Verweilen an der See steigert hier den Appetit auffallend schnell, bei zu schwachen Verdauungsorganen oft zu schnell für die starken Anforderungen, welche jetzt an die Leistungsfähigkeit derselben gemacht werden. Falls die Functionen des Magens und Darmkanals noch langsam von statten gehen, ist für solche Patienten eine mittlere Höhe, für Reizbare überdies der Waldfrieden der unruhigen Seeküste vorzuziehen. Sool-, Stahl- und Wildbäder können im Einzelfalle den heilsamen Einfluss der Klimakur kräftig unterstützen.

Von den auf mangelhafter Blutbereitung und fehlerhafter Säftemischung beruhenden chronischen Uebeln: Scrophein und Bleichsucht wird mit Recht diese in der Regel den Eisen- jene den Soolquellen oder Seebädern zugewiesen. Für beide Krankheitsformen ist aber die Luftkur ein wesentliches Unterstützungsmittei der Behandlung. Klimatische Unterschiede, wie sie etwa zwischen Colberg, Arnstadt, Reichenhall einerseits, oder andererseits zwischen Schwalbach, Rippoldsau und St. Moritz bestehen, verdienen die volle Beachtung des behandelnden Arztes.

Es liegt nahe, dass bei der Behandlung der Krankheiten der Athmungsorgane der Luftkur die wichtigste Aufgabe zufallen muss. Mag es sich darum handeln der krankhaften Anlage entgegenzuwirken, oder darum die Reste eines entzündlichen Brustleidens zu beseitigen, oder endlich darum lebensgefährliche schleichende Processe in den Lungen ihrer allmäligen Heilung zuzuführen, immer wird das Augenmerk des Arztes darauf gerichtet sein müssen, die normale Function des erkrankten Organs möglich vollständig wiederherzustellen. Hierfür ist das Haupterforderniss das consequent fortgesetzte ergiebige Athmen in einer reinen Luft, deren sonstige Beschaffenheit dem Stadium der Krankheit und dem Individuum angepasst werden muss. Ist die Luft gleichzeitig kühl, so treten nun alle Vortheile hervor, welche körperliche Bewegung und eine sehr vorsichtige Lungengymnastik für Functionirung und Ernährung des kranken Organs haben, und zwar ohne dass bei richtigem Verhalten durch zu lebhafte Steigerung der Wärmeentwicklung oder durch allzuheftige Beschleunigung des Blutumlaufs schädliche Nebenwirkungen zu befürchten wären. Das seltene Vorkommen der Lungenschwindsucht unter den Berg- und Küstenbewohnern hat schon seit Langem die Aufmerksamkeit der Aerzte beschäftigt, und eben jetzt, wo man die Errichtung von Volks-Sanatorien für Lungenschwindsüchtige ernstlich ins Auge fasst, denkt man daran mit dieser Thatsache zu rechnen. Dabei ist freilich daran zu erinnern, dass man sehr schwächliche und kranke Individuen niemals in der Hoffnung an die Meeresküste oder auf die Höhe versetzen darf, um dort etwa gleich-günstige Resultate zu erzielen, deren sich die Eingeborenen erfreuen. Wohl aber bietet das Gebirge in seinen mannichfachen Abstufungen Stationen, welche sich dem verschiedenen Körperzustande unserer Patienten zweckmässig anpassen lassen, und welche gleichzeitig alle für die Pflege und Heilung Brustkranker erforderlichen Bedingungen erfüllen. Bei schmalem Brustkorb und lang aufgeschossener Statur, bei bleichem verdächtigem Aussehen aber genügendem Kräftefond jugendlicher Subjecte leisten die Hochalpenthäler (Engadin, Davoser Thal, Arosa) als Vorbeugungsmittel Vorzügliches. Hier werden sie von keiner anderen Verordnung übertroffen. Aehnliches bewirkt für das scrophulöse Siechthum der Aufenthalt am Meeresufer und auch auf begleitende Katarrhe scheint unter Umständen die salzgeschwängerte Atmosphäre dort nicht ohne Einfluss zu sein. Kranke, welche an Emphysem oder Asthma leiden, erfahren nicht selten Besserungen, wenn sie sich längere Zeit auf einer mittleren Höhe des Waldgebirges (400 bis 800 m.) oder am Meeresstrande aufhalten.

Herzkranke, bei denen Klappenfehler oder Herzverfettung bestehen, hat man früher stets, wie überhaupt vor allen eingreifenden Methoden, so auch vor starken klimatischen Eindrücken bewahren zu müssen geglaubt. Seit Oertel seine diätetisch-mechanische Behandlung der Kreislaufstörungen ins Leben rief, deren Nutzen in vielen Fällen, trotz aller Einwendungen und berechtigter Mahnungen zur Vorsicht, unleugbar feststeht, haben viele Luftkurorte sich zu Terrainkurorten ausgebildet, noch viel mehr freilich sich dieses Prädikat beigelegt; denn nur wo ein Netz guter und vollständig zweckentsprechend angelegter Wege vorhanden ist, kann die Gymnastik des Herzmuskels mit Vortheil geübt werden.

Unterleibskranke können mit grossem Nutzen die klimatischen Sommerkurorte besuchen. Fettleibige Kranke, welche an Trägheit des Darmkanals, an mangelhafter Blutcirculation und Stockungen im Venensystem leiden, finden bei körperlicher Bewegung in einer kühlen, sauerstoffreichen Luft das sicherste Mittel sich ihres Ueberschusses an Kohlenstoff zu entäussern. Ihnen ist es oft dienlich schon daheim durch eine 3—4 wöchentliche Kur mit salinischen Abführmitteln, also mit Friedrichshaller Wasser oder Aehnlichem, verbunden mit einer die Aufnahme von Fetten und Fettbildnern (Stärkemehl, Zucker, Alkohol) beschränkenden Kost, den Körper zu Bewegungen im Freien vorzubereiten. Wem es an Zeit nicht fehlt, der mag an einer unserer Glaubersalz- oder Kochsalzquellen vorher seine Kur machen. Sodann aber gilt es ganz allmählich die Kräfte in immer weiteren Spaziergängen zu üben und dabei am Meeresstrand, im Wald oder auf der Höhe die reine Luft in vollen Zügen einzuathmen.

Dic chronischen Krankheiten des Nervensystems entwickeln sich zum grössten Theil aus Verstössen gegen das erste und wichtigste Gesetz der Diätetik. Dieses verlangt, dass ein gewisses Gleichgewicht herrsche zwischen den Thätigkeiten der Verdauung, der Muskelbewegung und des Denkens, so zwar, dass keine derselben vereinzelt das Uebergewicht über die andere gewinne. Werden an die eine oder die andere dieser Functionen übermässige Anforderungen gemacht, so hat das Nervensystem schliesslich immer darunter zu leiden. Auf direktestem Wege erfolgt die nervöse Abspannung nach starker Gemüthsbewegung und nach geistiger Ueberanstrengung, indirekter nach körperlichen Strapazen oder anhaltend mangelnder Körperbewegung, endlich aber auch bei unzweckmässiger Nahrungsaufnahme und gestörter Verdauung. Hier zeigt der Luftkurort den Weg zu einer normalen Lebensweise zurückzukehren, und wird dadurch für Hypochonder, Hysterische und Nervenschwache ein durch nichts zu ersetzendes Heilmittel.

Soviel im Allgemeinen. Auf die besonderen Anzeigen und Gegenanzeigen, wie sie sich aus den klimatischen Differenzen der verschiedenen Bezirke ergeben, haben wir später Veranlassung zurückzukommen.

3. Rathschläge und Winke für Luftkurgäste.

Bei der Luftkur spielt körperliche Bewegung und bei dieser wieder der Gesundheitszustand unserer Füsse eine so wichtige Rolle, dass man ihm in vorbereitender Weise einige Aufmerksamkeit zu schenken hat. Ein geringes Fussleiden, welches uns im Sommerkurort selbst befällt, kann uns den ganzen Aufenthalt verleiden, und schwächt jedenfalls seine wohlthätige Wirkung wesentlich ab. Man entferne also schon zu Hause durch erweichende Mittel oder nöthigenfalls mit Hülfe einer kunstgerechten Hand Schwielen, Hühneraugen und eingewachsene Nägel und sorge für zweckmässiges Schuhwerk. Bekanntlich entstehen die schmerzhaften Verdickungen der Hornhaut an den Füssen am leichtesten durch zu weites Schuhwerk, welches bei Schritt und Tritt den Fuss scheuert. Der Schuh soll am Spann fest anschliessen, an den Zehen aber bequem und weit sein, Bedingungen, welche durch Schnürschuhe am besten erfüllt werden. Dieselben sollen überdies von Rindsleder und mit starken Doppelsohlen versehen sein. Das Beschlagen der Sohlen mit Nägeln für rüstige Bergsteiger geschieht am besten im Gebirge selbst in landesüblicher Weise. Immer möge man vor Antritt der Reise neue Schuhe erst 8 Tage hintereinander probeweise tragen, um nicht fehlerhaftes Machwerk einzupacken. Auch unterwegs behandle man überall die Füsse mit derjenigen Schonung, die ihnen als ein so nothwendiger Beistand für die Erreichung des Kurzweckes gebührt. Ein falscher Tritt beim Herausspringen aus dem Wagen, eine Quetschung durch Druck, und man ist auf Wochen hinaus an regelrechten Spaziergängen mehr oder weniger gehindert.

Mit der Kleidung hat man sich auf die Unzuverlässigkeit unseres Sommers und auf die möglicherweise erheblichen Temperatur-Differenzen einzurichten, um so mehr, wenn man hochgelegene Orte besuchen will. Wer seinen Koffer nicht übermässig mit dicken Winterkleidern beschweren will, kann durch eine zweckmässige Auswahl leicht transportabler Unterzieh-Kleidungsstücke allen Wechfällen trotzen. Von den Unterziehjacken haben sich die weitmaschigen baumwollenen Filetstoffe bereits vortrefflich bewährt. Sie stellen eine constant warme Luftschicht zwischen Hemd und Oberhaut her und erwärmen so in der wohlthätigsten Weise. Nächstdem kommen seidene und wollene Unterjacken in Frage, mit denen man im Nothfall leicht eine bedeutende Wärme erzeugen kann. Ueber den Nutzen und die Unentbehrlichkeit des Plaids unter den verschiedensten Verhältnissen herrscht nur eine Stimme. Auch als Sitzkissen für steinerne oder feuchte Bänke leistet er vorzügliche Dienste. Die gesundeste und passendste Kopfbedeckung für Kurgäste beiderlei Geschlechts ist zur Sommerzeit der breitrandige Strohhut. Der Schirm muss so eingerichtet sein, dass er als Stock und gegen Regen und Sonne gleichmässig dient.

Die Reisezeit nach bestem Ermessen auszuwählen steht gewöhnlich nicht im Belieben der Kurgäste. Die Geschäftspausen unserer Berufsklassen sind durch andere Umstände bedingt und geregelt. Im Mai, wo die Natur bei uns ihr Erwachen feiert, ruht unser Auge mit Wohlgefallen auf dem ersten saftigen Grün unserer Bäume und Sträucher. Aber in der ersten Hälfte des Monats geht die Sonne noch bereits um $7\frac{1}{2}$—$7\frac{3}{4}$ Uhr unter, und warme Abende sind noch selten zu finden. Dazu ist der Rückschlag der Kälte bis zum 15. Mai noch sehr häufig. Im Juni und Juli haben wir die längsten Tage, warme Morgen- und Abendstunden, aber die oberen Winde fangen an über die Alpen zu strömen und in Mitteleuropa den Boden zu berühren. Dann hat Deutschland seine schlimmste Regenzeit. Der 27. Juni (der Siebenschläfer) und der 7. Juli (7 Brüder) gelten mit einigem Recht für gefährliche Tage, wenn sie auch nicht gerade diejenige schlimme Bedeutung haben, welche der Volksglaube ihnen zuschiebt. Unsere besten Reise- und Kurmonate sind also die unzuverlässigsten, und wir können von Glück sagen, wenn wir mit nicht allzunasser Haut davonkommen. Gegen Ende August gewinnt unsere Hoffnung auf gutes beständiges Wetter an Wahrscheinlichkeit und der September ist unbestritten unser bester Reisemonat. Freilich verkürzen sich nun schon wieder die Tage und im Gebirge wird es bedenklich kühl. Um diese Zeit erscheinen das Rheinthal und die fröhliche Pfalz in ihrem Festgewande, und Mancher kann jetzt noch nachholen, um was die Ungunst des Hochsommers ihn betrog. Bei guter Unterkunft und ansprechender Gesellschaft muss übrigens der Kurgast auch mit einigen Regentagen sich zu befinden wissen. Für die Luftkur giebt es keinen Sättigungsgrad. Je länger Jemand ihrem heilspendenden Einfluss sich aussetzen kann, desto sicherer wird der Erfolg sein. Wie man am gesundesten und behaglichsten reist, darüber hat heutzutage bereits Jedermann seine eigenen Erfahrungen gemacht. Aus Bädern Kommende, welche tiefeingreifende Mineralquellen getrunken und längere Zeit warm gebadet haben, sollten sich ihre Sommerfrische in der Nähe suchen, und sich auf weite Reisen, insbesondere aber auf Dampfschifffahrten niemals einlassen. Aeussere Haut und Schleimhäute befinden sich dann in einem Zustande von Reizbarkeit, welcher sehr zu Erkältungen disponirt.

Die Wahl einer Wohnung ist dasjenige, worauf sich bei der Ankunft das Augenmerk des Kurgastes zunächst richtet. Wo ein guter Gasthof existirt, soll man stets zunächst in diesem absteigen, um nun mit aller Musse seine Wahl treffen zu können. Missgriffe in dieser Beziehung können für den ganzen Kurerfolg entscheidend sein. Neu erbaute Häuser sind unter allen Umständen zu verwerfen, ebenso solche, die in einer kesselförmigen Vertiefung oder dicht am Rande eines sich steil erhebenden Berges oder einer Terrasse gelegen sind, weil eine derartige Tieflage Ansammlung von Grundwasser und hochgradige Feuchtigkeit mit sich führt. Was die Himmelsrichtung anbetrifft, so sind auch für den Sommer nach Norden gelegene Zimmer höchstens für Augenkranke zu empfehlen. Ein Zimmer, in welches kein Sonnenstrahl eindringt, ist für denjenigen, der nach einem Spaziergang in freier Luft in dasselbe zurückkehrt, zu kühl und giebt zu Erkältungen Veranlassung. Solche Zimmer sind überdies leicht feucht und weniger gut und schnell zu ventiliren als sonnige Räume. Aus denselben Gründen sind Zimmer, deren Fenster durch grosse dichtbelaubte Bänme beschattet werden, zu meiden. Im Allgemeinen ist die Richtung der Fenster nach Südost die empfehlenswertheste. Solche Stuben haben in den Vormittagsstunden genügende Sonne und werden im Laufe des Tages nicht zu heiss. Unter den Stockwerken sind die 1 oder selbst 2 Treppen hoch gelegenen den Parterre-Räumen vorzuziehen. Stuben im nichtunterkellerten und dicht über dem Erdboden befindlichen Parterre, ebenso Alkoven als Schlafräume sind entschieden abzulehnen. Im Frühjahr und Herbst, wo noch kühlere Tage mitunterlaufen, kommt auch in Betracht, in welcher Weise für die Beheizung der Räume gesorgt ist und ob der Fensterverschluss genügenden Schutz gewährt. Dünne Zwischenwände und Seitenthüren können für die Ruhe und Gemüthlichkeit des Inwohners gefährlich werden, um so mehr, wenn lärmende Kinder, Musikenthusiasten und andere Störenfriede sich in seiner Nachbarschaft festgesetzt haben. Auch auf diesen Umstand möge man bei Zeiten ein wachsames Auge haben. Ein schlecht ventilirtes Schlafzimmer ist ein grosser Uebelstand für den Luftkurgast. Die Fenster des Schlafzimmers müssen den Tag über offen stehen, und wenn man mit einiger Vorsicht verfährt, so ist auch das nächtliche Einlassen von frischer Luft eine nützliche Massregel. In manchen Häusern sind die Fenster darauf eingerichtet, indem die beiden oberen Scheiben in einem Rahmen zusammengefügt sind, der sich nach oben und innen öffnet.

Das Bett ist ein so nothwendiges Bedürfniss für das Wohlbefinden des Kurgastes, dass er dessen Beschaffenheit genau zu ergründen hat, ehe er sich contraktlich auf Wochen an dessen Benutzung bindet. Ein gutes Bett besteht aus einer eisernen Bettstelle von gehöriger Länge und Breite (1.80 Centimeter lang und halb so breit), das Lager aus einer Sprungfedern- oder Drahtmatratze mit darüber befindlicher Rosshaarmatratze, die Zudeckung aus einem Leintuch mit darauf liegender wollener Decke (auf welche bei niederer Lufttemperatur eine zweite wollene Decke oder eine dünne Federdecke gelegt wird) endlich aus einem Rosshaarkopfkissen. Leider finden wir an Luftkurorten, die von der Natur reich begabt sind, die innere Einrichtung der Wohnung oft hochgradig vernachlässigt, und wir müssen uns dann selbst helfen so gut es geht. Hölzerne Bettstellen sind die Brutstellen der Wanzen, welche die elegantesten Gasthäuser mit ihrem

Besuche nicht verschonen. Von echt persischem Insektenpulver muss daher jeder Kurgast vorsichtshalber ein Fläschchen voll mit sich führen. Zur Aufbesserung der Lagerstätte dienen eine hirschlederne Decke, der Plaid und nöthigenfalls ein kleines Rosshaarkissen.

Für denjenigen, der den Luftgenuss gehörig betreiben will, ist Frühaufstehen das erste Gebot. Ein heiterer Sommermorgen im Walde oder auf der Höhe ist eine wahre Herzstärkung. Was an den Heilquellen allgemeine und nothgedrungene Sitte ist, dessen soll sich auch der Luftkurgast, der nie weiss was ihm der Tag an gutem Wetter übrig lässt, nicht entschlagen. Kann er nach einem mässigen Spaziergang sein Frühstück im Freien verzehren, so ist das um so besser, und besonders dankenswerth sind Einrichtungen anzuerkennen, die es möglich machen auch sein Mittagsmahl, statt in einem mit Menschen überfüllten Speisezimmer, unter der Veranda oder in der Gartenlaube zu verzehren. Kann das Sitzen im Freien nicht so leicht übertrieben werden, so verhält es sich anders mit dem Gehen, die Meinung, dass man auch hierin nicht genug thun könne, ist ein weit verbreiteter Irrthum. Gerade bei knappgemessener Zeit meint Mancher in 3 Wochen hierin so viel leisten zu können wie ein Anderer in der doppelten Frist. Die nahezu krampfhafte Hast, mit welcher diese ihren Körper fast ohne Ruhepause den ganzen Tag hindurch in Bewegung setzen, hat nicht mit Unrecht den Namen „Läuferwahnsinn“ erhalten. Ueberanstrengung durch gewaltsam unternommene Tagesmärsche können unter Umständen schwere Krankheiten (Diabetes, Nervenschwäche, typhöse Erscheinungen) nach sich ziehen. So wenig man eine Brunnenkur gleich am ersten Tage mit 6 Bechern beginnt, so soll Jeder unter vorsichtiger Prüfung seiner Kräfte mit kleinen Spaziergängen anfangend, allmählich weitere Zielpunkte ins Auge fassen. Dasselbe gilt in noch höherem Maasse vom Bergsteigen, welches ganz gewöhnlich übertrieben wird. Langsames gleichmässiges Schreiten, wobei man sich zu tiefen Athemzügen die nöthige Zeit lässt, will erlernt sein. Staubige Wege, welche von Fuhrwerk, Viehtreibern oder Frauenzimmern in Schleppkleidern benutzt werden, meide man selbstverständlich, und da das Mundathmen das Eindringen von Staub in die Luftwege befördert, so benutze man zum Athemholen stets unsern natürlichen Respirator — die Nase. Das Sprüchwort: „geschlossener Mund erhält gesund“ verdient im Zeitalter der Bacterien wieder stärker betont zu werden.

Bezüglich der Kost halte man sich möglichst an die durch Gewohnheit erprobte Diät. Manche lassen sich zu ihrem Schaden dazu verleiten, von Gerichten, die ihnen gerade der Neuheit wegen besonders munden (Honig, Pumpernickel etc.) zuviel zu sich zu nehmen und sich so den Magen damit zu überladen. Trinkwasser von zweifelhafter Beschaffenheit ist unter allen Umständen ganz zurückzuweisen. Wo man ein solches vermuthen darf, benutze man zur Stillung des Durstes, ohne die Ausgaben hierfür zu scheuen, einen natürlichen Sauerbrunnen.

Klimatische Sommerkurorte Deutschlands, Deutsch-Oesterreichs und der Schweiz.

I. Küsten und Inseln der Ost- und Nordsee.

An den norddeutschen Küsten treten die dem Seeklima (siehe S. 1) zukommenden Eigenschaften deutlich hervor, schärfer freilich an der Nordsee als an der Ostsee, welche in ihrem westlichen Theile weniger sturmgepeitscht ist, in ihrem östlichen sehr viel weniger Salzgehalt zeigt. Die Seeluft der nordischen Meere ist meist von grosser Reinheit, besonders bei vorherrschendem Seewind und bei ausschliesslich sandigem Strande. Eine absolute Sicherheit gegen die Uebertragung von Ansteckungskeimen besitzt sie aber keineswegs, wie das Auftreten von Influenza auf Schiffen, von Diphtherie und Ausschlagsformen auf den ostfriesischen Inseln zur Genüge beweist. Die mittlere Temperatur der 3 Sommermonate ist 12—13° R., und sehr beachtenswerth sind die geringen Tagesschwankungen der Wärme, welche nur 1—5° R. betragen. Obgleich die chemische Untersuchung einen Kochsalzgehalt der Seeluft nicht nachgewiesen hat, so kann doch recht gut mit der Seeluft Kochsalz eingeathmet werden, wenn eine starke Brandung Zerstäubung des Wassers bewirkt. In der Regel verbinden die Besucher der Küstenplätze die Luftkur mit dem Gebrauch der Seebäder. Das Seebad ist mit einer durchschnittlichen Temperatur von 12—15° R. ein kühles Bad. Es entzieht dem Körper, unterstützt durch den Wellenschlag, Wärme und versetzt das Nervensystem in einen Erregungszustand. Zur rechten Zeit unterbrochen tritt die Reaction ein, d. h. die zusammengezogenen Hautblutgefässe füllen sich von neuem lebhaft mit Blut.

Den in der kühlen und bewegten Luft des Strandes Umherwandelnden wird fortdauernd Wärme entzogen, aber meist in nicht zu schroffer Weise, so dass ein Wärmeersatz seitens des Organismus ruhig und ohne Anstrengung stattfinden kann. Dabei wird der Wasserverlust durch Haut und Lungen vermindert, die Thätigkeit des Darmkanals und der Nieren angespornt. Auf diesem den Stoffwechsel stetig aber keineswegs stürmisch anregenden Einfluss der Seeluft beruht ihre Heilwirkung. Scrophulöse Kinder, bei welchen eine gleichmässige kräftige Anregung des Stoffumsatzes als Grundbedingung zur Besserung der Constitution angesehen werden muss, werden daher mit überraschendem Erfolg an den Meeresstrand versetzt. Auf die dieses Leiden so oft begleitenden Drüsen- und Hautkrankheiten und auf die chronischen Katarrhe scheint die salzgeschwängerte Atmosphäre besonders günstig einzuwirken. Die starke Steigerung der Esslust, welche in der Seeluft sich entwickelt, verlangt reichliche und kräftige Kost, also auch einen guten Magen. Kranke mit chronischem Magenkatarrh passen deshalb nur ausnahmsweise an die See, und dann nur an solche Stellen des Ostseeufers, wo ein gewisser Windschutz besteht, wo Wälder die Bedeutung der reinen Seeluft abschwächen, und wo also der Kranke nur einer mässigen Einwirkung des Seeklima's ausgesetzt ist. Dieselbe Vorsicht erfordern Blutleere, Nervöse und überhaupt zarte Constitutionen, also Frauen und Kinder. Der Nordseestrand hat mit Höhen von über 1500 Meter das gemein, dass beide für Reizbare und Schwächlinge als zu energische Eingriffe verworfen werden müssen, dass sie aber in entsprechenden Fällen und besonders in einem gewissen Stadium der Reconvalescenz von wunderbarer Wirkung auf die beschleunigte Genesung sind. Von dem psychischen Eindruck, den das Waldgebirge auf uns hervorbringt, unterscheiden sich die Empfindungen, welche die ewig bewegte See in uns erregt, in jeder Beziehung. Dort Stille in der Natur, sanfte Ruhe, die Mahnung zur Einkehr in sich selbst, hier das deutliche Bild der Unruhe, des steten Wechsels und des mächtigen Kampfes der Elemente.

Deutsche Ostseeküsten und die Insel Rügen.

Die Ostsee wird weniger stark wie die Nordsee von Nordwinden getroffen, und besonders steht die Ostküste von Schleswig-Holstein unter dem Windschutz eines hohen Landrückens. Sie hat weder Ebbe noch Fluth und der Wellenschlag ist deshalb viel geringer als der der Nordsee. Die Ostsee mischt ihr Wasser mit dem Süsswasser grösserer Flüsse und hat deshalb einen weit niederen Salzgehalt wie die Nordsee. Bei Cranz beträgt derselbe 7 pro Mille, dann nimmt er allmählich nach Westen hin zu, aber doch nur so langsam, dass er noch bei Rügen nicht voll 10 pro Mille erreicht, bei Apenrade aber 20 pro Mille beträgt. Ein sehr wesentliches Moment sind die an den Ufern der Ostsee, z. B. bei Zoppot, Misdroy, Heringsdorf, Sassnitz, auftretenden stattlichen Wälder. Sie bewirken eine Mischung von See- und Waldklima, schwächen die Landwinde ab und gewähren Schutz und Deckung gegen die Seewinde. So erreicht die Ostsee weder bezüglich der Luftkur noch bezüglich der Bäder die Stärke die Einwirkung, welche die Nordsee auszeichnet, aber auch die Gegenanzeigen, welche, wie wir sehen werden, bei Benutzung der Nordseebäder wohl zu beachten sind, sind hier nicht oder nur in sehr geringem Grade vorhanden. Wir finden an der Ostsee eine sehr grosse Anzahl von Kurorten, theils einfache Fischerdörfer, welche nur von den nächsten Anwohnern aufgesucht werden, theils hochentwickelte Badeorte, welche aus den fernsten Kreisen eine grössere Menge von Kurbedürftigen heranziehen Einige Ostseebäder, welche an Flussmündungen gelegen sind, wie Swinemünde, Travemünde, Warnemünde etc., gewähren durch reichen Schiffsverkehr einen besonderen Reiz. Wegen mangelnder Ebbe und Fluth sind feststehende auf Pfählen ruhende Badekabinette das Gewöhnliche.

a. Ost- und Westpreussen.

Cranz (Cranzkuhren), Dorf mit 1300 Einw. an der Nordküste Samlands und am Südende der kurischen Nehrung, welches besonders von Königsberg her stark besucht wird. Der Badegrund ist gut, der Wellenschlag bei Nordwind ziemlich stark, der Salzgehalt des Seewassers nur

7 pro Mille. Man badet aus feststehenden Zellen. Der Strand ist feinsandig und lassen sich die Promenaden bis in den benachbarten königlichen Forst fortsetzen. Für kalte, warme, Douche- und Stahlbäder bestehen gute Einrichtungen. Am 2. October 1890 richtete eine Sturmfluth schreckliche Verheerungen an, riss trotz der starken Befestigungen grosse Strecken Landes mit sich fort und zerstörte die Uferpromenade vollständig.

Von Königsberg nach Cranz 132 Km., 8mal tägl. Eb. in 1 St. 10 Min. — Königl. Badeverwaltung. — Unterkunft: Kurhaus, Ostseehotel, 7 weitere Hotels (Pens. 4—5 Mk.), Logirhaus und Privatwohnungen. — Kurtaxe: 1 Pers. 9, 1 Fam. 15 Mk.; Arzt: Dr. Schubert; 1 Apotheke; Kurzeit: 1. Saison vom 1. Juni bis 31. Juli, 2. Saison 1. Aug. bis 25. Sept.; Frequenz: 4000.

Neukuhren, kleines Fischerdorf mit 175 Einw. an der bernsteinreichen Nordküste Samlands zwischen Cranz und Brüsterort in hübscher Umgebung. Warmbadeanstalt.

Von Königsberg 40 Km., zweimal tägl. Post in 5 St. — Unterkunft: 2 Hotels, Pensionen und Privatwohnungen. — Kurtaxe: 1 Pers. 5, 1 Fam. 10 Mk.; Kurzeit: 1. Juni bis 15. Sept.

Neuhäuser auf der mit Wald bedeckten Nehrung zwischen der Danziger Bucht und dem frischen Haff hat guten Strand und einfache Badevorkehrungen.

N. ist Ebst. der Lin. Königsberg—Pillau, von Pillau 10—15 Min. Fahrzeit. Unterkunft: Kurhaus und ein zweites Hotel. 2 Aerzte, 1 Apotheke in Pillau.

Kahlberg, westpreussisches Fischerdorf mit 250 Einwohnern auf der frischen Nehrung Elbing gegenüber gelegen und von dort aus hauptsächlich besucht. Feinsandiger Strand und hübsche Parkanlagen in der Nähe. Anstalt für Warmbäder.

Von Elbing Dampfschiff 1—2 mal tägl. in 2 St. — Unterkunft: 2 grössere Hotels (Belvedere, Walfisch), 2 kleinere und zahlreiche Villen und Privathäuser. Kurtaxe: Die Pers. 6, die Fam. 9 Mk. — Arzt: San.-Rath Dr. Fleischer aus Elbing; Kurzeit: Vom 10. Juni bis 15. Sept.

Westerplatte, Seebad in der Danziger Bucht dicht bei Neufahrwasser (einer Vorstadt von Danzig) mit schönen Parkanlagen. Warmbad auch für kohlensäurehaltige Sool- und Stahlbäder. Trinkhalle für Mineralwässer.

Von Danzig fährt man auf der Eb. nach Neufahrwasser und von hier mit der Dampffähre nach Westerplatte oder man benutzt das Dampfschiff, welches stündlich oder noch öfter von Danzig nach W. fährt. — Unterkunft: In den Logirhäusern der Act.-Gesellsch. „Weichsel"; Pension im Kurhause (2.50—3.50 Mk. tägl.); keine Kurtaxe; Bäder: 10 Seebäder 2, 10 warme Bäder 8 Mk.; Aerzte: Dr. Briesewitz, Stabsarzt Koerner, Dr. Vaerting; Kurzeit: 15. Juni bis 15. Sept.

Brösen, Badeanstalten mit je 50 Zellen für Herren und Damen in der Danziger Bucht inmitten einer kleinen Kieferwaldung. Station der Eisenbahn zwischen Danzig und Neufahrwasser.

Zoppot, westpreussisches Dorf mit 3500 Einw. am Fusse eines bewaldeten Hügelzuges und in anmuthiger Umgebung. Von dem im Kurgarten gelegenen Kurhaus geht man durch Parkanlagen rechts zu den beiden Damenbädern mit 90, links zum Herrenbad mit 64 Badezellen. Die Badeanstalten, hufeisenförmig angelegt, ruhen auf Pfählen. Der Salzgehalt des Meeres beträgt nur $7^1/_2$ pro Mille; der gewöhnlich zur Sommerzeit vorherrschende Westwind bringt keinen Wellenschlag, dagegen spürt man denselben bei Nord und Nordost. Zoppot in seiner höchst milden Wirkung ist vorwiegend ein Bad für Damen und Schwächlinge. Der Badegrund besteht aus feinem festgeschlagenen steinfreien Sand. In dem Warmbad mit

32 Badezellen werden auch Bäder mit Zusatz von Stassfurther Soole bereitet. Gutes Trinkwasser aus einer Wasserleitung. Das Bad wird besonders von Danzig aus viel besucht. Kinderheilstätte mit 50 Betten (Wochenpreis 10—15 Mk.).

Z. ist Ebst. der Lin. Stettin—Danzig, von Danzig (12 Km.) 30 Min. Fahrzeit. — Unterkunft: 5 Hotels (Kurhaus, Strandhotel, Schulz H., Victoria H., Pommersche Hof), 6 Pensionen und viele Privatwohnungen (Z. 15—18, Pens. 3—3½ Mk.). — Kur- und Musiktaxe: Die Pers. 9, die Fam. 18 Mk. — Seebäder: 10 Billets 2½, 1 Saisonbillet 9 Mk.; Warmbäder: 0.75—2 Mk. — Aerzte: San.-R. Dr. Benzler, Dr. Lindemann, Dr. Schmidt, Dr. Wagner; 1 Apotheke. — Kurzeit: 15. Juni bis 30. Sept.; Frequenz: 4000.

b. Pommersche Küstenbäder.

Stolpmünde, Hafenort am Ausfluss der Stolpe ins Meer mit 2000 Einw., mit Anlagen versehen, welche an eine Fichtenwaldung anstossen. Es existirt eine Seebadeanstalt für Herren mit 20, ein solche für Damen mit 26 Zellen und ein Warmbad.

Von Ebst. Stolp (Lin. Stargard—Cöslin—Danzig) Secundärbahn in 42 Min. nach Stolpmünde. — Unterkunft: 2 grössere Hotels (Redes, Köhn, Z. 2—3, Pens. 4—5 Mk.) und 3 einfachere Gasthäuser sowie viele Privatwohnungen. Kurtaxe: 1 Pers. 3, 1 Fam. 6 Mk. Aerzte: Dr. Gaul, Dr. Katzenellenbogen; 1 Apotheke; Kurzeit: 20. Juni bis 20. Sept.; Frequenz: 800.

Rügenwaldermünde, Dorf mit 500 Einw. und Hafen am Ausfluss der Wipper ins Meer. Das „Friedrichsbad“ besitzt zu beiden Seiten der weit vorspringenden Hafendämme 2 Seebadeanstalten, welche zu verschiedenen Tagesstuuden von Herren und Damen benutzt werden. Warme See- und Soolbäder. Gutes Trinkwasser und Säuerling.

Rügenwalde ist Ebst. der Linie Bütow-Rügenwalde. Von der Kreuzungsstelle Schlawe (Lin. Stargard—Danzig) 50 Min. Fahrzeit. Von Rügenwalde (3500 Einw.) ist das Bad 2 Km. entfernt (Omnibus- und Dampfschiff-Verbind.). — Unterkunft: 2 Hotels (Strandschloss und Friedrichsbad) und Privathäuser. — Kurtaxe: 1 Pers. 3, 1 Fam. 6 Mk.; Bäder: Seebäder pro Saison 6, 1 Warmbad 0.75 Mk. — Aerzte in Rügenwalde: Dr. Haacke, Dr. Hellweger, Dr. Manke, Dr. Röhrich; Kurzeit: 15. Juni bis 15 Sept.; Frequenz: 500.

Colberg, Hafenstadt mit 16500 Einw. an der Persante und zwar nur 1 Km. vor Ausmündung des Flusses in das Meer, ist gleichzeitig See- und Soolbad. Es besitzt 5 zwei- bis fünfprocentige Soolquellen, und bietet im Verein mit den Seebädern eine grosse Mannichfaltigkeit der Heilmethoden gegen die Skrophelkrankheit. Für die öffentliche Gesundheitspflege ist durch Kanalisation und Wasserleitung mit tadelfreiem Trinkwasser gut gesorgt. Der eigentliche Badeplatz ist die nur durch die Dünen und den Strandpark vom Meere getrennte Vorstadt Colbergermünde. Unmittelbar am Strande zieht sich eine Laubholzwaldung hin. Der Strand ist feinsandig und steinfrei, der Wellenschlag meist ziemlich lebhaft. Die beiden für die Geschlechter getrennten Seebadeanstalten gehören der Stadt und werden von dieser verwaltet. Eine Trinkhalle unweit des Strandes vervollständigt den Heilapparat. Siloah, christliches Kurhospital nebst Kinderheilstätte (Kinder 30—75, Erwachsene 90—150 Mk. monatlich).

Man erreicht C. auf der Eb. von Berlin in 7, von Stettin in $4^1/_2$, von Danzig in 6 St. — Unterkunft: 3 Gasthöfe in der Stadt, 6 auf der Münde; viele Privatwohnungen. — Kurtaxe: 5—30 Mk.; Seebäder 0.50, Warmbäder 0.75—2 Mk. — 12 Aerzte, 3 Apotheken; Kurzeit: vom 20. Mai bis Ende September, Seebäder vom 15. Juni an; Frequenz: 8000.

Deep, kleines Dorf mit 400 Einw. an der hier in das Meer sich ergiessenden Rega. Unmittelbar neben der Flussmündung befindet sich das Seebad, dessen Wasser durch Beimischung von Süsswasser salzarm ist. In der Nähe der Park „Falkenhain“ mit der angrenzenden Strandhaide.

Von Ebst. Treptow a. d. Rega (Lin. Altdamm-Colberg) 12 Km. — Unterkunft: Hotel Strandschloss, Treue's Gasthof und Privatwohnungen. Frequenz: 300.

Dievenow besteht aus den 3 Stranddörfern Klein-, Berg- und Ost-Dievenow, welche auf einer schmalen, nach Westen vorspringenden Landzunge zwischen der Ostsee im Norden und der zum Fritzower See sich erweiternden Dievenow im Süden fast wie auf einer Insel gelegen sind. Berg-Dievenow, die mittlere dieser Niederlassungen, bildet durch das Gesellschaftshaus und gut entwickelte Einrichtungen das Centrum des Badelebens. Klein-Dievenow nimmt solche auf, welche zurückgezogen leben wollen, aber auch das am Ausfluss der Dievenow gelegene Ost-Dievenow hat seine eigene Badeanstalt und seine Badegäste. Man rühmt die Stärke des Wellenschlags im Vergleich mit Misdroy und Heringsdorf, die sich aber der kahlen Umgebung Dievenow's gegenüber durch ihre reiche Bewaldung auszeichnen. Der Badestrand ist stellenweise steinig. Die Badezellen liegen oben auf der Düne abseits des Strandes. Das Trinkwasser ist schlecht.

Von Stettin aus erreicht man D. mittelst Dampfschiffs in 5 St., von Ebst. Greifenberg (Lin. Altdamm—Colberg) Post in 3 St. — Unterkunft: In Bergdievenow 3 Hotels (Ziebell, Frank, H. du Nord), in Ost-Dievenow 2 Hotels (Walfisch, Waldschlösschen), ausserdem Privatwohnungen. — Arzt: Dr. Raabe aus Cammin; Kurzeit: 15. Juni bis Ende Sept.; Frequenz: 2000.

Neuendorf, bescheidenes Seebad zwischen Dievenow und Misdroy. Vom Dorf führt durch den Fichtenwald ein Weg in 20 Min. zum Strande, wo Badehütten aufgestellt sind.

Von Misdroy (9.5 Km.) im Wagen (6 Mk.) auf schattiger Chaussee in 1 St. nach N. — Unterkunft im Kurhaus mit 36 Z. (Pens. mit Z. wöch. 25 Mk.) und in einigen Villen. Arzt zeitweilig während der Saison anwesend.

Misdroy, Dorf an der Nordwestküste der Insel Wollin mit 1400 Einw. Der Ort liegt zwischen dem Meer und einem im Südosten befindlichen bewaldeten Höhenzuge, so dass ausser der sehr gut angelegten langgestreckten Strandpromenade eine Reihe schöner Waldwege zur Luftkur auffordern. Zu weiteren abwechselnden Spaziergängen (Spitzberg, Kaffeeberg, Gosanberg, Jordansee) bietet das hügelige bewaldete Terrain gute Gelegenheit. Die Wohnungen der Kurgäste befinden sich meist in kleinen mit Veranden oder Lauben versehenen Häuschen, welche von kleinen schattigen Gärten umgeben sind. In feuchten Sommern wurde in dem nach Liebeseele zu gelegenen Wiesenland über die vielen Mücken geklagt. Gegen Norden gewähren die Dünen einen gewissen Windschutz, gegen Osten die Buchenwaldung. Der Strand ist fest, sanft abschüssig, feinsandig und vollständig steinfrei. Bei Nordwind ist mässiger Wellenschlag vorhanden. Ausser dem Herren- und Damenseebad, welche aus sehr zahlreichen auf Pfählen erbauten und bequem eingerichteteu Zellen bestehen, und 500 Meter von einander entfernt liegen, existiren noch 2 Anstalten für Warmbäder. Ein schöner Kurpark, abends elektrisch beleuchtet, reicht bis an den Strand. Das Trinkwasser ist grösstentheils gut.

Vom Bahnhof Swinemünde in $^1/_4$ St. per Hafenbahn zur Fähre über die Swine. Hier übersetzen in 5 Min. und nun auf schattiger Chaussee per Wagen (9 Mk.) oder Omnib. in $1^1/_2$ St. nach M. Oder von Stettin per Dampfboot, tägl. ausser Sonntags, in 3 St. nach Laatzig und von hier mit Omnib. od. Wagen in $^1/_2$ St. zum Kurort. — Unterkunft in 9 Hotels (Kurhaus, Strandhotel, Deutsches Haus, Herzberg etc.) und in Privathäusern (Familienwohnung 250—400 Mk. pro Saison). — Kur- u. Musiktaxe: 1 Pers. 7, 1 Fam. 12 Mk. u. mehr; Seebäder: einzelne 50 Pf., pro Saison 10, Kinder 5 Mk.: Warmbäder in der Anstalt des Kurortes 10 Seeb. 8, 10 Soolb. 10 Mk., in der Oswaldschen Anst. 6 Seeb. 4 Mk. — Arzt: Stabsarzt Dr. Kraner (Medico-mechan. Institut); Kurzeit: 15. Juni bis Ende Sept.; Frequenz: 5000.

Swinemünde, Kreisstadt mit 9000 Einw. auf der Insel Usedom am linken Ufer der Swine. Der Badestrand befindet sich 1 Km. nördlich von der Stadt, und der Raum zwischen beiden ist durch die Hafenplantage, einen von vielen Fuss- und Fahrwegen durchkreuzten schattigen Erlenwald, ausgefüllt. Hier befindet sich auch das Warmbad. Die Stadt, welche Besitzerin des Bades ist, leitet die Direction. Der Badegrund besteht aus feinem festen Sand. Nordwind ist von Wellenschlag begleitet. Swinemünde bietet in seiner für einen Badeort bedeutenden Grösse seinen Gästen durch Concerte und Theater sowie durch das bewegte Leben im Hafen mannichfache Abwechslung. Das Trinkwasser ist sehr verschieden und oft von zweifelhafter Beschaffenheit.

Man erreicht S. mittelst Eb. von Berlin über Ducherow in $4^1/_2$, von Stralsund in 3, von Stettin in 3, mit dem Dampfschiff von Stettin in 3—4 St. Die Verbindung der Stadt mit dem Badestrand (8 Min. Fahrzeit) wird seitens der Stadtgemeinde durch Fuhrwerk vermittelt, welches alle halbe St. für den billigen Preis von 10 Pf. (hin und zurück 15 Pf., Kinder noch billiger) hin und her geht. — Unterkunft: Am Strande das höchst stattliche König Wilhelm-Bad (120 Z. zu 12—60 Mk. wöch.) mit der dazu gehörigen Villa Bellevue, auch 24 gute

Badezellen für warme See- und Soolbäder. In der Stadt: 5 Hotels. — Kurtaxe: 1 Pers. 6, 1 Fam. 9 Mk. Seebäder für die Saison 12 Mk. — 6 Aerzte, 1 Apotheke; Kurzeit: 15. Juni bis 20. Sept.; Frequenz: 3000.

Ahlbeck, Fischerdorf mit 1200 Einw., ländlicher und stiller wie das benachbarte Heringsdorf, dem es von Jahr zu Jahr näher rückt und mit dem es bereits jetzt durch eine Strandpromenade verbunden ist. Im Rücken des Orts dehnt sich ein mächtiger Wald aus. Bei Nordwest und Südost ziemlich lebhafter Wellenschlag. Der Badegrund ist fester Sandboden. Es existiren 3 auf Pfählen ruhende Badeanstalten, 2 für Damen, eine für Herren und eine Anstalt für warme Bäder.

A. ist von Swinemünde 5, von Heringsdorf 2 Km. entfernt und steht mit beiden Orten in Omnib.-Verbind. — Unterkunft: 2 Hotels (Wendicke, Hein) und Privatwohnungen. Kurtaxe: 1 Pers. 2, 1 Fam. 4—6 Mk.; Seebäder 30, für Kinder 15 Pf., Warmbäder 1 Mk. — Arzt: Dr. Windmüller aus Berlin; Kurzeit: 15. Juni bis 30. Sept.; Frequenz: 4000.

Heringsdorf, Stranddorf mit 730 Einw. an der Ostküste der Insel Usedom, 8 Km. nordwestlich von Swinemünde. Die Lage auf einer Anhöhe, an deren Fuss die Strandpromenade sich weit hinzieht, während in ihrem Rücken prächtige Laub- und Nadelholz-Waldungen sich ausdehnen, dazu die sehr entwickelten behaglichen Einrichtungen bedingen die grosse Beliebtheit Heringsdorfs als Sommerfrische und Seebad. Der Wellenschlag ist nur mässig. Der Strand flacht sich schnell ab, der Badegrund ist sicher und fest. Die Badezellen (2 Damenbäder, 1 Herrenbad) stehen weit in die See hinaus auf Pfählen.

Nächste Ebst. ist Swinemünde. Von dort nach H. häufige Omnib.-Verbind. (Wagen 4—6 Mk.) in $^1/_2$ St. — Unterkunft: 6 Gasthöfe (Kurhaus, Lindemann mit 2 Dep., Schmidt, zur Börse etc.); zahlreiche Villen und Privatwohnungen, die billigeren in dem benachbarten Dorfe Neukrug. Kurtaxe: 1 Pers. 6, 1 Fam. 24 Mk., Musiktaxe 2 Mk.; Seebäder: einzelne 60 Pf., für die Saison 10, für Kinder 6 Mk., 1 warmes Bad $1^1/_2$ Mk. — Aerzte: Dr. Kortuem, Dr. Leonhardt, Dr. Vogt; Kurzeit: Anf. Mai bis Ende Sept., Bäder von Anf. Juni; Frequenz: 6500.

Coserow, Kirchdorf mit 400 Einw. und einfaches Seebad auf der zwischen der Ostsee und dem Achterwasser befindlichen Landzunge der Insel Usedom. In 10 Min. Entfernung erhebt sich der etwa 60 Meter hohe Steckelberg, der beste Aussichtspunkt der Insel. Auf seinem Rücken und an seinem Fusse ziehen sich Waldungen hin, an seinem westlichen Abhange, 20 Min. vom Ort entfernt, sind am sandigen Strande Badehütten aufgestellt.

Von Ebst. Wolgast ist C. 15, von Heringsdorf 12, von Zinnowitz 7 Km. entfernt. — Unterkunft im Gasthaus zur Stadt Vineta und in den Häusern des Dorfes. Aerzte in Zinnowitz und Heringsdorf.

Zinnowitz, Dorf mit 650 Einw. an der Nordspitze der Insel Usedom und 20 Min. nördlich davon das gleichnamige Seebad. Das Ufer wird von einem breiten theils aus Kiefern theils aus Laubholz gebildeten Waldstreifen gürtelförmig eingefasst. Derselbe wird von Spazierwegen durchzogen und bietet viele Ruheplätze. Weiter landeinwärts führen die Wege nach dem Glienberge. Hier liegen zahlreiche Villen inmitten kleiner Gärten mit junger Anpflanzung. Der Badestrand ist feinsandig und hat 3 auf Pfählen ruhende Badeanstalten, 2 für Damen, eine für Herren. Zwischen beiden die Landungsbrücke und in deren Nähe die Warmbadeanstalt mit 10 Zellen.

Von Ebst. Wolgast Post 2mal tägl. in $1^1/_2$ St. (Wagen 8 Mk.); von Ebst. Carnin (Lin. Ducherow — Swinemünde) Dampfboot tägl. ausser Sonntags in 2 St. nach Z. — Unterkunft: Das vornehmste uud bestgelegene Hotel ist Belvedere (Pens. von $4^1/_2$ Mk. an), sodann Wagemann, beide auf dem Glienberg; im Dorf Niemann, Töppel; am Fusse des Glienbergs Schaller; Strandhalle am Strande. Kurtaxe: 1 Pers. 3, 1 Fam. 4—6 Mk.; 1 Seebad 30, Kinder 15 Pf., 1 warmes Seebad 1 Mk. resp. 60 Pf. — Arzt: Dr. Sachse; Kurzeit: 15. Juni bis 30 Sept.; Frequenz: 1200.

Carlshagen, kleiner einfacher Badeort, der nördlichste auf der Insel Usedom, 11 Km. nordwestwärts von Zinnowitz, mit gutem sandigen Badestrand und in Waldnähe.

Von Ebst. Wolgast tägl. Dampfschiff in $^1/_2$ St. nach C. — Unterkunft im Strandhotel (Pens. mit Z. $3^1/_2$ Mk.).

Zingst, Dorf mit 2500 Einw. auf der gleichnamigen Insel und in nächster Nähe der feste feinsandige Strand, an welchem sich 1 Herren- und 1 Damenbad befinden. Auch eine Warmbadeanstalt ist vorhanden. In der Nähe Laub- und Nadelholzwaldungen.

Von Ebst. Velgast (Lin. Stralsund—Rostock) Zweigbahn nach Barth in $^1/_2$ St., von Barth nach Zingst Dampfboot in 1 St., Post 2mal tägl. in 2 St.; von Stralsund direct Dampfschiff nach Z. in 4 St. — Unterkunft: 4 Gasthöfe (Pens. mit Z. 3—$4^1/_2$ Mk.) und viele Privatwohnungen. — Keine Kurtaxe; Seebäder das Dutz. 2 Mk., Kinder die Hälfte. 5 Aerzte und 1 Apotheke in Barth.

Prerow, Dorf mit 1500 Einw. auf der durch einen Binnensee, den Saaler Bodden, vom Festlande abgetrennten dichtbewaldeten Halbinsel Dars. Im Norden des Dorfes erheben sich hohe Dünen; der feste feinsandige Strand, an dem 2 Badeanstalten für Damen, eine für Herren erbaut sind, ist nur 5 Min. vom Dorfe entfernt und in gleicher Entfernung befindet sich der Wald.

Von Ebst. Barth Dampfschiff 3mal tägl. nach P. in $1\frac{1}{2}$ St., von Stralsund tägl. ausser Sonntags in 5 St. — Unterkunft in 6 Gasthöfen (Strandhotel, Fährhotel, Scharmberg, Mührke, Mildhan, Pawelowsky), Pens. überall 3—5 Mk. tägl., Z. von 5 Mk. wöchentl. an. Kurtaxe: Die Person 2, 1 Fam. 4 Mk.; 12 Seebäder 2 Mk. — Arzt: Dr. Janssen; 1 Apotheke.

c. Die Insel Rügen.

Die Insel Rügen besteht nur aus einem kleinen Kern zusammenhängenden Festlandes; in ihm erhebt sich ziemlich 100 Meter hoch der Rugard bei Bergen. Im Uebrigen zeigt sie mehrere in unregelmässiger Form sich abzweigende Halbinseln, zwischen denen die See in zahlreichen Binnenwässern (Bodden, Wieke) bis weit nach dem Landinnern zu vordringt. Aus dieser zerrissenen Gestalt ergiebt sich, dass Seewinde und Seeluft überall zur vollen Geltung kommen müssen. Uebertrifft demnach Rügen bezüglich der Luftkur an Stärke der Wirkung die preussische und pommersche Küste, so stehen seine Seebäder wegen mangelhaften Badegrundes vielfach hinter jenen zurück. Im Allgemeinen ist die westliche Küste des Eilands kahl, flach und eben, die östliche dagegen ist theilweise hüglig und in ihrem nördlichen Abschnitt durch steile Kreidewände ausgezeichnet; sie hat in der Stubbnitz und Granitz ausgebreitete Waldungen aufzuweisen. Ebenso ist die Südseite zum Theil gut bewaldet. Hier und längs der Ostküste befinden sich die in Betracht kommenden Seebade- und Luftkurorte: Putbus, Thiessow, Göhren, Sellin, Binz und Sassnitz-Krampas, zu denen an der Nordküste Lohme und Breege sich gesellt haben. Westwinde mit anhaltendem Regen sind während der Sommermonate häufig. Auch hier gewährt der Herbst die sicherste Aussicht auf gleichmässig gute Witterung. Drei Dampfschifflinien: Stettin-Swinemünde-Lauterbach, Greifswald-Lauterbach und Stralsund-Breege-Polchow verbinden Rügen mit dem Festlande. Die Postverbindung wird auf kürzestem Wege von Miltzow her über Stahlbrode nach Glawitzfähre, von Stralsund nach Altefähre durch ein Dampfboot hergestellt. Reisende, welche die Seekrankheit sehr fürchten, werden beiden letztgenannten Wegen den Vorzug geben.

Altefähr, kleines Kirchdorf an der Südküste der Insel, Stralsund gegenüber, mit sehr unbedeutendem Wellenschlag. Kurhaus und Badeanstalt in der Nähe des Dorfs von Gartenanlagen umgeben.

Dampffähre und Traject von Stralsund in 15 Min. Unterkunft in 3 Hotels und in Privatwohnungen. Aerzte und Apotheken in Stralsund.

Putbus, Marktflecken (1800 Einw.) mit fürstlichem Schloss und mit dem $^1/_2$ St. (von Lauterbach nur 10 Min.) entfernten am Rügener Bodden gelegenen Friedrich-Wilhelmsseebad. Unmittelbar hinter dem Badhotel liegt ein schöner Buchenwald mit Spazierwegen am Meer und zu den auf Pfählen ruhenden beiden Seebadeanstalten. Der Strand ist steinig und von Wellenschlag nur bei Südwest etwas zu bemerken. Nach Norden durch mächtige Buchenwälder geschützt hat der Ort ein mildes Klima und eine reizende Lage. Wem es hauptsächlich auf die Seeluft ankommt, der muss sich in Lauterbach einquartieren, von wo aus Bootfahrten, u. A. nach der Insel Vilm, unternommen werden können. Wer die stetige unmittelbare Nähe des Meeres eher zu meiden wünscht, der wohne in Putbus selbst, wo der herrliche und vortrefflich gehaltene Park reichen Naturgenuss bietet.

Von Stralsund auf der Eb. in $1^3/_4$ St. nach Bergen und

von hier ebenso in 24 Min. bis Putbus, in 32 Min. bis Lauterbach; oder von Greifswald mit Dampfboot in 2¼ St. nach Lauterbach. — Unterkunft: In Putbus 5 Gasthöfe (Bellevue, Fürstenhof, Adler etc.). Zwischen Putbus und Lauterbach regelmässige Omnibus-Verbind. (hin und zurück 30 Pf.). In Lauterbach in der Nähe der Landungsbrücke Hot. Victoria und das Badehaus mit 32 Z. und 10 grossen Badez. (Pens. mit Z. 6 Mk. tägl., 1 warmes Seebad 1—1½ Mk., ein kaltes Seebad 25 Pf.). Keine Kurtaxe. Aerzte: Dr. Bengelsdorff. Dr. Brasch; 1 Apotheke: Kurzeit: 1. Juli bis 1. Oct.: Frequenz: 500.

Vilm, reizende kleine Insel im Rügener Bodden, Lauterbach gegenüber, welche wegen ihres steinigen Strandes und noch sehr ursprünglicher Einrichtungen als Seebad kaum in Betracht kommt. Dagegen verdient sie wegen ihrer freien Lage und ihres prachtvollen Hochwaldes, dessen mächtige Eichen und Buchen schon längst das Auge der Landschaftsmaler auf sich zogen, als Luftkurort alle Beachtung.

Von der Landungsbrücke in Lauterbach auf Rügen Fährschiff viermal tägl. (30 Pf.) von und nach Vilm. — Unterkunft im Forsthause mit ca. 30 Betten (Pens. mit Z. 4 bis 5 Mk. tägl.).

Thiessow, kleines Dorf auf der südöstlichsten Spitze von Rügen auf der Halbinsel Mönchgut. Die frei ins Meer vorspringende Lage begünstigt den Zutritt der Seeluft, wozu noch durch die dort bestehende Lootsenwache die gute Gelegenheit zu Bootfahrten hinzutritt. Der feinsandige Strand gilt für den besten auf Rügen. In der Nähe ein kleiner Eichenwald.

Von Ebst. Wolgast Dampfschiff nach T.; von Greifswald und Lauterbach Dampfschiff bis Kleinhagen, von wo noch 1 St. bis T. (Wagen 4—6, Boot 4 Mk.). Unterkunft: 2 Gasthöfe (Hot. Mönchgut, Westphals H.) und Privathäuser. Keine Kurtaxe: 1 Seebad 0.20, Warmbad 1 Mk : Kurzeit: 15. Juni bis 15 Sept.

Göhren, Dorf mit 400 Einw. auf der Halbinsel Mönchgut, und zwar auf einer an dieser nach Osten vorspringenden Landzunge dem sog. Nord-Pehrd oder Göhren'schen Höwt. Der Ort liegt, von Feldern umgeben, auf einem Plateau, von dem man durch einen Buchenwald in 5 Min. zum Strande hinabsteigt. Hier befinden sich die beiden auf Pfählen ruhenden Kaltbadeanstalten und ein Warmbad mit 5 Badezellen. Der Strand ist gut, Wellenschlag nur bei Nordost vorhanden.

Von Stettin über Swinemünde geht vom 21. Juni bis 30. Aug. tägl. ausser Sonntag (sonst seltener) 1 Dampfboot nach G. in 6½ St.; von Greifswald oder Putbus tägl. Dampfboot bis Kleinhagen, von wo noch ½ St. bis G. — Unterkunft: 6 Gasthöfe (H. Brandenburg, H. Nordpehrd, Borgmeier, Wendt, F. Schultz, Ostsee-H.), Pens. überall 4½—5 Mk., Z. 1½—2 Mk.) und Privatwohnungen (Z. 12—15 Mk. wöch.). Kurtaxe: 1 Pers. 2, 1 Fam. 4—6 Mk.; 1 kaltes Seebad 0.20, 1 warmes 1 Mk. Arzt: Dr. Siewert; Frequenz: 500.

Sellin, kleiner Ort am Nordrande des Selliner Sees in Waldnähe, durch die Granitz von Binz getrennt, besitzt in 15 Min. Entfernung einen steinfreien Badestrand, der zur Entwicklung eines einfachen billigen Seebades geführt hat.

Von Lauterbach mit Wagen 2 St. bis S. — Unterkunft: 2 Gasthäuser, das eine im Dorf, das andere in Strandnähe und Logirhäuser. Kurtaxe: 1 Mk. die Pers., Bäder frei.

Binz, Fischerdorf mit 300 Einw. nahe den schönen Waldungen der Granitz und dem fischreichen Schmachter See, 10 Min. von dem zum Seebade eingerichteten Strand des Prorer Wieks. Der Strand ist hier wie in Thiessow sandig und sanft abschüssig und deshalb für Kinder vorzugsweise gut geeignet. Nachdem eine Actiengesellschaft den Besitz des Bades angetreten, eine Strandpromenade und mancherlei neue Anlagen geschaffen hat, hat sich

Binz schnell zu einem der behaglichsten Sommerkurorte Rügens entwickelt.

Von Stettin über Swinemünde tägl. ein Dampfschiff zur Landungsbrücke in B.: von Greifswald tägl. ausser Sonntags nach Lauterbach, von wo noch $1^1/_2$ St. Landfahrt bis B.; von Stralsund nach Seedorf, von wo noch 1 St. bis B. — Unterkunft: 4 Gasthöfe (Kurhotel, Strandhotel etc.), 1 Logirhaus und Privatwohnungen. Bäder: 1 Seebad 0.35, 1 Warmbad 1 Mk. — Arzt: Dr. Steinbrück; Kurzeit: 15. Juni bis 15. Sept.; Frequenz: 600.

Sassnitz-Crampas, 2 fast zusammenhängende Dörfer mit 500 Einw. auf der Halbinsel Jasmund, zwischen Wald und Meer gelegen. Gegen Norden sind sie durch die prachtvollen Buchenwälder, welche die Kreideberge der Stubbnitz bedecken, vor starken Winden einigermassen geschützt. Ost und Südost, welche aber selten vorkommen, bringen kräftigen Wellenschlag. Aber schon wegen des steinigen Grundes sind die Bäder hier von keiner Bedeutung. In landschaftlicher Beziehung kann die nächste Umgebung als der schönste Theil Rügens bezeichnet werden. Stubbenkammer ist der Glanzpunkt und der Weg dorthin verleiht dem Orte einen ganz besonderen Reiz.

Von Stettin über Swinemünde geht tägl. ausser Sonntags ein Dampfschiff in 7 St. nach Sassnitz. Die Landung geschieht mittelst Booten: von Stralsund auf der Eb. über Bergen nach Crampas-Sassnitz in $2^1/_2$ St. — Unterkunft: In Sassnitz 6 Gasthöfe (Fahrnberg, Küster, Bellevue, Behr etc.) und viele einfache Wohnungen. In Crampas 4 Gasthöfe (Walfisch, Victoria etc.). Kurtaxe: 1 Pers. 3, 1 Fam. 6 Mk.; Bäder: 1 Seebad 0.25, 1 warmes Bad 1 Mk. Arzt: Dr. Fiekel, 1 Apotheke; Kurzeit: Mitte Juni bis Mitte Sept.; Frequenz: 1200.

Lohme, kleines Fischerdorf an der nördlichen Spitze der Halbinsel Jasmund. Die Küste erhebt sich vom Meere aus steil in die Höhe. Auf dem hohen Ufersaum, von welchem man auf Stufen zum Badestrand hinabsteigt, liegen die Wohnhäuser. Der Wellenschlag ist stärker wie in Sassnitz, der Badegrund fast ebenso steinig. Die Lichtseite des Ortes ist die nahe Waldung der Stubbnitz und der Weg nach Stubbenkammer.

Von Stralsund mit Dampfboot in 4 St. nach Polchow, von wo im Wagen noch 2 St. bis L.; oder von Ebst. Bergen im Wagen in 3 St. nach L. — Unterkunft: 2 Gasthöfe (Grey, Hagemeister), Pens. 4—4½ Mk. und Privatwohnungen. — Bäder: Seebad 20, warmes Bad 75 Pf. Arzt: Dr. Oppermann in dem 10 Km. entfernten Sagard; Frequenz: 300.

Breege, grosses Fischerdorf mit 800 Einw., am nördlichen Ende des Breeger Boddens, 1 Km. von dem Tromper Wiek genannten nach Nordost geöffneten Meerbusen. Der Weg vom Dorf nach dem 8 Min. entfernten Strande führt zunächst durch die kleine Parkanlage „Juliusruhe“ und weiter durch eine Allee. Bei Nordost guter Wellenschlag; ziemlich guter Badegrund.

Von Stralsund bis B. mit Dampfboot tägl. ausser Sonntags in 4 St. — Unterkunft: 2 Gasthöfe (Lockenvitz, Weisbach) und Privathäuser. Keine Kurtaxe; 1 Seebad 25 Pf.

d. Mecklenburgische Küste und Lübecker Bucht.

Wustrow, mecklenburgisches Dorf mit 1150 Einw. auf dem Fischlande, einer schmalen Landzunge zwischen dem Saaler Bodden und der Ostsee. Das Wasser nach allen Seiten giebt dem Ort einen inselartigen Charakter. Eine Allee führt nach dem Strandpavillon, von dem man zum Herren- und Damenbad gelangt. Anstalt für Warmbäder.

Von Ebst. Ribnitz (Lin. Stralsund-Rostock) 3mal tägl. Dampfboot nach W. in 1½ St. — Unterkunft: 3 Gasthöfe (Voss, Norden, Ahrens) und Privatwohnungen. Keine Kurtaxe. Bäder: 1 Seebad 20 Pf., für die Kurzeit 4, für Kinder 2.50 Mk. Arzt: vacat.; Kurzeit: 15. Juni bis 1. Oct.

Müritz (Gross Müritz), kleines mecklenburgisches Dorf mit 210 Einw. Ziemlich nahe am Strande gelegen hat der Ort im Rücken einen sich weit landeinwärts erstreckenden aus Laub- und Nadelholz bestehenden Wald. Dieser Wald hält die Landwinde fast vollständig ab, fängt aber schirmartig die Seewinde auf, und bringt die Seeluft zur vollen Geltung. Längs des festen sandigen Strandes zieht sich die Düne hin. Die einzelstehenden Häuser haben nach der See zu Vorgärten. Gutes Trinkwasser fehlt. Das dortige Kinderasyl „Friedrich-Franz-Hospiz" hat 80 Betten (Pens. 10—15 Mk. wöch.).

Von Ebst. Gelbensande (Lin. Rostock-Stralsund) 7 Km. (Wagen 5—7 Mk.), von Ebst. Ribnitz Wagen 7—9 Mk. — Unterkunft: 2 Gasthöfe (Hot. Anastasia, Moll) und einige Logirhäuser. Kurtaxe: 4—5 Mk. Bäder: Das Dutz. 2, einzelne 0.20 Mk. Arzt aus Ribnitz 2 mal wöch. anwesend: Frequenz: 500.

Warnemünde, mecklenburgischer Ort mit 1800 Einw. am Ausfluss der Warnow in das Meer. Die breiten Hafendämme sind mit Linden-Alleen bepflanzt. Die meist kleinen Häuser haben nach der Strasse zu gelegene, mit Glasfenster verschliessbare Veranden. Zwischen dem Ort und dem Badestrand ein Wäldchen und eine Parkanlage, so dass man bald überall im Grünen ist. Für Damen und Herren giebt es je eine auf Pfählen ruhende Seebadeanstalt. Ausserdem sind 2 Anstalten für Warmbäder und eine Wasserheilanstalt vorhanden.

W. ist Endstation der Lin. Rostock-Warnemünde: Dampfschiff von Rostock nach W. häufig in 50 Min. — Unterkunft: 7 Gasthöfe (Berringer, Stralendorf, Hübner, Bellevue, Schumacher, Seestern, Hosmann) und viele freundliche Privatwohnungen (20—60 Mk. wöch.). Kurtaxe: 1 Pers. 5, 1 Fam. 10 Mk. Seebäder: 1 Bad 0.30, pro Monat 7.50, pro Saison 10 Mk. Aerzte: Dr. Krüger, Dr. Mahn, Dr. Rönnberg, Dr. Uterhardt: Kurzeit: 15. Juni bis 15. Sept.: Frequenz: 3000.

Fulgen, einzeln liegendes mecklenburgisches Erbpachtgut in der Nähe des Dorfes Brunshaupten mit sehr einfachen Einrichtungen für ein Seebad. Sanft abschüssiger Badegrund und öfters kräftiger Wellenschlag. Ein bequemer Weg auf sandweichem Strande führt in einer Stunde zum heiligen Damm. In halbstündiger Entfernung eine Fichtenwaldung, in einstündiger ein schöner Buchenwald. Die Landschaft ist wellig und anmuthig.

Vom heiligen Damm 5 Km. bis F. — Unterkunft im Logirhaus mit 40 B. (Pens. mit Z. 32 Mk. wöch.), warme Seebäder 1 Mk. Aerzte am heiligen Damm und in Doberan.

Heiligendamm, eines der ältesten Seebäder Deutschlands, hat einen ausgezeichnet schönen Strand und vorzügliche Einrichtungen. Im Rücken der breiten Strandpromenade, von der Stege hufeisenförmig weit in das Meer vorspringen, beginnt ein prachtvoller von Spazierwegen durchzogener Buchenwald, der fast bis nach Doberan hin reicht. Diese schattenspendende Umgebung ist manchen Patienten z. B. Augenkranken sehr wohlthuend. Ausser den beiden Seebadeanstalten für jedes Geschlecht hat man ein Badehaus für warme Seebäder, Douche-, Regen- und Schwefeldampfbäder.

Von Ebst. Doberan (Lin. Rostock-Wismar) führt 7mal tägl. eine Tertiärbahn in 24 Min. zum heiligen Damm. Unterkunft im Logirhause und in den längs des Strandes erbauten Villen theilweise mit Pension. — Kurtaxe: Die Pers. pro Tag 0.30, pro Woche 2 Mk.; Bäder: 1 kaltes Seebad 40 bis 80 Pf., 1 warmes 1—2 Mk. Arzt: Dr. Lange; Kurzeit: 1. Juni bis 30. Sept.; Frequenz: 2000.

Boltenhagen, mecklenburgisches Dorf zwischen der Wismar'schen und Travemünder Bucht und Seebad. Feinsandiger sanft abschüssiger Badestrand, geringer Wellenschlag, daher Frauen- und Kinderbad. Gutes Trinkwasser.

Von Ebst. Grevesmühlen (Lin. Lübeck-Kleinen) 17 Km., Post einmal tägl. in 2¼ St.; von Wismar 27 Km., Post in 3½ St. — Unterkunft: Kurhaus (Z. wöch. 9—15, Pens. tägl. 5 Mk.); Luckmann (Pens. mit Z. 37—40 Mk. wöch.): Seebach. Viele Logirhäuser und Privatwohnungen (Z. 15—18 Mk. wöch.). Keine Kurtaxe. Bäder: 1 Seebad 30 Pf., 1 Warmbad 1 Mk. — Aerzte: San.-R. Dr. Kelling, Dr. Boitin, beide aus Klütz; Kurzeit: 15. Juni bis Ende Sept.; Frequenz: 1000.

Travemünde, lübeckisches Städtchen mit 1700 Einw. an der Mündung der Trave in das Meer und mit höchst lebhaftem Schiffsverkehr, welches eine von Alleen und Parkanlagen umgebene Seebadeanstalt besitzt. Der Windschutz, der sich vom Holsteiner Landrücken her hier bereits fühlbar macht, erzeugt eine hohe Sonnenwärme, die im Mittel 14° R. beträgt. Der Strand ist fest und sanft abschüssig. Badeanstalt für warme See- und allerhand medicinische Bäder.

Von Lübeck führt eine Zweigbahn in 50 Min. nach Travemünde. — Unterkunft: Seebadeanstalt mit 150 Z. u. 4 Hot. in der Stadt (Russie, Lübeck, Victoria, Bahnhof), Privatwohnungen. Kurtaxe: 6 Proc. der Wohnungsmiethe. Bäder: 1 Seebad 50—60 Pf., 1 warmes Seebad 1.50, 1 medicin. Bad 2.50 Mk. — Arzt: Dr. Fr. E. Müller; 1 Apotheke.

Niendorf, Dorf mit 200 Einw. und Seebad in waldreicher Umgebung an der Neustädter Bucht.

Von Travemünde Post 3mal tägl. in 1 St. — Unterkunft im Kurhaus „Elisabeth-Bad" (Z. wöch. 10—24, Pens. tägl. 4 Mk.) und in 3 andern Hotels. Bäder: 12 Seebäder 3, ein warmes Seebad 1½ Mk. Arzt: Dr. Fr. E. Müller.

Scharbeutz, oldenburgisches Dorf an der von Buchenwaldungen umsäumten Lübecker Bucht. Das Seebad „Augustusbad" mit festem sandigen Badegrund aber in seiner windgeschützten Lage fast ohne Wellenschlag, wird von Lübeck aus viel besucht.

Von Ebst. Pansdorf (Lin. Lübeck-Eutin) 7 Km. bis Scharbeutz, Post 2 mal tägl. in 1 St. — Unterkunft: Logirhäuser mit 100 Z. (Z. 10—30 Mk. wöch., Pens. 5 Mk. tägl.). Bäder: 1 Seebad 0.40, 1 warmes B. 1.50 Mk. Arzt: Dr. Gildemeister aus Gleschendorf.

Haffkrug, oldenburgisches Dorf in der Lübecker Bucht mit der in Waldnähe befindlichen Seebadeanstalt „Elisabethbad". Als Frauen- und Kinderbad ist es von Lübeck und Hamburg her in Aufnahme.

Von Ebst. Gleschendorf (Lin. Lübeck-Eutin) Post 2 mal tägl. in 1 St. nach H. — Unterkunft im Elisabethbad mit 60 Z. (Pens. mit Z. 44—55 Mk. wöch.) und in Privathäusern. Bäder: 1 Seebad 0.60, das Dutz. 6 Mk., 1 warmes Seebad 1.50, das Dutz. 15 Mk. — Aerzte: Dr. Gildemeister aus Gleschendorf, Dr. Brüchmann aus Neustadt in Holstein.

e. Schleswig-Holsteinsche Küste.

Heiligenhafen, holsteinsches Städtchen mit 2300 Einw. der Insel Fehmarn gegenüber, besitzt ein Ostseebad mit Strandpromenade. Billiges Leben.

Von Ebst. Oldenburg in Holstein 2 mal tägl. Post nach H. in 1½ St., von Kiel 2 mal wöch. Dampfschiff in 3 St. — Unterkunft: 2 Hotels (St. Hamburg, Hot. Warteburg) und Privatwohnungen. Aerzte: Dr. Breese, Dr. Neithardt; 1 Apotheke.

Am **Kieler Hafen,** noch ehe er sich zur Kieler Bucht erweitert, treffen wir mehrere zur Luft- und Seebadekur eingerichtete Stationen. Das Meer hat hier mehr den Charakter eines Binnensees, dessen windgeschützte Ufer meist von bewaldeten Höhen eingefasst sind. Der Salzgehalt des Wassers erreicht hier 1½ Procent und darüber. Am östlichen Ufer, wo der Hafen in die Bucht übergeht, liegt die Ortschaft Laboe (Labö) mit 1100 Einw. Der Strand ist hier flach und feinsandig. Weiter gegen

Kiel zu auf derselben Seite befindet sich Altheikendorf und endlich als Vorort von Kiel auf der westlichen Seite Düsternbrook. Sämmtliche Orte stehen in lebhafter Dampfschiffverbindung mit Kiel und nehmen an dem regen Seeverkehr theil, der diese Stadt auszeichnet.

Unterkunft. In Laboe Hot. Stoltenberg, in Altheikendorf Strandhotel und Friedrichshöhe (Arzt: Dr. Förster), in Düsternbrook Hot. Bellevue, Hot. Folkers. Aerzte in Kiel.

Borby, schleswigsches Kirchdorf im Eckernförder Meerbusen mit Seebadeanstalt und Warmbad.

Von Ebst. Eckernförde 5 Min. — Unterkunft in 2 Hotels (Marien-Louisen-Bad und Bellevue), einem Pensionat und Privatwohnungen. In Eckernförde 4 Aerzte, 1 Apotheke.

Glücksburg, schleswigscher Marktflecken mit 950 Einw. und in ziemlich einer halben Stunde Entfernung die zum Seebade- und Luftkurort dienenden Gasthöfe. In der Nähe befindliche Buchen- und Eichenwaldungen geben der ohnedies schönen Landschaft einen besonderen Reiz. Die Gegend, in welcher Epidemien bisher nicht beobachtet wurden, gilt als besonders gesund. Der Salzgehalt der Ostsee erreicht hier mit ziemlich 2 Proc. seinen höchsten Grad. Der Badegrund ist feinsandig. Ausflüge in die geschichtlich interessante Umgegend (Alsen, Düppel) werden durch Dampfschiffe vermittelt. Badehaus für Warmbäder, Wasserheilanstalt und eine Stahlquelle.

G. ist Ebst. der Lin. Flensburg-Kappeln und Dampfschiffstation der Lin. Flensburg-Gravenstein Unterkunft: 4 Gasthöfe (Strandhotel, Bellevue, Fernsicht, Ruhethal) in Strandnähe und 5 im Orte. Kurtaxe: 1 Pers 3, 1 Fam. 5—7½ Mk.: Bäder: 1 kaltes B. 0.45, 1 Warmbad 1.50 Mk. — Aerzte: Dr. Schmid, Dr. Stehr; Kurzeit: während des ganzen Jahres.

Gravenstein, schleswigscher Marktflecken mit 1300 Einw. an der nördlichen Ausbuchtung der Flensburger

Föhrde, besitzt ein in Waldnähe befindliches Ostseebad mit starkem Salzgehalt, welcher bei Ostwind auf $1\frac{1}{2}$ bis 2 Procent ansteigt.

Von Flensburg geht das Dampfschiff in $1\frac{3}{4}$ St. nach G., von Glücksburg in $\frac{3}{4}$ St. — Unterkunft in 2 Hotels (Kurhaus, St. Hamburg) und in Privathäusern. Seebäder 0.40. Warmbäder 1 Mk. Aerzte: Dr. Feddersen, Dr. Jahn, Dr. Becker; 1 Apotheke.

Augustenburg, schleswigscher Flecken mit 580 Einw. auf der Insel Alsen und zwar auf der vom Walde umsäumten Augustenburger Föhrde, ein stiller freundlicher Badeort.

Von Dampfschiffstation Sonderburg (Lin. Flensburg-Sonderburg) 7 Km., Post 3 mal tägl. in 1 St. — Unterkunft in 2 Hotels: Kurhaus (Pens. wöch. 42 Mk.) und Franck, ausserdem Privatwohnungen. Aerzte: Dr. Carstens, Stabsarzt Dr. Berke.

Apenrade, Stadt in Schleswig mit 6100 Einw. und Seebad an der von bewaldeten Hügeln umgebenen Apenrader Föhrde, einer windgeschützten Bucht des kleinen Belts. Der Salzgehalt des Meeres steigt hier auf 2 Procent. Bei festem Badegrund sehr mässiger Wellenschlag. Warmbadeanstalt.

Von Ebst. Rothenkrug (Lin. Altona-Vamdrup) führt eine Zweigbahn in 16 Min. nach A.; Dampfschiff von Sonderburg 4 mal tägl. in $2\frac{3}{4}$ St. nach A. — Unterkunft in 3 Hotels (Bahnhofshotel, St. Hamburg, de Vos) und mehreren Pensionen. Bäder: 12 Seebäder 3, 12 warme Bäder 12 Mk. Aerzte: Dr. Knuth, Dr. Rehder, Dr. Wiemer, Dr. Wildfang: 2 Apotheken; Kurzeit: 1. Juni bis Ende Sept.

Deutsche Küsten und Inseln der Nordsee.

An den Gestaden der Nordsee kommt das Seeklima in ungeschwächter Kraft zur Geltung. Die reine, dichte, gleichmässig temperirte, mit Wasserdampf geschwängerte Luft befindet sich in fast constanter, lebhafter weder durch Berge noch Wälder gehemmten Bewegung, und dieses Luftbad ist um so kräftiger, je weiter seewärts man sich vom Lande entfernt. Man hat daher zwischen Küsten- und Inselorten zu unterscheiden und bei letzteren wiederum ist die mehr oder weniger grosse Entfernung vom Festland ein bemerkenswerther Umstand. Von sämmtlichen deutschen Nordseeinseln verdient Helgoland, welches 45 Km. vom Festlande entfernt ist, den ersten Preis; ihm folgen Sylt, Föhr, Juist und Borkum, während die ganze Reihe der ostfriesischen Inseln von Wangerooge bis Norderney durch einen Abstand von nur 7 Km. vom Lande und die damit täglich zur Zeit der Ebbe sich herstellende Verbindung kaum als Inselorte angesehen werden können. Mit der geographischen Lage hängt ein anderer für den Kurgast oft recht wichtiger Umstand, nämlich die mehr oder weniger leichte Erreichbarkeit des Kurortes zusammen. Am ungünstigsten sind in dieser Beziehung Wangerooge und Juist gestellt, wo man vom Dampfschiff auf das Segelschiff und von diesem auf den Wagen übersteigen muss, der uns (oft ein Schrecken für Frauen und Kinder) noch ein gutes Stück durch das Wasser zu fahren hat, ehe wir das Land unter den Füssen haben. Sylt, Föhr, Norderney und Borkum gestatten die glatteste Ausschiffung. Eine Stufenleiter der Klimawirkung ergiebt in jedem Falle die mehr oder weniger grosse Entfernung vom Strande, in der man seinen Wohnsitz aufschlägt, da häufig die Stranddünen einen nicht zu unterschätzenden Windschutz gewähren. Der wichtigste Factor beim Besuch der Nordseestationen ist das „trockene Seebad“ d. h. der Luftgenuss ohne Mitbenutzung des Seebades. Diese Seeluftkur stellt ein den Organismus mächtig beeinflussendes, unter Umständen höchst heilbringendes Verfahren dar. aber weil sie einen sehr starken, fast heroischen Eingriff bedeutet, so ist sie keineswegs ein Universalheilmittel, sondern erfordert eine umsichtige Auswahl der Fälle und eine genaue ärztliche Ueberwachung, und noch mehr gilt dies natürlich bei gleichzeitigem Gebrauch der Seebäder. Auch können hier die warmen Seebäder bei einem dreiprocentigen Salzgehalt der Nordsee als Ersatz für Soolbäder in Betracht kommen.

An jedem Badestrand der Nordsee sehen wir ganze Schaaren von Kindern sich tummeln und bald ein blühendes Aussehen gewinnen. Hier feiert der heilkräftige Einfluss des Klimas seine glänzendsten Siege und um so sicherer, wenn es sich um fettreiche skrophulöse Kinder von schwammiger Constitution und träger Blutcirculation handelt. Nächstdem sind es die Erholungsbedürftigen unter den Erwachsenen, relativ gesunde Menschen, deren körperliche Functionen unter sitzender Lebensweise und einförmiger Beschäftigung eingerostet zu sein scheinen, die sich schnell und gründlich erholen. Unter den blutleeren Frauen mit zögernder Menstruation ist schon eine engere Auswahl zu treffen, weil sie durchaus nicht alle dem Seeklima gewachsen sind, und eigentliche Bleichsüchtige gehören an die Stahlbäder und höchstens zur Nachkur an die See. Bei allen Kranken oder Reconvalescenten, die an die Nordsee gehen, ist der Zustand der Verdauungsorgane wohl zu beachten und eine genaue Diät vorzuschreiben. Der gesteigerte Appetit verlangt Befriedigung, und so überladen sich Viele mit Schwarzbrot, geräucherten Fischen und Hummer den Magen und kehren mit einem schlimmen chronischen Magenkatarrh nach Hause zurück. Wo nur zur Zeit der Fluth gebadet wird (wie auf Borkum, Langeroog, Spiekeroog und Wangeroog) wechselt überdies zum Schaden von Magenschwachen täglich die Stunde der Mittagmahlzeit. Bei manchen zu Darmkatarrhen Neigenden zeigt sich nach jeder Promenade am Strande ein diarrhoischer Zustand, der schliesslich einen ruhrartigen Charakter annimmt. In solchen Fällen muss man vom Genuss des Trinkwassers gänzlich absehen. Dieses ist um so reiner und schmackhafter. je öder und steppenartiger (wie auf Wangerooge) die Bodenfläche ist, um so verdächtiger, wenn (wie auf Borkum) viel Wiesen- und Marschland vorhanden ist. Sylt und Föhr haben gutes, Norderney gesundheitlich vorwurfsfreies Trinkwasser.

Wo träge Darmthätigkeit, Unterleibsvollblütigkeit und Fettleibigkeit besteht, kann man unter Anwendung einer passenden Diät vom zehrenden Einfluss des Klimas Gutes erwarten. Bei Lungenkranken, welche einen hohen Luftdruck gut vertragen, also bei Asthmatikern und Emphysematikern, ist daran zu erinnern, dass der Unterschied in der Seehöhe zwischen München und der Nordseeküste 520 Meter beträgt, und ich möchte glauben, dass die besten Resultate, die man erreichte, gerade solche Kranke betraf, bei welchen die Stärke des Contrastes bezüglich der Luftverdichtung eine Rolle spielte. So nützlich das feuchtwarme Klima bei trocknen Lungenkatarrhen sich erweist, so bedenklich ist bei diesem Zustand das feuchtkalte, wie es bei mangelndem Windschutz auch während des Sommers an der

Nordsee das gewöhnliche ist. Kranke mit irgendwie bedenklicher katarrhalischer oder tuberkulöser Lungenentzündung trifft man denn auch glücklicherweise sehr selten an der Nordsee. Für solche Patienten ist der Aufenthalt an der Ostseeküste Schleswigs viel vortheilhafter. Herzkranke sollten nur in den seltensten Fällen und nach vorhergehender genauer ärztlicher Untersuchung an die Nordsee gehen. Die Vernachlässigung dieser Vorsicht hat zur Folge, dass alljährlich eine Anzahl solcher Kranker in den Nordseebädern zu Grunde gehen, besonders wenn sie auf eigene Faust Seebäder versuchen. Geradezu lebensgefährlich ist es, Kranke mit Basedow'scher Krankheit an die Meeresküste zu dirigiren. Rheumatische durch Strandluft gegen Witterungswechsel abhärten zu wollen, ist ein Unternehmen von sehr zweifelhaftem Werthe. Nur in ausnehmend warmen Sommern mag man sich hiervon etwas versprechen. Noch viel fraglicher gestaltet sich der Werth des Seeklimas bei Leuten, welche an Ischias oder Gesichtsschmerz litten. Hier sind Rückfälle gar nicht selten. Für Augenkranke sind die starken Lichtreflexe, das mangelnde Grün und der Treibsand entschieden nachtheilig. Auf das geistige Befinden hat der Aufenthalt an der Nordsee zuerst stets eine anregende Wirkung. Erst später tritt ein gewisser Grad von Abspannung ein, so dass, wer sich etwa vorgenommen hatte ernstere Studien zu betreiben, bald die Unmöglichkeit einsieht. Viele bedürfen eines Zeitraumes der Akklimatisation, ehe sie sich wohl fühlen. Von Hause aus Schlaflose überwinden dieses Uebergangsstadium manchmal gar nicht, selbst wenn sie sich möglichst weit vom Strande entfernt einquartiren. Am schlimmsten aber fahren solche, die gegen eine bereits bestehende geistige Erregung im Nordseebad Beruhigung ihres Nervensystems zu finden hofften. Hier kann der Uebergang zu tobsüchtiger Aufregung stattfinden.

a. Kurorte der deutschen Nordseeküsten.

Sanct Peter, kleines schleswig-holsteinsches Kirchdorf mit 900 Einw. und $^1/_2$ St. davon auf der Spitze der Halbinsel Eiderstedt das gleichnamige stille Bad. Die weit gegen Westen vorgeschobene freie Lage bewirkt einen lebhaften Luftaustausch und die langgestreckten Dünen ermöglichen eine ausgedehnte Strandpromenade. Der Strand ist feinsandig, der Wellenschlag bei Westwind mässig stark. An den beiden Badeplätzen befinden sich je 6 Badekarren, welche mit Pferden ins Wasser gezogen werden. Der vorgelagerten Sandbank wegen kann nur bei Fluth gebadet werden.

Von Hamburg bringt uns die Eb. über Glückstadt und Heide in $4^1/_4$ St., von Neumünster ebenso über Heide in 4 St. nach Tönning. Von hier nach St. Peter (20 Km.) geht 2mal tägl. ein Omnib. in 4 St. (Wagen 10 Mk.). — Unterkunft: 3 Gasthöfe in ziemlicher Strandnähe (Stadt Hamburg, Strandhotel und Wilhelminenhöhe, in allen Pens. mit Z. tägl. $3^1/_2$ bis $4^1/_2$ Mk.). Billige Wohnungen im Dorf. Keine Kurtaxe: 1 Seebad 50 Pf., 1 Warmbad $1^1/_2$ Mk. 3 Aerzte, 1 Apotheke in dem 1 Fahrst. entfernten Garding; Kurzeit: 1. Juni bis 1. Oct.; Frequenz: 300.

Büsum, freundliches holsteinsches Kirchdorf mit 2100 Einw. in einer Bucht, welche nur sehr mässigem Wellenschlag zugänglich ist. Der Badegrund ist grossentheils feinsandig, der Strand nicht sandig, sondern mit einer Rasendecke bekleidet. Der vorliegenden Sandbänke wegen kann nur zur Fluthzeit gebadet werden, und zwar indem man aus den dicht am Ufer aufgestellten Badehäuschen (je 14 am Herren- und Damenstrande) über den Deich hinüber ins Wasser steigt. Das Trinkwasser ist schlecht.

Von Ebst. Heide fährt man 3 mal tägl. mittelst Zweigbahn in $1^1/_4$ St. nach Büsum. — Unterkunft: 5 Hotels (Stadt Hamburg mit schönem Garten, Deutscher Hof, Holsteinsches Haus, Dithmarsches Haus, Hotel Nordseebad, überall Pens. 22—30 Mk. wöch.) und Privatwohnungen (Z. 8—16 Mk. wöch.). Bäder: Seebäder das Dutz. 4 20—5.40, 1 Warmbad $1^1/_2$ Mk. Keine Kurtaxe; Arzt: Dr. Barbrock; Kurzeit: 20. Juni bis Ende Sept.; Frequenz: 500.

Cuxhaven bei Ritzebüttel, hamburgischer Marktflecken mit 4500 Einw. am linken Ufer der Elbmündung, da wo das Süsswasser mit dem Seewasser sich mischt. Gute Einrichtungen für warme Bäder. Die Badestelle für offene Seebäder ist 20 Min. nördlich am Deich entlang in Grimmershörn, wo die Badekarren aufgestellt sind. Schwacher Wellenschlag. Reich bewegtes Seeleben. Seehospiz der Christian Görne-Stiftung mit 120 Betten in Duhnen (Arzt: Dr. Meinhard Schmidt).

C. ist mittelst Eb. von Hamburg $2^3/_4$, von Bremen $4^1/_2$ St. entfernt. Mit dem Dampfboot braucht man von Hamburg 4 St. — Unterkunft in 6 Hotels (Belvedere, Continental, Strandhotel etc.) und in Privatwohnungen. 3 Aerzte; 1 Apotheke; Kurzeit: 1. Juni bis Ende Sept.; Frequenz: 1400.

Dangast, oldenburgisches Dorf auf der nördlichen Spitze einer sich in den Jadebusen hinein erstreckenden Landzunge, Wilhelmshaven schräg gegenüber. Zur Ebbezeigt liegt der Jadebusen mit Ausnahme einer schmalen Fahrrinne fast trocken. Man geht vom Strand über zwei weit hinausreichende Brücken zu den feststehenden Kabinen (12 für Herren, 10 für Damen), in welchen gebadet wird. Der Badegrund ist fetter Schlamm (Schlick), welcher auch einige Zoll hoch die hölzernen Fussböden der Badezellen bedeckt und ausgehoben zu Schlammbädern benutzt wird.

In die Warmbadeanstalt wird das Seewasser durch Menschenhand hineingepumpt. Auf den Reichthum des Schlick an Salzen legt man besonderes Gewicht. Bei West und Nordwest verstärkt sich der sonst nur sehr mässige Wellenschlag. Die Kurhäuser und das Bade-Etablissement sind von einer parkartigen Anlage umgeben. Das Trinkwasser ist tadelfrei. Der Ort ist weniger den Winden ausgesetzt als die direct an der Nordsee gelegenen Bäder und hat mehr die Bedeutung eines in reiner Luft befindlichen Sool- und Salz-Schlammbades.

Von Ebst Varel (Lin. Oldenburg-Wilhelmshaven) ist D. 8 Km. entfernt, wovon $^3/_4$ auf guter Chaussée, $^1/_4$ auf sandiger Strasse zurückgelegt werden (Wagen 5 Mk.). — Unterkunft: Conversationshaus mit mehreren Logirhäusern (Z. wöch. 7 bis 11, Pens. $3^1/_2$, für Kinder 3 Mk.); warme Seebäder 1 Mk., für Kinder 75 Pf., Seeschlammbäder 2 Mk., Seebäder 40, für Kinder 30 Pf. Keine Kurtaxe. Aerzte: Dr. Dommes in Hooksiel, 4 Aerzte in Varel; Kurzeit: 5. Juni bis 15. Sept.; Frequenz: 300.

b. Die deutschen Nordseeinseln.

Sylt, die grösste der schleswigschen Inseln, besitzt eines unserer kräftigsten und mit Recht beliebtesten Nordseebäder. Ein wesentlicher Vorzug der Insel ist, dass sie gross genug ist, um sich genügende Bewegung zu machen, und dass sie mit ihren 13 Ortschaften und mit ihren nördlichen, östlichen und südlichen Ausläufen eine reiche Auswahl interessanter Ausflüge gewährt. Ohne ärztliche Beaufsichtigung kann der Badegast leicht dabei in die Versuchung gerathen Luftgenuss und Körperbewegung zu übertreiben. Für den, dem ein längerer Aufenthalt am Strande zu aufregend wäre, findet sich hinter den Dünen ein weites, mit Haidekraut bewachsenes Gefilde, wo er reine Seeluft einathmen kann, ohne sich zu starkem Winde auszusetzen. Die an einzelnen Stellen versuchten Anpflanzungen fristen nur ein kümmerliches Dasein. Sylt hat auch bei südwestlicher Strömung reinen Seewind, und nur der Ostwind bringt stille See. In der Mitte der fast 40 Km. langen, dem vollen Anprall der Seewinde und der Wellen ausgesetzten Westküste liegt ihr bedeutendster Badeplatz: Westerland, ein aus zerstreuten Gasthöfen und Wohnhäusern bestehendes Kirchdorf mit 900 Einw., welches nur durch einen Dünenzug von dem 10 Min. entfernten Strande getrennt ist. Das Dorf Keitum, 3 Km. von Westerland ostwärts, ist ebenso gross wie dieses. In Wenningstedt, $^3/_4$ St. nördlich von Westerland, hat sich eine bescheidenere Filiale des Hauptortes gebildet, welche für solche wohl geeignet ist, die den bereits etwas grossstädtisch entwickelten Zuständen Westerlands ausweichen wollen. An beiden Badeplätzen ist der Badestrand gleich gut, fest, feinsandig und ziemlich sanft abschüssig, an beiden gesonderte Badestellen für beide Geschlechter. In Westerland liegt zwischen den Badeplätzen für Damen und Herren ein breiter neutraler Strand, mit Strandkörben und Sandburgen besät, auf dem sich ein munteres Treiben entwickelt. Die hölzernen Badehäuschen ruhen auf Walzen und können auf Schienen leicht hin und her bewegt werden. Man badet bei Ebbe und Fluth. Bei Fluth ist der Wellenschlag bisweilen so stark, dass Vorsicht beim Baden geboten ist. Die mittlere Sommertemperatur der Luft ist 12° R., die Temperatur des Seewassers im Juni 12, im Juli 14, im August 13, im September 11° R. In Westerland und besonders in Wenningstedt trifft man vorzügliches Trinkwasser, ein Vorzug, den Sylt mit Föhr und

Wangerooge theilt. Zur Mitbenutzung gelangt noch eine bei Westerland erbohrte Mineralquelle, welche nach Imprägnirung mit Kohlensäure ein leicht verdauliches, angenehm schmeckendes kochsalzhaltiges starkes Eisenwasser liefert. Warmbadeanstalt mit Dampfbetrieb. Kinderhospiz für 10 Kinder.

Wer den Seeweg der langweiligen und erschöpfenden Eisenbahnfahrt vorzieht, fährt von Hamburg (3 mal wöch.) mit dem Dampfer Freya in 10 St. nach Wyk auf Föhr, von wo anschliessend ein Dampfer in $2^1/_2$ St. nach Munkmarsch geht (von Hamburg nach Sylt 23, hin und zurück 35 Mk.). Mit der Eb. braucht man von Hamburg nach Tondern 6 St., von hier nach Hoier-Schleuse fast 2 St. im Wagen und dann noch 2 St. im Dampfboot bis Munkmarsch, von wo die Dampfspurbahn uns in 12 Min. nach Westerland bringt. — Unterkunft: 1. In Westerland 8 grössere Hotels (Pens. mit Z. $4^1/_2$ bis $7^1/_2$ Mk.) und sehr zahlreiche Privatwohnungen. 2. In Wenningstedt 2 Gasthöfe und einige kleine Häuser. Kurtaxe: In Westerland 1 Person 10, 1 Fam. 18—25 Mk., in Wenningstedt keine Kurtaxe und überhaupt billigere Preise: Bäder: Seebad 75 Pf., Warmbad $1^1/_2$—2 Mk. — Aerzte: Dr. Wegele, Dr. Nicolas, Dr. Danckert, Dr. Schollenbruch, 1 Apotheke; Kurzeit: 15. Juni bis 15. October: Frequenz: 7500.

Föhr hat einen wesentlich anderen Charakter als die Schwesterinsel Sylt. Durch ihre compacte Form, durch den Schutz, den von Nordwesten her Sylt, von Südwesten her die Insel Amrum gewähren, überdies dadurch, dass Wyk (1050 Einw.), der Haupt- und Badeort der Insel an ihrer südöstlichen Spitze, also dem Festlande zugewendet befindlich ist, durch alles dies geschieht es, dass der Badestrand von Wind und Wellen verhältnissmässig wenig berührt wird, und dass man daher das Wilhelminenbad in Wyk im geraden Gegensatz zu Westerland als das schwächste Inselbad der Nordsee bezeichnen kann. Föhr hat 16 Ortschaften und ist gross genug, um kräftige Bewegung in der Seeluft zu gestatten, aber die Landschaft hat durch reichlichere Vegetation einen milderen und heiteren Charakter wie Sylt, wo in dem schmalen von allen Seiten von der Salzfluth bedrohten Landrücken grossartige aber düstere Bilder des ewigen Naturkampfes uns vorschweben. Man badet bei Ebbe und Fluth. Diese kommen hier im Wattenmeer zwar auch zur Geltung, aber häufig ist die Meeresfläche spiegelglatt, und selten nur macht sich ein kräftiger Wellenschlag bemerkbar. Wyk hat einen berechtigten Ruf als Frauen- und Kinderbad. Der feinsandige und ganz allmählich abschüssige Badestrand ist hier nicht durch hohe Dämme, sondern durch eine doppelte Allee schöner Pappeln von den Wohnungen getrennt. Die Badeplätze, für Herren und Damen getrennt, sind etwa 10 Min. vom Ort entfernt und auch bei ungünstiger Witterung leicht zu erreichen. Die windgeschützte Lage bevorzugt Wyk vor den übrigen Nordseeinseln als Kurort für Asthmatiker, und auch das $^3/_4$ St. entfernte an der Südseite der Insel gelegene Dorf Nieblum, durch reichen Baumwuchs und überaus freundliche Lage ausgezeichnet, kann für solche Kranke in Betracht kommen. Kinderhospiz mit 80 Betten.

Von Hamburg fährt der Dampfer „Freia" über Helgoland in 10 St. nach Wyk und legt dort unmittelbar an der Landungsbrücke an. Mit der Eisenbahn fährt man von Hamburg entweder in 5 St. bis Husum, von wo das Dampfboot in $3^1/_2$ St. Wyk erreicht, oder man fährt in $4^1/_4$ St. bis Ebst. Niebüll. Von hier geht ein Wagen in $1^3/_4$ St. bis zur Fährstelle Dagebüll und dann der Postdampfer „Stephan" von dort 2 mal tägl. in $^1/_2$ St. nach Wyk. — Unterkunft in 6 Hotels: Kurhaus (Z. 9—24, Pens. 40—60 Mk. wöch.); Redlefsen; Thomas; Kronprinz; Strandhotel; Schulz. Pensionen: Fr. Dr. Horn, Frl. Stuhr. Viele Privatwohnungen (Z. 10—20 Mk. wöch.). Kurtaxe: 1 Pers. 9, 1 Fam. 16 Mk.; Seebäder 1, für Kinder $^3/_4$ Mk., Warmbäder $1^1/_2$ resp. $^3/_4$ Mk. — Aerzte: Dr. Gerber in Wyk, Dr. Ketelsen in Oldsum; 1 Apotheke in Wyk. Kurzeit: 1. Juni bis Mitte Oct.; Frequenz: 1800.

Amrum, früher nur eine Station für leidenschaftliche Seehundsjäger, ist nunmehr auch Seebad geworden. Die 11 Km. lange, 3 Km. breite Insel mit stattlichem Leuchtthurm ist gegen Westen durch Dünen geschützt und beherbergt 3 Dörfer, Norddorf, Kirchdorf Nebel und Süddorf, mit zusammen 800 Einw. Man badet theils am Nordstrand, aber der vorgelagerten Sandbänke wegen nur zur Fluthzeit, wo dann die Stärke dor Brandung an Westerland erinnert, theils am Südstrand, wo die See so ruhig ist wie in Wyk.

Von Hamburg fährt die „Freia“ in ca. 9 St. nach Amrum, von Wyk nach A. braucht der Postdampfer $^3/_4$ St. — Unterkunft in 4 Häusern. An der Westseite: Kurhaus zur Satteldüne; an der Ostseite: Zum lustigen Seehund, Queden, Köhn: im Norden: Christliches Hospiz.

Helgoland, kleine fast baumlose Insel mit 3500 Einw., welche durch ihre weite, 45 Km. betragende Entfernung vom Festlande das Seeklima zur vollsten Geltung bringt. Sie besteht aus einem dreieckigen flachen Vorland, dem sogenannten Unterlannd, mit etwa 60 Häusern und aus dem Oberland mit 360 Häusern, einem auf bunten Sandstein sich ausbreitenden grasbewachsenen Plateau, welches sich 28—56 Meter über den Meeresspiegel erhebt und nur eine Breite von 650, eine Länge von 2200 Schritten besitzt. Man ersteigt das Oberland auf 188 bequemen Stufen oder benutzt den Fahrstuhl (Lift), der in einer Minute hinaufführt. Das Seebad befindet sich abseits der Insel südöstlich, am Strande einer bis znr Höhe von 25 Metern sich erhebenden Düne, zu welcher die Badegäste, falls nicht allzustürmisches Wetter sich hindernd in den Weg stellt, in 10 Minuten mittelst Seegelbootes übergefahren werden. Hier sind an den für beide Geschlechter gesonderten Badeplätzen gegen 100 Badekutschen aufgestellt. Badezeit von morgens 6 bis nachmittags 2 Uhr. Der Strand ist grossentheils sandig, stellenweise steinig. Als Aushülfe dient das auf dem Unterlande eingerichtete Schwimmbassin mit Warmbadehaus. Diese Umständlichkeit und Unbequemlichkeit des Seebades (das Auf- und Absteigen, die Ueberfahrt nach dem Badeplatz, die Abhängigkeit von Wind und Wetter) muss für das Seebad Helgoland in Anschlag gebracht werden, weil sie an das Kräftemaass und die Energie des Einzelnen hohe Ansprüche machen, während für Andere allerdings dieses Ueberfahren und die leichte Gelegenheit zu Bootfahrten überhaupt eine Quelle des Vergnügens ist und den ausgedehntesten Luftgenuss begünstigt. Ein anderer ins Gewicht fallender Umstand ist die Kleinheit der Insel, das Zusammengedrängtsein so vieler Menschen auf engem Raum, die durch zahlreiche Passanten hervorgerufene Unruhe, endlich die geringe Auswahl von Spazierwegen für solche, welche an Bootfahrten wenig Geschmack finden. Die mittlere Temperatur des Sommers ist 12.2° R., die des Septembers 11.7°, des Octobers 8.3° R. In diesem Monat ist bei relativer Windstille eine Luftkur auf der Insel noch recht wohl möglich, während im Frühjahr bei vorherrschendem Ostwind Entzündungen der Athmungsorgane unter den Eingeborenen häufig sind. Durchschnittlich ist die Luft von vorzüglicher Reinheit und schon nach kurzer Zeit spiegelt sich der stärkende Einfluss des Klimas in der Gesichtsfarbe der Kurgäste wieder. Bei niedriger Ebbe und gleichzeitig hoher Temperatur kommt es vor, dass aus dem Meer ausgeworfene Zersetzungsproducte im Unterlande mephitische Gerüche verbreiten, von denen das Oberland verschont bleibt. Das Trinkwasser ist sehr mangelhaft und meist in Cisternen aufgefangenes Regenwasser, so dass zeitweilig sogar Wassermangel eintreten kann. Im Unterlande existiren einige Brunnen, deren Wasser einen schwach brackigen Geschmack zeigt und daher zurückgewiesen werden muss.

Man erreicht Helgoland von Hamburg mit Dampfschiff in ca. 6 St., von Cuxhaven in ca. 2½ St., von Geestemünde in 4½ St. Man landet schliesslich mittelst grosser Boote. — Unterkunft in zahlreichen Gasthöfen und Privathäusern (Z. 15—30 Mk. wöch. und mehr) des Unter- und Oberlandes (Mittagstisch 2.50—3 Mk.). — Bäder: Ueberfahrt zur Düne hin und zurück 60 Pf., 1 Wagenbad 0.60, 1 Bassinbad 0.80, 1 Warmbad 1.20, 1 russ. Dampfbad 2 Mk. — Kurtaxe: wöchentlich 1 Pers. 4, 1 Fam. 7—9 Mk. — Arzt: Dr. Lindemann; Kurzeit: 1. Juni bis Mitte Oct.; Frequenz: gegen 9000.

Wangerooge, oldenburgische Insel, zur Fluthzeit 7 Km. lang und 2 Km. breit, zur Ebbezeit bedeutend grösser, liegt nordwestlich von der Ausmündung des Jadebusens in das Meer, 7 Km. vom Festlande entfernt, und ist gegenwärtig durch bedeutende Uferschutzwerke gegen die Sturmfluthen gesichert, welche sie früher geradezu zu vernichten drohten. Das Dorf, aus einigen geradlinigen Strassen mit etwa 50 Häusern bestehend, gruppirt sich um den neuen Leuchtthurm mit vortrefflicher Fernsicht und ist kaum 5 Minuten von dem gegen Norden gewandten, buhnenfreien, feinsandigen Strand entfernt. Die vorliegende Sandbank erlaubt nur während der Fluth zu baden, und sind am Herren- und Damenstrand je 15 transportable Badekutschen aufgestellt. Am neutralen Strande treffen wir das auf allen ostfriesischen Inseln unter dem Namen

„Giftbude“ wiederzufindende Restaurant. Auf der Höhe der Düne und weiter landeinwärts unter dem Schutze derselben sind grössere Neubauten projectirt. Lebhafter Schiffsverkehr aus Weser und Jade. Der Mangel an Weideland, der dem Auge zunächst unangenehm auffällt, wird durch einen Vorzug aufgewogen, der nicht hoch genug geschätzt werden kann: In Folge des fehlenden Marschbodens, des vielmehr ausschliesslich vorhandenen und tief reichenden Sandbodens erfreut sich die Insel eines vortrefflichen, äusserst wohlschmeckenden Trinkwassers. Kinderheilstätte „Alice-Stiftung“ mit 24 Betten für skrophulöse und schwächliche Kinder aus Oldenburg.

Von Ebst. Jever (Lin. Sande-Emden) führt eine Zweigbahn in ca. 1 St. nach Carolinensiel-Aussentief. Von hier geht tägl. mit Ausnahme des Sonntags vom 1. Juli bis 30. Sept. (die Abfahrtszeit wechselt täglich je nach der Fluth) das Dampfschiff Nordfriesland in 1 St. bis zum Segelboot (dem sog. Stationär), von wo man in etwa $^1/_4$ St. auf den in 20 Min. zum Dorf fahrenden Omnibus übergeht. Diese Ueberfahrt ist bis jetzt noch ebenso umständlich wie auf Juist und überdies ist das Watt so flach, dass selbst bei Hochfluth Strandungen und unliebsame Aufenthalte vorkommen können. Ausserdem geht jeden zweiten Tag ein Fährschiff zur Insel, wobei man sich den „Stationär“ erspart. — Unterkunft: Kurhaus mit 7 dazu gehörigen kleinen Logirhäusern (Pens. mit Z. 4.75 bis 5.50 Mk. tägl.). Ein einfaches Logirhaus mit Verpflegung ist das von A. O. Ahmels; Privatwohnungen zahlreich, u. a. bei Wwe. Hanken, für 7—15 Mk. wöch. — Kurtaxe: die Pers. 2 Mk.; Bäder aus Badekutschen 50, für Kinder 40 Pf., warme Seewasserbäder $1^1/_2$ Mk. Arzt: Stabsarzt Dr. Nicol: Kurzeit: Anf. Juli bis Ende Sept.; Frequenz: 1100.

Spiekeroog, eine Insel von gleichen Dimensionen wie Wangerooge, zeichnet sich unter den Nordseeinseln dadurch aus, dass das aus 50 Haushaltungen und 200 Einw. bestehende Kirchdorf, welches überall mit gepflasterten Fusswegen versehen ist, sich in der Mitte der

Hohlseite eines nach Süden geöffneten halbmondförmigen Dünenzuges befindet. Der Windschutz dieser Lage ist die Ursache, dass Anpflanzungen hier vortrefflich gedeihen, so dass die einen zusammenhängenden Complex bildenden Häuser fast mitten im Grünen liegen. Eschen, Silberpappeln, Birken, Linden, Kastanien und Ebereschen findet man in staatlichen Exemplaren, daneben viele Obstbäume mit reichem Ertrage, und sogar eine Edelkastanie mit Früchten machte ich in einem der Hausgärten ausfindig. Von den meist mit Veranden versehenen kleinen Häuschen des Dorfs hat man eine freundlicheAussicht auf das Watt. Die Dünenzüge sind gut bewachsen nicht nur mit Helm (Sandhafer), sondern es findet sich auf ihnen eine reiche Flora. Die Dünenthäler bilden daher recht angenehme Spazierwege. Auf einem derselben gelangt man nach „Friederikenthal“, einem aus Nadel- und Laubholz bestehenden Gehölz, in dessen Mitte Bänke und Tische aufgestellt sind. Reicher Viehstand und deshalb gute Milch. Der gegen Nordwest gerichtete feinsandige breite Strand (Herren- und Damenstrand genügend weit getrennt, in der Mitte auf neutralen Strand die „Giftbude“) wird wegen der vorliegenden Sandbank nur zur Fluthzeit zu Bädern benutzt. Man badet aus fahrbaren Badekutschen. Die Stranddüne ist mit einer gemauerten Böschung bekleidet, auf der ein mit Ziegeln gepflasterter Weg entlang führt. Ein gewisser Uebelstand ist die weite Entfernung vom Dorf bis zum Strande. Sie beträgt zu Fuss 15 Min., kürzt sich aber durch die Pferdebahn auf 6 Min. ab.

Von Ebst. Esens (Lin. Norden-Jever) Omnibus (Wagen 6 Mk.) in 1 St. nach Neuharlingersiel, von wo tägl. Fährschiff in ca. 1½ St. und schliesslich Omnibus bis zur Insel. Oder von Ebst. Carolinensiel tägl. ausser Sonntags mit dem Dampfschiff „Nordfriesland“ über Wangerooge in ca. 2 St. bis zu dem in 20 Min. zum Dorf fahrenden Omnibus. — Unterkunft in 2 Gasthöfen: Günsels Hotel und Willm's Hotel zur Linde (Janssen). Pens. mit Z. in beiden 4—6 Mk. tägl. Privatwohnungen das Z. etwa 8—12 Mk. wöch. — Bäder: Seebäder aus Badekutschen 50 Pf.; Warmbadeanstalt (sehr einfach) mit 2 Zellen, zu der das Wasser mittelst Wagen angefahren wird. Kurtaxe: 1 Pers. 3 Mk. Die Pferdebahn, welche sehr häufig vom Dorf zum Strande und zurück geht, kostet für 12 mal 1 Mk., für die ganze Kurzeit 5 Mk. — Arzt: Dr. Kottmann; Kurzeit: 15. Juni bis Ende Sept.; Frequenz: 800.

Langeoog hat eine Länge von ziemlich 12, eine Breite von 2 Kilometern und ist 7 Km. von der Küste entfernt. Das mit einer neuen zierlichen Kirche geschmückte Dorf, 250 Einw. mit etwa 50 Häusern, befindet sich am Westende der vollständig baumlosen Insel. Eigentlich besteht dieselbe aus 4 Theilen, welche durch sogenannte Schloppe d. h. breite, flache, durch Faschinenwerk geschützte, bei hoher Sturmfluth aber unter Wasser stehende Sandstreifen mit einander verbunden sind. Sie macht zunächst einen kahlen, nicht besonders freundlichen Eindruck, aber die sich nach Osten zur Vogelkolonie und der Meierei weithin ziehenden Dünen bieten für Spaziergänger abwechselnd Hügel und Thäler, die zum Theil mit Weideland bedeckt sind. In 8 Minuten gelangt man auf gepflasterten Pfaden von den Wohnhäusern über die Düne zum Strand. Die wie gewöhnlich auf der Dünenhöhe des neutralen Strandes befindliche Restauration hat hier auf den abscheulichen Namen „Giftbude“ verzichtet und führt den Namen „Abtei“, so wie auch der dort fungirende Kellner „Herr Abt“ gerufen wird. Der Strand, gegen Norden gewendet, ist breit, feinsandig und sanft abschüssig. Die Stärke des Wellenschlages wird durch die vorgelagerte Robbenplatte abgeschwächt und beschränkt das Baden auf die Fluthzeit. Buhnen sind nicht vorhanden. Das Trinkwasser ist von sehr zweifelhafter Beschaffenheit und oft von weingelber Farbe. Im Dünenbrunnen beim Hospiz fand ich es ganz klar. Durch dieses vom Kloster Loccum begründete Hospiz und durch die in den Gasthäusern stattfindende gute Verpflegung hat sich auf der Insel eine sehr angenehme Geselligkeit entwickelt.

Von Ebst. Esens (Hotel Wessel in der Stadt, Bahnhofshotel) erhält man für $4^1/_2$ Mk. ein durchgehendes Billet mit 25 Kgr. Freigepäck bis nach Langeoog. Man fährt vom 1. Juni bis 30. Sept. im Omnibus in $^1/_2$ nach Bensersiel, dann mit Dampfschiff „Esens" in $^3/_4$ St. zum Strand, von wo uns direct der Wagen in einer weiteren Viertelst. ins Dorf fährt. — Unterkunft: Das Hospiz des Kloster Loccum, zunächst für Geistliche, Lehrer, Beamte etc. (vorherige Anmeldung an die Verwaltung des Hospizes) besitzt ausser 2 geräumigen Speisehallen, einem Gesellschafts-, Conversations-, Billard- u. Lesesaal, 104 Z. (Z. wöch. 8—14, Kost. wöch. 24, für Kinder von 6—12 J. 18 Mk., Bett und Bedienung 3 Mk. wöch.). Andere Gasthäuser sind: Ahrenholtz (Pens. mit Z. 30—40, Pens. ohne Z. 26 Mk. wöch., Mittagstisch 2.25 Mk.), Meinen, Leiss. Ausserdem mehrere Privathäuser (Auskunft durch den Gemeindevorsteher Broers), z. B. Capitain Joh. de Vries, Barbier Pauls etc. (Z. 8—15, Bett 3 Mk. wöch.). — Seebäder aus fahrbaren Badekutschen 60 Pf., aus Einzelzellen 40 Pf., am Herrenstrande auch aus gemeinsamem Zelt für 30 Pf. — Die Warmbadeanstalt des Hospiz befindet sich nahe dem Strande, von woher ihr das Wasser mittelst Turbine zufliesst (1 Warmbad 1.50, 1 Douchebad 0.75 Mk.). — Keine Kurtaxe. Arzt: Oberstabsarzt Dr. Nieter; Kurzeit: 15. Juni bis 30. Sept.; Frequenz: 2000.

Baltrum, nur 6 Km. lang und 1 Km. breit und damit die kleinste unter den ostfriesischen Inseln, hat ein Kirchdorf von 40 Häusern mit gegen 180 Einw. und besitzt einen guten Badestrand. Durch eine lange Steinmauer und Buhnen ist Baltrum gegen Nord und West vor Sturmfluthen geschützt. Zur Fluthzeit ist nur ein schmaler gangbarer Ufersaum vorhanden. Die Versuche,

Badegäste dorthin zu ziehen, haben bis jetzt noch wenig Erfolg gehabt, wenigstens war Ende August 1890 als ich die Insel besuchte, der einzige Kurgast eben abgereist. Für solche, welche fern von allem geselligen Verkehr eine Seeluftkur machen wollen und mit einfacher Verpflegung vorlieb nehmen, ist Baltrum der richtige Platz.

Von Ebst. Dornum (Lin. Norden-Jever) auf gepflasterter Landstrasse in 1 St. nach Nessmersiel, von wo 3 mal wöch. das Fährschiff in 1 St., aber auch länger, nach B. geht. Der Wagen, um ans Land zu fahren, ist vorher zu bestellen. — Unterkunft: Gasthaus von Evers u. Fährmann Küper (Pens. mit Z. $3^1/_2$ Mk.). Am Strande 2 in Norderney ausrangirte Badekarren. Kurtaxe: 1 Pers. 3, 1 Fam. 6 Mk.

Norderney ist bei einer Länge von fast 10 und einer Breite von 1—2 Km. 7 Km. von der Küste entfernt. Der Ort hat bereits über 600 Wohnhäuser und 3500 Einw., so dass er ein vollständig städtisches Aussehen gewonnen hat. An verschiedenen Punkten der Insel sind Gartenanlagen and Anpflanzungen von Erlen und Tannen gemacht worden. Der gegen Nordwesten gerichtete Badestrand ist durch zahlreiche weit vordringende Buhnen, welche Vorsicht beim Baden erfordern, gegen Sturmfluthen geschützt. Einzelne Dünenhöhen, wie die Marienhöhe, die Georgenhöhe, bieten vortreffliche Fernsichten. Da der Insel keine Sandbank vorliegt, so ist bei Nordwind der Wellenschlag recht kräftig, und die Badezeit hat an jedem Tage ohne Rücksicht auf Fluth oder Ebbe einen weiten Spielraum (5 Uhr früh bis 2 Uhr Nachmittags). Man badet aus fahrbaren Badekutschen, deren 140 am Herrenstand, über 100 am Damenstrand bereit stehen. Der Strand ist feinsandig und gewährt eine vorzügliche weitreichende Promenade. Nordwinde vorausgesetzt hat man hier die Seeluft aus erster Hand. Bei Windstille oder Südwind spürt man den Einfluss des zur Ebbezeit trocknen Watts und des Festlandes. Die Luft kann dann schwül werden und ein eigenthümlicher Wattgeruch sich bemerkbar machen. Die Zeit von Mitte Juli bis Mitte August ist die windstillste, während im Juni und September lebhaftere Luftströmungen gewöhnlich sind. Die vom Strande weiter zurückliegenden Strassen sind jetzt durch fortschreitende Pflasterung mehr und mehr staubfrei gemacht worden, was bei dem lebhaften Wagenverkehr äusserst nothwendig war. Den wesentlichsten Fortschritt in gesundheitlicher Beziehung hat aber die Insel durch Anlage einer mit Schwemmkanalisation verbundenen Wasserversorgung gemacht. Die in den Dünen erbohrte unerschöpfliche Wassermenge enthält viel Schwefelwasserstoff, der dadurch beseitigt wird, dass das Wasser aus einem Hochbassin unter Luftzutritt herabrieselt. So hat man statt des früher durch Humusfarbstoff gelben ein vollständig krystallhelles Trinkwasser gewonnen, welches auch in gesundheitlicher Beziehung vorwurfsfrei ist. Da bei der Entschwefelung auch die Kohlensäure verloren geht, schmeckt das Wasser fade, und der Ausdruck „vorzügliches Trinkwasser“, der sich auch bei Baedeker eingebürgert hat, ist eine der beliebten balneologischen Hyperbeln. Die der Schwemmkanalisation dienenden Rieselfelder sind $2^1/_2$ Km. vom Inseldorf entfernt. Ein Conversationshaus mit grossen Sälen sorgt für Unterhaltung der Kurgäste. Ein weiterer Vorzug besteht in der Gasbeleuchtung des Ortes, an der sich stellenweise schon in Hotels und Restaurationen die elektrische Beleuchtung anschliesst. Die leichte Verbindung mit dem Festlande wird noch erhöht werden, wenn dieselbe nach Vollendung des

Fischereihafens mit Damm in Norddeich unabhängig von der Fluth stattfinden wird. Der vortrefflich geordnete Badeverkehr, die behaglichen Einrichtungen jeder Art und der bereits hochentwickelte Comfort (sogar ein Heirathsbureau steht den Kurgästen zur Verfügung!) haben Norderney allmählich zum beliebtesten Nordseebad erhoben und ihm eine entsprechende Frequenz verliehen.

Von Ebst. Norden führt eine Zweigbahn zum Küstenplatz Norddeich, von wo 2 Dampfboote (1—2 mal tägl.) in $^3/_4$ St. zur Landungsbrücke des Badeortes gehen. An dieser stehen Wagen zum Conversationshaus oder nach den Hotels bereit. Wer jede Seefahrt scheut, kann auch trocknen Fusses von Norden über Hilgenriedersiel im Wagen (Zweispänner ca. 24, Dreispänner ca. 30 Mk.) in 4—5 St. nach N. kommen. — Von Bremerhafen-Geestemünde gehen 2 Schnelldampfer des norddeutschen Lloyd (Retourbillets für die Saison 15 Mk.) und zwar vom 11.—23. Juni jeden dritten, von da ab bis Ende Sept. tägl. in 4—5 St. nach N. — Endlich geht auch von Cuxhaven ein- bis zweimal wöch. ein Dampfer in $5^1/_2$ St. nach N. — Unterkunft: 11 Gasthöfe und sehr zahlreiche Privatwohnungen. Die dem Seewind am meisten ausgesetzten Häuser, grossentheils mit Aussicht auf das Meer, liegen in der Kaiserstrasse (Strandhotel, Bremer Logirhäuser, Kaiserhof u. a. m.) oder in deren Nähe (v. d. Wall), andere befinden sich südlicher in mehr zurückgezogener Lage zwischen der lutherischen Kirche und dem grossen Logirhaus (Simmering, Kronprinz, Schuchardt, deutsches Haus, Meyer, Engehausen, Bellevue, Grosses Logirhaus. Pension in den Hotels etwa von 5 Mk. tägl. an). — In den Privatlogis kostet 1 Z. mit Schlafkabinet und 2 Betten wöch. 18 - 45 Mk., der Mittagstisch in den Restaurants variirt von 1.50—2.50 Mk. und mehr. — Seehospiz für 250 Kinder (Pens. für Wohnung, Kost, Bäder und Kur 10—15 Mk. wöch., für männliche Pensionäre im Alter von 14—20 Jahren 4.50 bis 6 Mk. tägl.). Auch Winterkur. Schwindsüchtige werden nicht aufgenommen, es sei denn, dass die Krankheit sich noch im ersten Stadium befindet. — Evangelische Diaconissen-Anstalt, 2 Baracken mit 20 Betten für Kinder von 6—14 J. (Kurzeit 1. Juni bis 30. Sept., Pens. 30—50 Mk. monatl.) — Kurtaxe: 1 Person. 10, 1 Fam. 15—25 Mk.; Seebäder: 1 Dutzend Bäder 8, mit Badelaken 10 Mk.; Warmbäder im alten Badehaus 1.20, im neuen 1.50 Mk. — Aerzte: Geh. San.-Rath Dr. Fromm, Dr. Kruse, Dr. Rinck, Dr. Rode (Seehospiz), Dr. Thalheim (Diak.-Anst.); 1 Apotheke. Kurzeit: 15. Juni bis 10. Oct.; Frequenz: 16000.

Juist ist eine gegen 20 Km. lange und 1 Km. breite Insel, deren am Südstrand gelegenes Kirchdorf 60 Häuser mit 160 Einw. besitzt. Eine halbe Stunde westwärts auf dem sog. Loog befinden sich noch 4 Häuser, welche ebenfalls von Badegästen benutzt werden. Am Westende der Insel auf der „Bill“ mit schöner Aussicht auf das Meer gegen Borkum zu stand eine vielbesuchte am 1. Sept. 1890 niedergebrannte Meierei. Auf der ganzen Insel befinden sich nur 2 Bäume, eine verkrüppelte Traueresche und eine Erle. Zum Schutze des Nordstrandes haben sich weder Buhnen noch sonstige Strandbauten nothwendig gemacht. Eine langgestreckte Dünenreihe deckt den Strand, nur bei der Bill sind einige Dünenthäler vorhanden. Vom Dorf führen 2 gepflasterte Pfade in 5 Min. zum neutralen Strand mit „Giftbude“ und zum Damenstrand. Der gerade nach Norden blickende Badestrand ist feinsandig, hat, da keine Sandbank davorliegt, vorzüglichen Wellenschlag und gewährt eine breite, sich weithin ausdehnende, vortreffliche Promenade. Man badet aus kleinen schilderhausähnlichen tragbaren Badezelten, deren am Herren- wie Damenstrand je 12 aufgestellt sind. Die Badezeit beschränkt sich in der Regel auf 4 Stunden und zwar 3 Stunden vor, 1 Stunde nach der Hochfluth. Zu Warmbädern sind nur 2 Wannen vorhanden. Das Trinkwasser ist unrein und verdächtig. Andere Uebelstände sind die sehr umständliche Ueberfahrt, die Juist mit Wangerooge theilt, und die im Verhältniss zu andern Nordseebädern kümmerliche Verpflegung.

Von Norddeich führt täglich ein Dampfschiff bis in die

Nähe der Insel. Hier muss man ein Segelschiff besteigen, welches sich in $^1/_4$ St. dem Strande soweit nähert, dass man nun auf einen im Wasser stehenden Omnibus übergehen kann, der uns in 20 Min. zum Dorf bringt. Ausserdem geht 3 mal wöch. 1 Fährschiff von Norddeich bei gutem Wetter in kaum einer Stunde, sonst viel länger, zur Insel und zwar direct bis zu dem am Strande wartenden Wagen. — Unterkunft in 2 Gasthäusern: Hotel Itzen und Hot. Rose (Pens. mit Z. 30 bis 35 Mk. wöch., Mittagstisch $1^1/_2$ Mk.). Sonst noch Papst's Logirhaus und andere Privathäuser (1 Z. mit Bett 8—15, 1 Z. nebst Schlafz. mit 1—2 Betten 12—20 Mk.). Kurtaxe: 1 Pers. 2, 1 Fam. 3 Mk.: Seebäder 50 Pf., Warmbäder 1.20 Mk. — Arzt: Med.-Rath Dr. Lohmann; Kurzeit: 15. Juni bis 30. Sept.; Frequenz: 1350.

Borkum, die letzte und westlichste der deutschen Nordseeinseln, hat eine Länge von 8, eine Breite von 4 Kilometern und ist von der nächstliegenden holländischen Küste 9 Km. entfernt. Das auf dem Westlande befindliche Kirchdorf hat 140 Häuser mit 950 Einw. reformirter Religion. Seine Strassen, auf den beiderseitigen Fusswegen mit Ziegeln gepflastert, werden von niedern Häusern eingefasst, welche meist mit Veranden versehen sind. Das Ostland ist durch seine Möwenkolonie besonders merkwürdig. Durch hohe Dünenketten und durch zahlreiche Buhnen ist die Insel allseitig gegen Sturmfluth geschützt. Nach Osten zu landeinwärts erstreckt sich ein grosser von Kühen und Pferden bevölkerter Weideplatz, über den man in $^1/_4$ St. die gern zu Ausflügen benutzte Meierei Upholm erreicht. Sie ist von einer kleinen Anpflanzung umgeben. Der nach Westen gerichtete Badestrand, welcher jetzt von Neubauten bereits erreicht ist, hat kräftigen Wellenschlag, ist feinsandig und sanft abfallend und dehnt sich über den Herrenstrand wohl 20 Min. weit bis zur Victoriahöhe aus. Auf die Buhnen vortretend befindet man sich mitten im Luftmeer. Die Badezeit richtet sich nach der Fluth und beginnt gewöhnlich 3 St. vor Eintritt derselben. Für Warmbäder und Douchen ist in der Nähe des Badestrandes ein recht gut eingerichtetes mit 20 Zellen versehenes Badehaus vorhanden. Das nach Osten sich ausdehnende wiesenreiche Marschland scheint nicht frei von Malariakeimen zu sein, wie denn auch das dem Moorboden entspringende Trinkwasser bedenklich ist und die schwächste Seite des Kurortes bildet. Hierauf sind die mehrfach beobachteten Typhusepidemien Borkums zurückzuführen, und hier muss nach dem Vorbilde Norderneys noch Abhülfe geschafft werden. Milch ist dagegen überall in vorzüglicher Güte zu haben.

Man erreicht B. mittelst Dampfschiff von Ebst. Leer oder von Ebst. Emden aus. Von Leer (2 gute Hotels in der Stadt) geht vom 1. Juli bis Ende Sept. das Schiff tägl. in 4—4½ St. nach B. Von Emden (2 Hotels in der Stadt, 3 beim Bahnhof, in dessen Nähe die Abfahrt stattfindet) geht das Schiff meist 2 mal, sonst 1 mal tägl. in 3—3½ St. zur Insel. Von der Landungsbrücke in B., wo der Dampfer anlegt, Eisenbahn in 20 Min. bis ins Dorf. Der Fahrpreis ist von Leer und Emden derselbe (hin und zurück incl. Eisenbahnfahrt 15 Mk.). Auch geht etwa einen Tag um den andern für 2 Mk. ein Fährschiff von Emden nach Borkum. Fahrzeit sehr unbestimmt. — Unterkunft: Unmittelbar oberhalb des neutralen Strandes Köhler's Strandhotel (Giftbude) und Kaiserhof (Alte Giftbude). In beiden Pens. mit Z. 36—60 Mk. wöch. Weiter abwärts vom Strande das Strandhotel von Jac. Bakker und Hot. Eltze (Pens. von 33 Mk. an). Am Bahnhof das Bahnhofhotel. In der Nähe des Leuchtthurms Villa Bodewees. Noch weiter landeinwärts im Dorf W. Bakker sen., D. Bakker jun. und beim alten Leuchtthurm in der Nähe des alten Kirchhofs Koehler's Hotel. — Pensionen: Dr. Schmidt, Schumacher u. a., Mittagstisch in der Regel 2 Mk. — Saubere Privatwohnungen sind sehr zahlreich vorhanden (1 Z. mit Bett 6—12, 1 Z. mit Kammer und 2 B. 15—36 Mk. wöch.) — Seebäder nimmt man am Herrenstrande aus über 100 Badekutschen (60 Pf.) oder aus einem Schuppen (40 Pf.), am Damenstrand nur aus Badekutschen: 1 Warmbad 1½, 1 kalte Abreibung mit Douche 1 Mk. — Kurtaxe: 1 Pers. 3, 1 Fam.

5—6 Mk. Aerzte: Dr. Schmidt, Dr. Peters, Dr. Kok: Kurzeit: 1. Juni bis Ende Sept.; Frequenz: 6000.

II. Das deutsche Mittelgebirge.

Die norddeutsche Ebene stösst im Süden an einen wohl 1000 Kilometer langen Gebirgsgürtel, an das sogenannte deutsche Mittelgebirge. Jenseits desselben beginnt das oberdeutsche Land, welches in verschiedenartiger Gestaltung: in Senkungen, Erhebungen und Hochebenen bis zum Fusse der Alpen sich ausdehnt. Oestlich durch eine schmale Einsenkung, in welcher Beczwa und March fliessen, von den Karpaten getrennt, rückt dieses Bergland zuerst als ziemlich scharfer Kamm an der schlesisch-böhmischen Grenze nach Westen vor; bald schickt es Ausläufer nach Süden, treibt immer weiter voneinander und gewinnt den Rhein hinauf eine breite Basis. Hier und da treffen wir in ihm wohl Erhebungen, welche über 1000 ja über 1500 Meter hinausgehen, im Durchschnitt wird die Höhe von 800 Metern nicht überschritten, und die Städte, Dörfer und Flecken, welche die Abhänge bevölkern, treffen wir allermeist in einer Seehöhe von 200—600 Metern. Wenn bei dieser Höhenlage der Charakter des Bergklimas an und für sich nur in mässigem Grade zum Ausdruck gelangt, so wird er noch abgeschwächt durch mächtige Waldungen, der Reichthum und Schmuck unseres Mittelgebirges. Diese, indem sie allzustarke Wärmeschwankungen verhindern, die Winde zurückhalten oder mässigen und den Feuchtigkeit- und Ozongehalt der Luft noch vermehren, verleihen dem Klima unserer bewohnten Höhen jenes specifische Mischungsverhältniss, welches wir als das Klima des Waldgebirges bezeichneten. Nur an einzelnen hervorragenden, den Winden stark exponirten Punkten oder auf steiler Hochebene (Riesenkamm, Brocken, Clausthal, Feldberg, Höchenschwand) kann von einem ziemlich reinen Bergklima die Rede sein.

Die nördliche Grenzlinie des deutschen Mittelgebirges hält von den Quellen der Oder bis zum unteren Wesergebiet so ziemlich eine Linie ein, welche von Südost nach Nordwest sich hinzieht. Hierdurch erhält das Gebirge als Windschirm und Wetterscheide für die norddeutsche Ebene seine Bedeutung. Der als Südwind vom Aequator ausgehende, in Folge der Erddrehung aber allmählich mehr und und mehr zum Südwest werdende Wind ist unser gewöhnlicher Sommerwind, und vom Ocean stammend unser Regenspender. Sobald er in kältere Gegenden gelangt, fängt er an einen Theil seiner Feuchtigkeit abzusetzen, so dass die Regenmenge in südwestlichen Gegenden reichlicher, in nordöstlichen aber sparsamer zu erfolgen pflegt. Diesem Hauptsommerwind stellt sich das deutsche Mittelgebirge geradezu entgegen, und in Folge dessen finden an der Südwestseite, d. h. an der Luvseite, eine Verdichtung des Wasserdampfes und ergiebigere Niederschläge statt als an seiner Nordost- oder Leeseite. Dabei ist indessen in Betracht zu ziehen, dass örtliche Umstände auf die Häufigkeit und Menge der Niederschläge einwirken können, insbesondere die Bewaldung. Und da die nördlichen und östlichen Abhänge unserer Mittelgebirge häufig stärker bewaldet sind, so können sie stellenweise die südlichen an Regenmenge übertreffen. Wir beobachten ferner, dass wegen längerer Besonnung an den südlichen Abhängen eine grössere Wärmeentwicklung stattfindet, so dass wir von einer Temperaturabnahme mit der Höhe an ihnen relativ wenig wahrnehmen. Wir bemerken vielmehr, dass hochgelegene Punkte der südlichen Gehänge häufig dieselbe Wärmeentwicklung zeigen, wie wir sie weiter nordwärts in der Ebene vorfinden. Ein mit hoher Schneedecke bis zu Anfang des Sommers versehenes Waldgebirge, wie der Thüringer Wald, wirkt abkühlend auf die nahe gelegenen Punkte der Ebene. Am südlichen Fusse der deutschen Gebirge treffen wir sonnige windgeschützte Punkte (Honnef am Siebengebirge, Wiesbaden und Soden am Taunus, Baden im Schwarzwald etc.), welche eine Art von Treibhauslage besitzen. Unser Rheinthal erfreut sich durchschnittlich eines sehr angenehmen und milden Klimas. Am Unterrhein wirkt die Nordsee extremen Temperaturen entgegen, vor dem abkühlenden Einfluss der Hochalpen von Süden her ist das Rheinthal durch Jura, Schwarzwald und Rauhe Alb auf das Beste geschützt. Besonders tritt hier der Herbst mit einem etwa 1° R. höheren Temperaturmittel auf als im nördlichen Deutschland und mit einer Reihe von schönen Tagen, welche dem Gedeihen des Rebstockes und der Traubenreife vorzüglich zu Gute kommen.

Wie unser deutsches Gebirge in klimatischer Beziehung ein Mittelglied darstellt zwischen Meer und Alpen, so besitzt auch sein heilbringender Einfluss einen milderen, weniger stark eingreifenden Charakter. Die geringe Tagesschwankung der Temperatur, welche wir am Seeklima lobten, ist hier weniger bemerkbar, obgleich auch der Wald die Extreme abschwächt und Windschutz durch Berg und Wald den starken Luftströmungen entgegentritt, die gerade für manche den Aufenthalt an der See sowohl wie auf freier Höhe wenig räthlich erscheinen lassen. Dort würde eine grosse Zahl Schonungsbedürftiger jedenfalls erst eine Akklimatisationszeit durchzumachen haben. Unser Waldgebirge bringt den meisten Brustkranken sichtliche Erleichterung, und so sind dort auch jene Anstalten entstanden (Görbersdorf, Reiboldsgrün, Falkenstein, Honnef, St. Blasien, Nordrach), in welchen neben den Vortheilen des Klimas den Patienten die sachkundige Leitung des Arztes zu statten kommt. Die reine, mässig fluctuirende, dampfreiche Atmosphäre dient als längst bewährtes Heilmittel gegen chronische Bronchialkatarrhe und auch Emphysematische können bewaldete Höhen von unter 800 Meter Seehöhe mit Vortheil benutzen. Auch unter den Asthmatikern giebt es solche, die sich im Waldgebirge wohler fühler als an der See. Für Patienten mit Keuchhusten will man aus theoretischen Gründen den Aufenthalt an der See empfehlen. Wer es aber je erlebte, in welche Noth die Begleiter eines an Keuchhusten erkrankten Kindes gerathen, wenn sie einen belebten Badeort betreten, der wird sich wohl vor einem Seebade, wo es von Kindern wimmelt, in Acht nehmen. Ein stiller Waldort, wo man sich leicht isoliren kann, ist hier das Richtige. Für Herzkranke finden sich im deutschen Mittelgebirge eine grosse Anzahl von Plätzen, deren Bodenbeschaffenheit sie zu Terrainkurorten geeignet macht, d. h. zu Orten, wo die Gymnastik des Herzmuskels systematisch geübt werden kann. Wir nennen hier nur Landeck, Reinerz, Friedrichroda, Liebenstein, St. Blasien, Badenweiler. Für Unterleibsvollblütige, bei denen active Bewegung das Hauptmittel ist, sind das Auf- und

Absteigen und die grosse Auswahl unter den Spazierwegen, wie sie unser Gebirge ermöglicht, von höchster Wichtigkeit. Unter den Nervenkranken aller Art giebt es viele, welche ein anregendes Klima nicht vertragen. Hier ist schon der psychische Eindruck von See oder Wald oft von Bedeutung. Dort die unruhige ewig wechselnde Scenerie des stürmischen Elements, hier der tiefe Waldfrieden, nur unterbrochen von dem sanften Rauschen der Blätter oder dem Gesang der Vögel. Nicht mit Unrecht haben Dichter und Componisten den deutschen Wald gefeiert. Unter den feinen Bemerkungen, welche Goethe in dem Kapitel über die sinnlich-sittliche Wirkung der Farbe niederlegte, sagt er von der grünen Farbe: „Auge und Gemüth ruht auf diesem Gemischten (aus dem aktiven Gelb und dem passiven Blau) wie auf einem Einfachen. Man strebt nicht weiter und kann nicht weiter.“ Es liegt in der That ein wohlthuenden Zauber in diesen grünen Hallen, dem sich Niemand entziehen kann und der für ein wundes Gemüth und für reizbare Naturen sich zu einem wahren Heilmittel gestaltet.

Sudeten.

In ihrem Zuge von Südost nach Nordwest tragen die Sudeten verschiedene Namen: mährisches Gesenke, Altvater, Glatzer Gebirge, Riesengebirge, Isergebirge, Lausitzer Bergland. Von dem Quellgebiete der Oder bis an den oberen Lauf der Elbe reicht dieser über 3000 km lange Gebirgszug; aber nur im Riesen- und Isergebirge bildet er einen fortlaufenden Kamm, im Uebrigen ist es hügeliges Land oder ein wellenförmiges Plateau. Der Kern dieses Gebirges ist Granit; um ihn schliessen sich Gneis und Glimmerschiefer, endlich nach aussen Thonschiefer. Von den Anlagerungen neueren Datums ist die Kohlenformation für die socialen Verhältnisse dieses Berglandes die wichtigste. Durch Höhen wie die Schneekoppe (1612 m.), das hohe Rad (1504 m.), die Sturmhaube (1488 m.), der Reifträger (1364 m.) erhebt sich das Riesengebirge nicht unbeträchtlich über alle übrigen deutschen Bergzüge. Seine Granitwände sind oft hoch hinauf mit Wald oder mit Gebirgsweiden bedeckt, aber über 1300 m. Erhebung gelangen wir in die Region des Knieholzes (Krummholzkiefer pinus pumilio). In dieser Höhe zeigt das Gebirge einen so alpinen Charakter, wie wir ihn nirgends sonst in Deutschland wiederfinden. Auch die „Bauden", in welchen dort Gast- und Viehwirthschaft getrieben wird, erinnern uns lebhaft an die Sennhütten der Schweiz und Tirols.

Für das naheliegende Flachland ist der abkühlende Einfluss eines Gebirges, in dessen hochgelegenen Schluchten oft das ganze Jahr hindurch, auf dessen freien Gipfeln bis gegen Johanni hin noch Schnee getroffen wird, nicht unbedeutend; indessen kann man die Sommerdurchschnittstemperatur der schlesischen Kurorte mit $12^1/_2 - 14^0$ R. annehmen, was beispielsweise im Vergleich mit Berlin nur einen Abschlag von etwa 1^0 R. bedeutet. Das Mittel der relativen Feuchtigkeit des Sommers mag 65—75 Procent betragen. Bezüglich der Niederschlägs ist daran zu erinnern, dass jedes von Südost nach Nordwest sich erstreckende Gebirge an seiner Südwestseite eine stärkere Verdichtung des Regens erzeugt als an seiner Nordostseite. An dieser letzteren haben wir aber vorzugsweise die klimatischen Kurorte zu suchen.

Das schlesische Gebirgsland ist ein armes Land; es fehlen in seiner Nähe die betriebsamen und behäbigen Städte, welche den Fuss des thüringer Waldes oder des Harzes umlagern, es fehlt ihm auch die üppige Fruchtbarkeit der Rheinlande oder des südlichen Deutschlands. Der Glasarbeiter, der Weber, der Schachtarbeiter suchen hier ihren kümmerlichen Unterhalt, und nirgends will es so recht gelingen um die dort entspringenden Gesundbrunnen eine ähnliche Schaar wohlhabender Kurgäste zu versammeln, wie sie sich am Rhein mühelos einstellt. Als eine Rückwirkung hiervon zeigt sich geringerer Comfort selbst an bevorzugten Plätzen und an ländlichen Orten eine Ursprünglichkeit der Wohnungs- und Verpflegungsverhältnisse, welche den verwöhnten Städter zurückschreckt.

Von den Mineralquellen der Sudeten werden Salzbrunn mit seinen alkalischen Wässern und Cudowa mit seinen Stahlwässern ausschliesslich der Trink- und Badekur wegen besucht, während Landeck, Warmbrunn, Nieder-Langenau, Alt-Haide, Reinerz, Flinsberg und Johannisbad zugleich als klimatische Kurorte Bedeutung haben. Nach der Seehöhe ordnen sich die klimatischen Sudetenkurorte folgendermaassen:

Giersdorf 320, Warmbrunn 326, Wernersdorf 327, Hermsdorf 340, Nieder-Langenau 357, Fischbach 374, Alt-Haide 380, Ullersdorf 380, Petersdorf 380, Seidorf 384, Liebwerda 384, Kaiserswaldau 430, Arnsdorf 435, Schmiedeberg 440, Buchwald 450, Hain 460, Charlottenbrunn 485, Flinsberg 502, Krummhübel 520, Schwarzbach 530, Görbersdorf 560, Reinerz 568, Schreiberhau 580, Johannisbad 630, St. Anna Kapelle 660, Harrachsdorf 668, Friedrichsthal 700, Spindelmühle 760, Karlsbrunn 763, Brückenberg 830.

a. Altvater, Glatzer und Waldenburger Gebirgsland.

Karlsbrunn, Dorf im österreichischen Schlesien in der Nähe des Bergstädtchens Würbenthal und am Fusse des Altvater, in dem theilweise von hohen bewaldeten Bergen umschlossenen Oppagrund. Der Kurort ist bei einer Meereshöhe von 763 m. fast der höchstgelegene der Sudeten. Mehrere Eisensäuerlinge kommen dort neben Schafmolken in Anwendung. Zu Bädern erwärmt man die Quelle mittelst der aus dem benachbarten Hochofen gewonnenen Eisenschlacke. Auch besteht in Karlsbrunn eine Wasserheilanstalt. Fichtennadelbäder.

Von Ebst. Erbersdorf (Lin. Olmütz-Troppau) führt 4 mal tägl. eine Zweigb. in $1^1/_4$ St. nach Würbenthal; von hier einmal tägl. Post in 1 St. zum Kurort. Von Ebst. Freudenthal (Lin. Ziegenhals-Jägerndorf) Post in 3 St. — Unterkunft in den herrschaftlichen Kurhäusern. — 1 Arzt; Kurzeit: Ende Mai bis 15. Sept.; Frequenz: 600.

Gross-Ullersdorf, grosses mährisches Dorf mit 3000 Einw. im breiten Thessthale, 380 m., am südlichen Fuss des Altvaters. Es entspringen dort 18 laue, etwas Natron und Kochsalz führende Schwefelquellen (Temperatur 21—25° R.), welche in 2 Bassins zusammenfliessend, in natürlicher Temperatur zu Bassin- und Einzelbädern benutzt werden. Dabei Schafmolken, Fichtennadel-, Moor- und Dampfbäder. Schöner Kurpark.

Von Ebst. Petersdorf-Ullersdorf (Lin. Hohenstadt-Zöptau) $^1/_2$ St., Verbind. durch Post und Privatfuhrwerk. — Unterkunft: 3 zur Kuranstalt gehörige Gebäude (Z. $^1/_2$—1 fl.), Hotel Müller, Privathäuser. — Kurtaxe: 5 fl.; Arzt anwesend; Kurzeit: 15. Mai bis Ende Sept.; Frequenz: 600.

Nieder-Langenau, schlesisches Kirchdorf mit 800 Einw., 357 m., in einem von der Glatzer Neisse durchströmten, windgeschützten, nach Süden offenen Thalkessel. In nächster Nähe liegt, von hübschen Anlagen umgeben, das Bad mit 2 gasreichen erdigen Stahlquellen, der Emilien- und Elisenquelle. Trinkkur mit dem Mineralwasser und mit Ziegenmolken.

Von Bahnhof Langenau (Lin. Breslau-Glatz-Mittelwalde) 6 mal tägl. Post in 1/4 St. zum Dorf. — Unterkunft: Kurhaus, Annahof, Jägerhof, Schneider, Gottwald. Ferner Logirhäuser wie: Berghaus, Eintracht, Elisenhof, Merkur, Lindenhof etc. — Kinderheilstätte „Siloah“ mit 20 B. — Badeanstalt mit 27 Zellen für die mit Dampf erwärmten Mineralbäder, 7 Zellen für Moorbäder, 3 für Douchen und Dampfbad. — Kurtaxe: die Pers. 15, die Fam. 25 Mk. Arzt: Dr. Seidelmann; Frequenz: 600.

Landeck, schlesisches Städtchen mit 2700 Einw. im äussersten südöstlichen Winkel der Grafschaft Glatz. In einer Entfernung von nur 15 Min. davon liegt, 425 m, im Bielathal auf breitem von bewaldeten Hügeln eingefassten Wiesengrunde das gleichnamige Bad. Gegen Norden und Osten windgeschützt wird das Thal von Süd- und Südwestwinden lebhaft betroffen, so dass die Sommertemperatur mit 12.25° R. um 2° kühler ist wie die von Breslau. Die Feuchtigkeit ist unter dem Einfluss eines quelligen Terrains und des Waldes mit 77 Procent um 9 Procent höher wie in Breslau. Die 3 Sommermonate zählen 42 Regentage. Schattige Alleen und herrliche Parkanlagen zieren den Ort und die schönsten Waldspaziergänge, welche direct an seiner Peripherie beginnen, erstrecken sich stundenweit und machen in ihrem mehr oder weniger steilen Anstieg Landeck zum Terrainkurort sehr wohl geeignet. Der beruhigende, besänftigende Einfluss des Klimas wird unterstützt durch die Badekur mit 5 dort entspringenden Lauquellen (Temp. 17—22° R.). Bei chronischem Rheumatismus, Neuralgien, Störungen der Menstruation, überhaupt bei vielen Frauenkrankheiten und Zuständen reizbarer Schwäche zählt Landeck zu den beliebtesten Kurorten. Wasserheilanstalt.

Von Ebst. Glatz (Eisenb. geplant) Post 6 mal tägl. nach L. in $3^1/_2$ St. (Wagen 6—10 Mk.). — Unterkunft: Ueber 10 Gasthöfe (Schlüssel, Löwe, Deutsches Haus, Merkur, Luisenhof etc.) und fast 100 Logirhäuser (Z. 6—30 Mk. wöch.). — Kurtaxe: 1 Pers. 12—20, 1 Fam. 20—45 Mk. — Bäder: 0.75—1.50, Moorbäder 3 Mk. — 9 Aerzte, 1 Apotheke: Kurzeit: 1. Mai bis Ende Sept.: Frequenz: 4000. — Wasserheilanstalt Thalheim: Arzt: Dr. Voelkel (Z. 6—24, Kost 20, Kur 5 Mk. wöch.)

Alt-Haide, Dorf mit 550 Einw., 380 m., in dem breiten von bewaldeten Hügeln eingefassten Wiesenthal der Reinerzer Weistritz. Es entspringen dort 5 erdigalkalische Eisenquellen. Die Trinkquelle tritt dicht an der Weistritz hervor, und dort befinden sich auch die Bäder mit kalter und warmer Douche. Eine Doppelallee von Bäumen führt zur Badequelle (Georgenquelle) und weiter in den Wald. Für Skrophulöse, Blutleere und Bleichsüchtige ist der einfach-stille Ort wohl geeignet. Milchkuren. Moorbäder.

Alt-Haide ist Ebst. der Lin. Glatz-Rückers. — Unterkunft: Gasthaus zum grünen Wald, Badhaus; Pensionat für junge Damen (25 Mk. wöch. ohne Z.) Kurtaxe: 1 Pers. 6, 2 Pers. 8 Mk. etc.; Bäder: 0.80—1 Mk. Arzt: Dr. G. Hoffmann.

Reinerz, Kurort in der Grafschaft Glatz im Besitz und unter Verwaltung des $1^1/_2$ km. entfernten gleichnamigen Städtchens (3300 Einw.) liegt, 568 m., in einem gegen Nordnordost geöffneten Thalkessel der Weistritz.

Ueber die bewaldeten Hügel dringen als Sommerwinde Süd und Südwest in das Thal. Die mittlere Temperatur des Sommers ist 12.8°, die des Frühlings nur 4.6° und die des Herbstes nur 5.8° R. Reinerz hat demnach ein kühles und ziemlich feuchtes Sommerklima. Für schattige Promenaden und Anpflanzungen ist gut gesorgt. Eine Anzahl alkalisch-erdiger Eisensäuerlinge, von denen 3 zur Trinkkur, die andern zur Badekur benutzt werden, unterstützen die erfrischende, anspornende Wirkung des Klimas. Reinerz eignet sich für Skrophulöse und Blutleere, für Kranke mit chronischen Katarrhe und für Nervenschwache. Die auf die benachbarten Hügel führenden Wege verleihen ihm das Recht sich als Terrainkurort für geeignete Fälle von Herzleiden einzuführen. Fieberhafte und an hochgradiger Reizbarkeit leidende Kranke gehören nicht nach Reinerz.

Von Ebst. Rückers (Lin. Glatz-Rückers) 20 Min. Fahrzeit. — Unterkunft: Badhotel, mehrere der Kurverwaltung gehörige Häuser und zahlreiche Privathäuser (Z. 10—30 Mk. wöch). Kurtaxe: 1 Pers. oder Fam. 25, ohne Kurgebrauch 15 Mk.: Bäder: Mineralbad 0 60—1.50, Moorbad 2.50—3 Mk. — Aerzte: Dr. Berg, San.-R. Zdralek, San.-R. Secchi, Dr. Kolbe, Dr. Hilgers, Dr. Schubert; 1 Apotheke; Kurzeit: Anf. Mai bis Oct.: Frequenz: 3500.

Charlottenbrunn, Flecken mit 1200 Einw., 469 m., in einem nach Südost sich öffnenden Kessel des Weistritzthales. Gegen Norden und Nordwesten ist der Ort durch ansehnliche Höhen geschützt. Charlottenbrunn hat während der Monate Juni, Juli, August eine bemerkenswerth höhere Temperatur als Reinerz. In Betreff der Feuchtigkeit wird man es ebenfalls zu den mässig feuchten Orten zählen können. Im Kurorte selbst gewährt der mit alten Kastanien besetzte Marktplatz einen schattigen Aufenthalt. Nächstdem bietet der Carlshain eine sehr umfangreiche und vortrefflich angelegte und gehaltene Parkanlage. Die benachbarten Höhen sind mit Laub- und Nadelholz dicht bewachsen. Eselinnenmilch, Ziegenmolken, Kefir- und Kräutersäfte werden hier neben 2 schwachen erdigalkalischen Eisensäuerlingen kurgemäss verwendet. Ein sehr grosser Theil der dort befindlichen Kranken sind Brustkranke, welche, selbst bei delicater Constitution, in der reinen mässig-feuchten, frischen und doch nicht rauhen Luft sich besonders wohl befinden. Auch für manche Herzkranke ist das Klima noch geeignet, und an sie reihen sich Blutarme, Reizbare und Geschwächte in ziemlicher Anzahl.

Ch. ist Ebst. der Lin. Dittersbach-Glatz. — Unterkunft: 4 Gasthöfe (Deutsches Haus, Kurhaus, Friedenshoffnung, Preuss. Krone) und Privatwohnungen (Z 10—25, Pens. 21—30 Mk. wöch.). — Kurtaxe: 1 Pers. 12, 1 Fam. 16—20 Mk.: Bäder: 1 Mineralbad 0.80, 1 kohlensäurehalt. B. 1.25 Mk. Aerzte: Geh. San.-R. Dr. Neisser, Dr. Bujakowsky, Dr. Wiedemann; 1 Apotheke; Kurzeit: vom Mai bis Oct.: Frequenz: 1000.

Görbersdorf, Dorf mit 930 Einw., welches in dem das Riesengebirge mit dem Eulengebirge verbindenden Theile der Sudeten (waldenburger Bergland), und zwar in einem weithin sich ausdehnenden Hochthale, 560 m., gelegen ist. Bergzüge von 800—900 m. und umfangreiche Waldungen schützen das Thal vor dem directen Einfluss heftiger Winde.

Die günstigen Bedingungen, welche in der reinen, kühlen und dünneren Luft des Waldgebirges für die Heilung von Brustkranken und insbesondere für die drohende oder beginnende Lungenschwindsucht gegeben sind, wurden zuerst von dem verstorbenen Dr. Brehmer praktisch verwerthet. Zur Luftkur und zur Lungengymnastik dienen aufs Beste die umfangreichen Parkanlagen der Brehmer'schen Anstalt, welche bis an und bis in den Wald hinein sich erstrecken, und in sanft gewundenen und sanft ansteigenden Wegen, und dabei mit zahlreichen Bänken versehen, jedem Kräftezustand entsprechen. Im nahen Wäldchen kann man in Hängematten der Ruhe pflegen. Zwei andere Anstalten wurden in ähnlicher Weise und zu gleichem Zwecke errichtet.

Für die von Breslau oder Oesterreich Kommenden ist die nächste Ebst. Friedland (Lin. Breslau - Halbstadt - Braunau), welches nur 6 Km. (Post 3 mal tägl. in $^3/_4$ St) von G. entfernt ist; Reisende, welche von Berlin, Dresden oder Görlitz kommen, fahren bis Ebst. Dittersbach, welches noch 12 Km. von G. entfernt ist (Einsp. 4—6, Zweisp. 7—9 Mk.). — Unterkunft in 3 Anstalten: 1. Brehmer'sche Anstalt, Arzt Dr. F. Wolff (Pens. mit Z. im Sommer von 36, im Winter von 42—60 Mk. wöch.); 2. Anstalt des Dr. Römpler (Pens. mit Z. 34—52 Mk wöch.); 3. Gräfin Pückler'sche Anstalt, Arzt Dr. Hinsch (Pens. 20—25 Mk. wöch.). — Kurzeit: das ganze Jahr.

b. Nördlicher Abhang des Riesen- und Isergebirges (Preussisch-schlesische Seite).

Fischbach, Pfarrdorf mit 1200 Einw., 374 m., welches südlich von den Falkenbergen und westlich vom Landshuter Kamm (Saukamm) gelegen ist. Dadurch ist der Ort gegen Ost und Nord einigermaassen geschützt. Gegen die Sommerhitze sind die weitläufigen Parkanlagen des Schlosses, welche dem Publikum stets geöffnet sind, die beste Hülfe. Wer in der „Forelle" Pension nimmt, tritt unmittelbar in eine Allée herrlicher Linden, welche ihn bis in den Schlosspark geleitet.

Von Ebst. Schildau (Lin. Lauban-Ruhbank) ist F. $^3/_4$ Fahrst. entfernt, von Ebst. Schmiedeberg $1^1/_2$ St. — Unterkunft: Gasthaus zur Forelle: Trautmann; Privathäuser. — 1 Arzt, sonst die Aerzte Schmiedebergs.

Buchwald, Dorf mit 950 Einwohn., 450 m., mit sehr bedeutenden, durch besondere Schönheit ausgezeichneten Parkanlagen, deren Besuch mit Ausnahme der nächsten Umgebungen des Schlosses vom Besitzer (Baron Rotenhan) den Fremden gestattet ist. Wer wohlgepflegte Gartenanlagen zu schätzen weiss, wird unter den Höhenlagen des deutschen Mittelgebirges Buchwald mit Wilhelmshöhe oder der Fantaisie bei Baireuth in eine Reihe stellen. Wer in Buchwald selbst kein Unterkommen findet, für den öffnet sich in dem angrenzenden nach Schmiedeberg zu gelegenen Quirl mit seinen ländlichen Wohnstätten eine bescheidene Sommerfrische.

Von Ebst. Schmiedeberg ist B. $^3/_4$ St. entfernt. — Unterkunft in der Brauerei und anderen Gasthäusern. 3 Aerzte, 1 Apotheke in Schmiedeberg.

Arnsdorf, Pfarrdorf, fast eine Stunde lang mit 1650 Einw., 435 m., wird wegen seiner stillen freundlichen Lage von anspruchslosen Sommergästen gern besucht.

Von Ebst. Schmiedeberg 6 Km. — Unterkunft in drei Gasthäusern (Ende, Berndt, Gerichtskretscham). — Aerzte: Ob.-Stabs-A. Dr. Ertelt, Dr. Eisner.

Krummhübel, langgestrecktes Dorf mit 600 Einw. auf ansteigendem Terrain, 520 bis 600 m., welches wegen seiner reinen frischen Bergluft alle Beachtung verdient und sich auf zahlreichen Zuspruch gut eingerichtet hat. Auf dem Wege zur Kirche Wang, $^1/_4$ St. Höhe hinauf, liegt ganz in der Nähe des Waldes als vortreffliche Station das „Waldhaus".

Von Ebst. Schmiedeberg $1^1/_2$ Fahrst. (Einsp. $3^1/_2$, Zweisp. 5 Mk.). v. Ebst. Hirschberg od. von Warmbrunn $2^1/_2$ Fahrst. (Einsp. 7, Zweisp. 9 Mk.). — Unterkunft im Orte selbst in 6 Gasthöfen (Schneekoppe mit stark besuchter Speisewirthschaft; Riesengebirge; Gerichtskretscham mit Veranda, niederen Zimmern aber guter Verpflegung; Goldner Frieden; Deutscher Kaiser; Preussischer Hof) u. in Privatwohnungen (Z. 1—3, Pens. $2^{1}/_{2}$ Mk. tägl.). — Im Waldhaus 16 Z. mit 50 B. (Pens. monatl. 100 Mk.). — Alexandrinenbad in Ober-Krummhübel mit 7 Badez. u. Douchebad. — Arzt aus Arnsdorf tägl. anwesend; Frequenz: 1400.

Brückenberg, Baudendorf aus zerstreuten Häusern bestehend auf dem Wege vom „Waldhaus" zur Kirche Wang. Auf luftiger Höhe gelegen, 830 m., hat dieser Punkt ein ausgesprochen alpines Klima.

Von Warmbrunn bis Seidorf (6 Km.) Fahrweg, dann $2^{1}/_{2}$ St. Reitweg. Von Krummhübel $^{3}/_{4}$ St. — Unterkunft in 2 Gasthöfen: Zum Schweizerhaus; zum Deutschen Kaiser.

Warmbrunn, Kurort mit 3500 Einw., 326 m., zu beiden Seiten des Zackenflusses. Die mässig hohe Lage und im Süden die Nähe eines zu 1000—1300 Meter emporsteigenden Gebirgskammes, auf dem 8 Monate Winter herrscht, bedingen für Warmbrunn eine circa 2° R. niedrigere Sommertemperatur als wie wir sie in Berlin oder Breslau antreffen. Das giebt sich auch in der übrigens reichen Vegetation zu erkennen. Das Frühjahr stellt sich mehrere Wochen später, der Herbst früher ein wie in der norddeutschen Ebene. In den Morgen- und Abendstunden bemerkt man öfters eine erhebliche Abkühlung der Luft. Auch sind Temperatursprünge durch Fallwinde und Gewitter nicht selten. Bei vorherrschendem Südwest ist ein mittlerer Feuchtigkeitsgrad der Luft das Gewöhnliche; dabei häufige Regengüsse. Nach solchen prangt dann das Hirschberger Thal in wunderbarer Klarheit, und das Gebirge entwickelt eine unwiderstehliche Anziehungskraft. Bei trockener Witterung ruft der rege Wagenverkehr leicht reichlichen Staub hervor; im Uebrigen ist die Reinheit der Luft hier noch nicht durch die Rauchmassen von Fabriken beeinträchtigt. Der Gesundheitszustand der einheimischen Bevölkerung ist daher auch ein bemerkenswerth guter. So ist Warmbrunn ein Standquartier und Ausgangspunkt für Luftkurgäste geworden, welche von hier aus im Hochsommer vielfach nach schattigeren Orten, nach Hermsdorf, Giersdorf, Wernersdorf u. s. f. übersiedeln. Die 5 Quellen von W. werden bisweilen noch ihres sehr geringen Gehaltes an Schwefelwasserstoff wegen zu den Schwefelquellen gerechnet. Ihre Heilkraft beruht aber wesentlich auf ihrer 29—32° R. hohen Temperatur, wodurch sie den Wildbädern (indifferenten Thermen) beigesellt zu werden verdienen. Die Bassinbäder besitzen hier eine kräftigere Wirkung als die kühleren Wannenbäder. Auch wird das Wasser dieser Quellen rein oder mit Milch oder Karlsbader Salz versetzt zur Trinkkur benutzt. Hautkrankheiten, Rheumatismus und Gicht, Nervenschmerzen und Frauenkrankheiten sind die für W. passenden Krankheitszustände.

Von Ebst. Reibnitz (Lin. Lauban-Hirschberg) 7 Km., 3mal tägl. Post in 1 St.; von Hirschberg 3mal tägl. Post u. stündlich Omnib. in $^3/_4$ St. nach W. Von Reibnitz od. Hirschberg Einsp. 3, Zweisp. 5 Mk. zum Kurort. Zweigbahn Hirschberg-Warmbrunn-Petersdorf im Bau. — Unterkunft: 4 Gasthöfe I., 8 Gasthöfe II. Ranges, Wohnungen in den Badehäusern (Z. 9—24 Mk. wöch.) u. in Privathäusern (Z. 3—30 Mk. wöch.). — Kurtaxe: 1 Pers. 16, jedes weitere Familienglied 5 Mk. mehr; Bäder: 0.70—1 Mk. — Aerzte: San.-R. Hoehne, Dr. Dr. Jahn, Franz, Lange, Collenberg, Dittrich, Troche. 1 Apotheke: Kurzeit: 1. Mai bis Ende Oct.: Frequenz: 9000.

Wernersdorf, kleiner Ort mit 250 Einw., 327 m., am linken Ufer des Zacken, von Warmbrunn aus zu Ausflügen viel besucht und von Genügsamen auch als Sommerfrische benutzt.

Von Warmbrunn $^3/_4$ Fahrst. Unterkunft in 2 Gasthäusern (Freundlicher Hain u. Gerichtskretscham).

Kaiserswaldau, Pfarrdorf mit 900 Einw., 430 m., unmittelbar mit Wernersdorf zusammenhängend und als Filiale von Warmbrunn öfters benutzt.

Von Warmbrunn 1 Fahrst. — Unterkunft in 2 Gasthäusern (Sonne, Zu den Bibersteinen). — Arzt: Dr. Buhl.

Hermsdorf unterm Kynast, Pfarrdorf mit 2100 Einwohnern, 340 m., befindet sich am Fusse des Riesengebirges in vorzüglich günstiger Lage. Die leichte Verbindung mit den Stationen der Gebirgsbahn machen es von Norden her leicht zugänglich, während bequeme Wege von hier aus nach allen Richtungen in das Gebirge führen. Man kann südwärts über Agnetendorf bis zur Bismarckshöhe (714 m.) emporsteigen, oder westwärts sich in das Zackenthal wenden, überall empfindet man die erfrischende Luft des nahen Gebirges, indessen ist der Wald nach allen Richtungen hin ziemlich entfernt.

Von Ebst. Reibnitz 2mal tägl. Post in 2 St.; von Hirschberg sehr häufige Post- u. Omnibus-Verbind. in $1^3/_4$ St.; Zweigbahn Hirschberg-Hermsdorf-Petersdorf im Bau. — Unterkunft in 2 grösseren Hotels: Tietze und Zum Verein, beide mit schönen Gärten. Ausserdem 5 kleinere Gasthöfe u. viele Privatwohnungen (Z. 18—30 Mk. wöch.). — 2 Badeanstalten. Arzt: Dr. Mattersdorf.

Giersdorf, Pfarrdorf mit 1500 Einw., 320—400 m., am Giersdorfer Bach emporsteigend, eine Filiale von Warmbrunn mit einfachen und billigen Verhältnissen.

Von Warmbrunn $^3/_4$ St. entfernt. — Unterkunft: Im untern Theil des Dorfes befinden sich 4 Gasthäuser (Rüffer, Dümmler, Ramsch, Herrschaftliche Brauerei), im obern 2 (Gasthof zum Hohlen Stein u. Schneekoppe). Aerzte in Warmbrunn.

Hain, Dorf mit 380 Einw., dessen Bauden und Häuser in einer Höhenlage von 460—590 Meter an den

Abhängen des schwarzen Berges zerstreut liegen. Der Hainfall, die goldene Aussicht, der Saalberg und die Spindlerbaude sind hier beliebte Zielpunkte der Bergwanderer.

Von Warmbrunn über Giersdorf $1^1/_2$ Fahrst. — Unterkunft in 3 Gasthäusern (Oblasser, Beyer, Zum Waldschlösschen).

Seidorf, Pfarrdorf mit 1400 Einw., 384 m., ein als Station für die Koppenbesteigung sehr beliebter Ort, der schöne Ausblicke auf das Gebirge gewährt und als ständiger Sommeraufenthalt bei Vielen recht beliebt ist.

Von Warmbrunn über Märzdorf $1^1/_4$ St. — Unterkunft in 2 Gasthäusern: Zur Schneekoppe (mit Veranda) u. Brauerei. — Arzt: Dr. Eschweiler.

Bei der **St. Anna-Kapelle** zu Seidorf, 660 m., in aussichtsreicher Höhenlage und unmittelbarer Waldnähe befindet sich ein für Erholungsbedürftige und Reconvalescenten bestimmtes „klimatisches Kurhaus". Ost- und Nordwinde sind durch bewaldete Höhenzüge abgehalten. Gutes Trinkwasser.

Von Ebst. Hirschberg Anstaltswagen auf vorherige Bestellung. — Unterkunft: Z. 10—25, Pens. 30, ärztliche Behandlung (Hydrotherapie, Elektrotherapie) 5, Bedienung 2 Mk. wöch. — Dirig. Arzt: Dr. Schadewald, Berlin C. Gr. Präsidentenstr. 7.

Agnetendorf, Dorf mit 600 Einw., 530 m., am Fusse der Bismarckhöhe und in höchst anziehender Lage.

Von Hermsdorf a. K. $^3/_4$ St. — Unterkunft in 3 Gasthäusern (Vogel, Deutscher Kaiser, Zu den Schneegruben).

Petersdorf, langgestrecktes Pfarrdorf mit 2800 Einw., welches im grünen Thale des Zacken etwas höher wie Hermsdorf, 380—425 m., gelegen ist. Wohnungen und Verpflegung sind hier billiger, der Wald näher wie in

Hermsdorf, mit welchem es in der Mannichfaltigkeit angenehmer Bergpartien in nächster Umgegend wetteifert.

Von Ebst. Reibnitz Post in $2^1/_4$ St., von Hirschberg Eisenb. im Bau. — Unterkunft: Prenzel's Gasthof zum goldenen Stern mit Garten u. Bädern; Kronprinz; Deutscher Kaiser; Sonne; Zum Kochelfall. — Aerzte: Dr. Blech, Dr. Lepère.

Schreiberhau, grosses Dorf, welches mit der dazu gehörigen Ortschaft Marienthal und mit den Kolonien Kobelwiese, Carlsthal, Hoffnungsthal etc. 3500 Einw. zählt. Mit seinen vielen vereinzelten Baulichkeiten zieht sich der Ort im Thale des Zacken bis zur Josephinenhütte von 580—650 Meter hinauf. Durch die gute Gelegenheit zu Partien in den Wald und auf die benachbarten Höhen ist Schreiberhau einer der beliebtesten Sammel- und Standplätze des Riesengebirges geworden.

Von Warmbrunn $2^1/_2$ Fahrst. — Unterkunft: Auf die weite Strecke von Marienthal bis zur Josephinenhütte vertheilen sich 12 Gasthöfe. — Aerzte: Dr. Anton, Dr. Kloidt.

Flinsberg, Pfarrdorf mit 1800 Einw., welches sich 520 m. und höher im Queisthale und am nördlichen Abhang der Tafelfichte ausbreitet. Das nach Norden sich öffnende Thal ist östlich und westlich von reich bewaldeten Höhenzügen eingefasst. Von ihnen fliessen zahlreiche Quellen herab, und da der Boden der Berglehnen überdies moorig ist, meilenweit sich ausbreitende Fichtenwaldungen bis dicht an die Wohnungen herabreichen und von diesen wiederum Laubholzgruppen und Wiesengrün sich weiter thalwärts ziehen, so ist der hohe Feuchtigkeitsgehalt der Atmosphäre erklärlich — ein echtes Waldklima trotz der nicht unbedeutenden Höhenlage, und auch in seinen Temperatur- und Regenverhältnissen schärfer markirt als irgend ein anderer Sudetenkurort. Die 3 Sommermonate haben eine mittlere Temperatur von 13.5° R. und 20 Regentage. Der Frühling tritt 14 Tage später ein als in der Ebene; erst der Juni ist der eigentliche Lenzmonat. Das Wetter bleibt auch im Juni und Juli veränderlich und ist oft noch so empfindlich kalt, dass man zu Winterkleidern seine Zuflucht nehmen muss. Zur Unterstützung der stärkenden Wirkung des Klimas dienen den Bleichsüchtigen und Nervenschwachen 2 Stahlquellen, ausserdem Milch, Molken, Kefir, Kräutersäfte, Fichtennadel-, Kiefernrinde- und Moorbäder. Vorzügliches Trinkwasser. Die Kurzeit wird von den Gästen meist zu kurz bemessen, und gerade die Sommermonate sind in ihren Witterungsverhältnissen die unzuverlässigsten. Bleichsucht, Blutleere und chronische Katarrhe ohne begleitendes Fieber haben in Flinsberg gute Aussichten.

Von Ebst. Friedeberg a./Q. 8 Km., Post 3 mal tägl. in 1¼ St. — Unterkunft: 3 Gasthöfe, zahlreiche Logirhäuser und Privatwohnungen (Z. 6—20 Mk. wöch.). — Kurtaxe: 21—30 Mk. — Arzt: Dr. Adam; Kurzeit: 15. Mai bis Ende Sept.; Frequenz: 1900.

Schwarzbach, schlesisches Dorf mit 300 Einw., 6 Km. von Flinsberg am nördlichen Fuss der Tafelfichte, 530 m., in einem nach Norden geöffneten Thale gelegen. Seitlich wird es im Westen vom Dresslerberge, im Osten vom Langen Berge gedeckt. Compacte Nadelholzmassen, von den Bergen abwärts bis dicht an die Wohnstätten heranreichend, und das Fernsein aller die Wohlthaten des Waldgebirges paralysirenden Elemente sind Vorzüge dieser anspruchslosen Sommerfrische. Die dort entspringenden schwachen Stahlquellen werden zur Bade- und Trinkkur (hier auch mit Zusatz von Molken) verwendet, und können als hülfreiche Zugabe, insbesondere für blutarme und nervenschwache Damen angesehen werden.

Von Ebst. Friedeberg a./Q. nach Wigandsthal, 9 Km., Post 2 mal tägl. in $1^3/_4$ St., von dort noch $^1/_2$ St. zum Kurort. — Unterkunft: Kurhaus und 3 Gasthäuser. Privatwohnungen. — Kurtaxe: 1 Pers. 9, 1 Fam. 12—15 Mk. — Arzt: Dr. Kirsch in Wigandsthal; Kurzeit: 15. Mai bis Ende Sept.

c. Südlicher Abhang des Riesengebirges. (Böhmische Seite.)

Johannisbad, böhmisches Dorf mit etwa 80 Häusern und 250 Einw., 630 m., südöstlich von der Schneekoppe und in der Nähe des an Naturschönheiten so reichen Aupathales. Johannisbad zählt zu den Wildbädern; es besitzt eine chemisch-indifferente Quelle von $23^1/_2{}^0$ R., welche gegen Rheumatismus und Gicht und gegen mancherlei Nervenübel mit Erfolg gebraucht wird. Von vorzüglicher Güte ist das Trinkwasser. Mit den eigentlichen Thermen (Teplitz, Gastein, Ragaz etc.) kann es sich nicht vergleichen, wohl aber mit Liebenzell und Badenweiler, vor welchen es noch durch höhere Lage sich auszeichnet. Verschiedene Fusswege führen in den Wald und auf die benachbarten Hügel. Als Erholungsort und zur Nachkur für die aus den böhmischen Bädern Heimkehrenden geniesst der Kurort eines verbreiteten Rufes.

Von Ebst. Freiheit, Endstat. der Zweigb. Trautenau-Freiheit 3 Km. (Post 4 mal tägl. in $^1/_2$ St., Einsp. 1.20, Zweisp. 1.60 fl.). — Unterkunft in über 30 Gasthöfen und Logirhäusern (Z. 7.15 fl. wöch.). Kurtaxe: 6—20 fl.; Bäder: 0.20 bis 0.70 fl. Aerzte: Geh. San.-R. Dr. Kopf, Dr. Bauer, Dr. Schreyer; 1 Apotheke; Kurzeit: 16. Mai bis Ende Sept.; Frequenz: 1500.

Spindelmühle, böhmischer Ort mit 800 Einw., 760 m., unterhalb der Vereinigung der Elbe mit dem

Weisswasser und im Süden des Ziegenrückens in frischer und höchst anmuthiger Lage. Ausserordentlich beliebt und im Hochsommer meist überfüllt. Küche und Keller vortrefflich nach österreichischer Weise. Am Bach St. Peterseifen gelangt man in 20 Min. nach St. Peter.

Von Ebst. Hohenelbe (Endpunkt der Zweigb. von Pelsdorf) 15 Km. Auf guter Fahrstrasse Verbind. mit Omnib. und Wagen. — Unterkunft in 11 Hotels (Vinc. Richter, Badehaus, Villa Marienwarte, Rübezahl, Hollmann etc.). — Arzt aus Hohenelbe 2 mal wöch. anwesend.

Friedrichsthal, 700 m., am rechten Elbufer, gegenüber von Spindelmühle, als dessen Filiale es in Aufnahme ist.

Von Ebst. Hohenelbe 14 Km. — Unterkunft in 6 Gasthäusern (Deutscher Kaiser, Villa Harrach, Sonne etc.).

Harrachsdorf, 668 m., böhmisches Dorf mit 730 Einwohnern und Sitz einer bedeutenden Glasindustrie, wird wegen seiner gesunden Hochlage von Sommergästen viel besucht.

Von Ebst. Eisenbrod Zweigb. in $1\frac{1}{2}$ St. nach Tannwald. Von hier nach Neuwelt (15 Km.), Post 2 mal tägl. in $2\frac{3}{4}$ St. Von Neuwelt nach H. $\frac{1}{4}$ St. — Unterkunft: 4 Gasthäuser.

Liebwerda, böhmisches Dorf mit 900 Einw., 384 m., welches sich am westlichen Abhang der Tafelfichte wohl $\frac{1}{2}$ St. lang in dem tiefeingeschnittenen Thale der Wittig hinaufzieht. Das Klima des gegen Nordwest geöffneten Thals ist auch im Sommer ziemlich rauh, wechselnd und häufig nasskalt. Ausser 4 schwachen alkalisch-erdigen Säuerlingen entspringt hier eine erdige Eisenquelle. Ausserdem eine Wasserheilanstalt, Moorbäder und Molken. Katarrhe der Lungen und Harnorgane werden vorzugsweise behandelt.

Von Ebst. Raspenau (Lin. Görlitz-Reichenberg) 3mal tägl. Post in $^1/_2$ St. — Unterkunft: Kurhaus, Adler und 4 Logirhäuser. — Kurtaxe: $1^1/_2$—4 fl. 1 Arzt: Frequenz: 500.

Elbsandsteingebirge.

Die sogenannte sächsisch-böhmische Schweiz erhält durch die eigenthümliche Art, in welcher der Quadersandstein sich aufbaut, ihr besonderes Gepräge. Bald sind es mächtige Wände, wie zu Thyssa, bald einzelne abgeplattete Berge, wie der Lilienstein, bald sonderbare Thürme und Säulen, wie auf der Bastei und sonst an zahlreichen Orten, die uns entgegentreten. Die pittoresken Gestaltungen dieses Aufbaus sind so abweichend von der Durchschnittsform des deutschen Mittelgebirges, dass sie die Aufmerksamkeit des Beschauers, der sich ihnen zum ersten Male nähert, in hohem Grade erregen. Nirgends erreichen die einzelnen Berge dieser Landschaft eine bedeutende Höhe. Mehrere, wie der hohe Schneeberg (723 m.), der grosse Winterberg (555 m.), der grosse Zschirnstein (562 m.) überschreiten wohl die Höhe von 500 Metern, die meisten bleiben auf das bescheidene Maass von 300 bis 400 Meter beschränkt. Die Vegetation ist hier lange nicht so reich und abwechselnd wie sonst im deutschen Waldgebirge. Birken, Buchen und Eichen sind geradezu selten; dagegen sind Kiefern und Fichten die gewöhnlichsten Bäume, welche die Thäler und Schluchten bekleiden, oder in einzelnen Exemplaren sich kühn hinaufwagen bis auf die isolirt emporragenden Felsblöcke. Und auch das üppige Gedeihen einer Flora niederer Organisation, der Kryptogamen, bildet eine Besonderheit dieses Berglandes. In die feuchten Spalten der aufgeschichteten

Steinklumpen drängen sich mancherlei Moose, gelbe und weisse Flechten überziehen die Sandsteinflächen, und unzählige Gruppen von Farrenkräutern bilden den eleganten Besatz der kleinen Bäche, welche die dampfreichen Schluchten durchrieseln. Von wesentlicher Bedeutung für den klimatischen Charakter dieser Berggruppe ist der mitten durch sie hinziehende Elbstrom. Die Wasserfläche und das freie Spiel der im breiten Thal dahinstreichenden Winde entziehen dem erhitzten Sandstein einen Theil seiner Wärme. Aus den engen und oft wenig besonnten Seitenthälern dringen kühle Ausgleichströmungen in die Luftmasse des Hauptthals. So bleiben die Stromufer, selbst zur trockensten Zeit, wo die Bäche ihr spärliches Wasser verlieren, vor der drückenden Schwüle bewahrt, die man sonst bei so geringer Hochlage und bei so mässigem Baumwuchs erwarten müsste. Zugleich bildet die Elbe die wichtigste Verkehrsstrasse, welche in Gemeinschaft mit den auf ihrem linken Ufer sich hinziehenden Schienenwege eine leichte Verbindung mit allen Punkten gestattet. Dazu kommt die Nähe von Dresden, die es dem Sommergast ermöglicht den Unannehmlichkeiten trüber und regnerischer Tage schnell einmal aus dem Wege zu gehen, um in der an Kunstgenüssen so reichen Residenz melancholische Stimmungen zu verscheuchen. Ausser in Schandau, wo eine schwache erdige Eisenquelle entspringt, sind Mineralwässer auf diesem Gebiet nicht zu finden; nur 3 Wasserheilanstalten: Kreischa, Königsbrunn und Schweizermühle stehen uns zur Verfügung. Die Seehöhe ist, wie die folgende Reihe lehrt, nirgends beträchtlich sondern sämmtliche Orte bewegen sich zwischen 100 und 380 Meter.

Loschwitz 100, Herrnskretschen 113, Wachwitz 115, Hosterwitz 115, Blasewitz 116, Schandau 125, Wehlen 125, Krippen 128, Bodenbach 140, Königsbrunn 156, Kreischa 200, Weisser Hirsch 240, Gohrisch 263, Rathewalde 293, Hohnstein 300, Dittersbach 330, Schweizermühle 356, Hinterhermsdorf 380.

Blasewitz, Dorf mit 4200 Einw., 116 m., elbaufwärts von Dresden, als dessen Vorstadt es gelten kann. Der dem Fluss zunächst gelegene Theil des Orts empfängt die Abkühlung der Luft durch die in das Elbthal von Ost und West her häufig einfallenden Winde. In seinem vom Flussufer entfernteren Theile geniesst das Dorf eines gewissen Windschutzes durch den grossen Blasewitzer Waldpark.

Mit Dresden steht B. durch Pferdebahn u. Dampfschiffe in sehr häufiger Verbindung. — Unterkunft im Parkhotel mit Naturheilanstalt u. Kurbad (Pens. mit Z. u. Kur v. 63 Mk. wöch. an) u. in Privatwohnungen. Johannbad mit Sandbädern. Aerzte: Dr. Barth, Dr. Neideck, Dr. G. Rasch, Dr. K. Rasch.

Loschwitz, Pfarrdorf mit 3900 Einw. auf dem rechten Elbufer, 230 m. und 107 m. über dem Elbspiegel, ist mit seinen freundlichen Villen und Gärten eine beliebte Sommerfrische der Dresdener. In den in Flussnähe befindlichen Häusern hat man gute Gelegenheit zu Flussbädern, doch herrscht dort durch den lebhaften Verkehr mit dem gegenüberliegenden Blasewitz viel Unruhe. Die hochgelegenen Häuser des Orts haben frischere Luft, Waldesnähe und fesselnde Fernblicke über das Elbthal, sind aber schwer zugänglich.

Von Dresden Dampfschiff in ½ St. nach L. — Unterkunft: Gasthof Demnitz am Landungsplatz der Dampfschiffe; Victoriahöhe, hoch und schön gelegen, Sanatorium mit Badeanstalt (Pens. v. 8 Mk. an); Privatwohnungen. — Deutsche

Heilstätte unter dem Protectorat der Königin v. Sachsen für Brustkranke, Reconvalescenten, Geschwächte in schöner Lage (Pens. mit Z. u. Kur 2—10 Mk. tägl.). — 5 Aerzte, 1 Apotheke.

Weisser Hirsch, Dorf mit 650 Einw., 240 m. und 140 m. über der Elbe, liegt auf einem Plateau, welches an einen sich weithin erstreckenden Kiefernwald, die sogenannte „Dresdner Haide", unmittelbar anstösst und durch diesen gegen Nordostwinde geschützt wird. In der Nähe hat man die Waldung zu parkartigen Anlagen benutzt. Diät- und Freiluftkuren, Wasserheilanstalt.

Von Dresden mit Pferdebahn in ½ St. bis zum Waldschlösschen, von dort Omnibus. — Unterkunft: Fridabad mit Bade-Anstalt: Weisser Hirsch: Kurhaus; Dr. Lahmanns Naturheilanstalt (Pens. mit Z. u. Kur 7—12 Mk. tägl.); viele Villen u. Privathäuser. 2 Aerzte.

Wachwitz mit 800 Einw. und **Hosterwitz** mit 500 Einw., 2 unweit Dresden, 115 m., am rechten Elbufer gelegene, 1 St. von einander entfernte Dörfer, werden häufig als Sommerfrischen benutzt. Gegen Norden durch bewaldete Höhenzüge gedeckt bieten sie gastliche Unterkunft in verschiedenen Höhenlagen. Reiche Abwechslung an Spazierwegen in die Gründe und auf die Höhen bis über Pillnitz hinaus begünstigen die Luftkur.

Von Dresden mittelst Dampfschiff nach W. in ½, nach H. in 1 St. — Unterkunft: in beiden Dörfern in mehreren Gasthöfen, in Villen u. Privathäusern. Aerzte im nahen Laubegast u. Kleinzschachwitz.

Kreischa, sächsisches Dorf mit 1600 Einw., 200 m., im Lockwitzgrunde in der Nähe bewaldeter Hügel und mit einem von Parkanlagen umgebenen Sanatorium für Nervenkranke und Erholungsbedürftige.

Von Dresden 12 Km. od. 1½ Fahrst. (Einsp. 7, Zweisp. 9 Mk.); von Niedersedlitz (erster Haltepunkt der Lin. Dresden-

Pirna) mehrmals tägl. Post- u. Omnibus-Verb. — Kurhaus für circa 30 Patienten (Pens. mit Z. u. Kur 7—10 Mk. tägl.). Arzt: Dr. Eckebrecht; Kurzeit: während des ganzen Jahrs.

Königsbrunn, eine der ältesten deutschen Wasserheilanstalten, welche südlich von der Festung Königstein, 156 m., am Eingange in das romantische Bielathal gelegen ist. Die beliebtesten Punkte der sächsischen Schweiz sind von hier aus bequem zu besuchen.

Von Dresden mittelst Eb. in 70 Min. nach der Ebst. Königstein, von wo in 25 Min. mit Omnib. nach Königsbrunn. — Kurhaus mit 90 Z. (Pens. mit Z. u. Kur 6—9 Mk. tägl.). Arzt: Dr. Putzar.

Schweizermühle, Wasserheilanstalt zum Pfarrdorf Rosenthal gehörig, 356 m., im Bielagrund, umgeben von Nadelholzwaldungen und Felsbildungen, welche zu den interessantesten der sächsischen Schweiz gehören. Milch-, Molken- und Mineralwasserkuren können hier neben dem Wasserheilverfahren gebraucht werden.

Von Ebst. Königstein 12 Km., Post 2mal tägl. in $1^1/_2$ St. (Einsp. 5, Zweisp. $7^1/_2$ Mk.). Unterkunft: Gasthof zur Schweizermühle, einige andere Gasthäuser u. Villen. Kuranstalt mit 150 Z. (Pens. mit Z. v. 5 Mk. an); Kurtaxe: 1 Pers. 6, 1 Fam. 10—12 Mk.; Arzt; Dr. Mayerhausen; Kurzeit: 1. April bis 1. Oct.

Gohrisch, sächsisches Dörfchen mit 330 Einw. am linken Elbufer, 263 m., oberhalb Königsteins auf einem waldumsäumten Plateau am Fusse des Pabsteins und Gohrischsteins.

Von Ebst. Königstein $^1/_2$ St. — Unterkunft in 2 Gasthäusern u. mehreren Pensionen (Z. 8—10, Pens. 25 Mk. wöch.). 2 Aerzte u. 1 Apotheke in Königstein.

Wehlen, sächsisches Städtchen mit 1800 Einw., 123 m., am rechten Elbufer emporsteigend, gegen Norden windgeschützt, und als Eintrittspforte in den Wehlener und Uttewalder Grund der Ausgangspunkt für lohnende Wanderungen in die Berge.

Von Dresden mit Eb. bis zur gegenüberliegenden Station Pötzscha 1 St., mit Dampfschiff 2½ St. bis W. — Unterkunft: 5 Gasthöfe (Hot. Freyer, Sächs. Schweiz, Deutsches Reich etc.) u. viele Privathäuser. Aerzte: Dr. Schletter, Dr. v. Sendykowski; 1 Apotheke.

Rathewalde, kleines sächsisches Dorf, 293 m., am Ende des Amselgrundes mit schöner Umgebung. In einiger Entfernung gelangt man nach verschiedenen Richtungen in den Wald. Im Ort selbst stattliche Lindenbäume.

Von der Dampfschiffstation Rathen ¾, von Schandau 1½ Fahrst. — Unterkunft in 2 Gasthäusern u. in Privatwohnungen. Aerzte in Hohnstein (¾ St.) oder Lohmen (1 St.).

Hohnstein, sächsisches Städtchen mit 1100 Einw., auf luftiger Höhe, 300 m., gelegen, ganz in der Nähe einer Laub- und Nadelholzwaldung. Der prächtige Weg ins Polenzthal führt zur Walthersdorfer Mühle (158 m.), einer in stillster Waldeinsamkeit befindlichen, besonders für Kinder, wohl geeigneten Sommerfrische.

Von Ebst. Schandau, 10 Km., Post in 1½ St. — Unterkunft: Gasthaus zum Hirsch, Sächsische Schweiz, zum Polenzthal. Arzt: Dr. Birnstein; 1 Apotheke.

Schandau, sächsische Amtsstadt mit 3300 Einw., 125 m., am rechten Elbufer und zwar unmittelbar am Fluss, einer Eisenbahnstation gegenüber, und so recht im Centrum der sächsischen Schweiz, gilt mit Recht für den bestentwickelten Kurort des ganzen Gebietes. Gegen Nord bis Nordost gewähren die mit Nadel- und Laubholz bewachsenen Felswände einen wirksamen Schutz. Die meisten auf Fremdenbesuch berechneten Privathäuser liegen an dem hinter dem Städtchen beginnenden Kirnitzschthale, in welches man schrittweise weiter vorgedrungen ist. Hier,

10 Min. von der Elbe entfernt, liegt auch das unter städtischer Verwaltung stehende vorzüglich eingerichtete Bad, in welchem eine schwache erdige Eisenquelle zur Trinkkur und zu Bädern verwendet wird. Ausserdem Kaltwasserbehandlung, Sool-, Kiefernadel-, Moor- und Heissluftbäder; Elbbäder. Zur Nachkur für Kurgäste, die aus den böhmischen Bädern kommen, ist Schandau ein sehr geeigneter Platz.

S. ist Ebst. der Linien Dresden-Bodenbach u. Bautzen-Schandau, so wie auch Dampfschiff-Station der Lin. Dresden-Tetschen. — Unterkunft: Kurhaus (Pens. mit Z. v. 6 Mk. tägl. an); 12 Gasthöfe theils I. (Sendig's Hot. mit 6 Pensionshäusern), theils II. Ranges, zahlreiche Privatwohnungen (Z. wöch. 5—20 Mk.). — Kurtaxe: 1 Pers. 2, 1 Fam. 3.50 wöch. u. mehr; Bäder: 1.50—3 Mk. — Aerzte: San.-R. Roscher, Dr. Beuchel, Dr. Müller, Dr. Grosse; 1 Apotheke; Kurzeit: 15. Mai bis Ende Sept.: Frequenz: 3500.

Krippen, grosses Dorf mit 1100 Einw., 128 m., am linken Elbufer, Schandau gerade gegenüber, welches wegen seiner schönen waldreichen Umgebung zahlreiche Sommergäste zählt.

K. ist mittelst Eb. 1½ St. von Dresden entfernt. Unterkunft: 2 Gasthäuser u. viele Privatwohnungen. Aerzte in Schandau.

Herrnskretschen, böhmisches Dorf mit 800 Einw., 10 Min. von der sächsischen Grenze, welches, 113 m., langgestreckt zu beiden Seiten der Kamnitz hinaufsteigt. Das Thal wird an beiden Wänden von stattlichen Nadelholzwaldungen eingefasst Zu den interessantesten weisteren Auflügen gehört das Prebischthor.

Von Dresden bis Ebst. Schöna - Herrnskretschen 1¾ St. Fahrzeit, auch ist H. Dampfschiffstation. — Unterkunft: Hotel Herrenhaus an der Elbe, Kuschelka, Grüner Baum u. 2 kleinere Gasthäuser; auch Privatwohnungen.

Hinterhermsdorf, sächsisches Dorf mit 1200 Einw., 383 m., im oberen Kirnitzschthale in Waldnähe. Flussbäder.

Von Ebst. Sebnitz (Lin. Schandau-Bautzen) $2\frac{1}{4}$ St. (Wagen 6 Mk.). Unterkunft: 2 Gasthöfe (Zum Erbgericht, zur Hoffnung) u. Privatlogis.

Dittersbach, böhmisches Kirchdorf mit 700 Einw. im Bilathal, welches von den imposantesten Felsbildungen des Sandsteingebietes eingefasst wird. Wer sich auf einige Wochen zur Ruhe setzen will, findet hier gutes Quartier, Küche und Keller nach böhmischer Art und eine Fülle reizender Promenaden. Bade-Anstalt für warme und Fichtennadelbäder.

Von Herrnskretschen nach D. 3 St., zu fahren 2 St. (Wagen 5 fl.); von Ebst. Böhmisch-Kamnitz (Lin. Warnsdorf-Bodenbach) 2 St. — Unterkunft: Hotel Bellevue auf einem Hügel mit prachtvoller Aussicht (25 Z. mit 50 B.); Michels Gasthaus zur Böhm. Schweiz (12 Z.); Kronprinz Rudolf (12 Z.); Worm's Gasthaus (10 Z.): Fiedler (6 Z.). Verschiedene Privathäuser (Z. 4—6 fl. wöch.). Im Hochsommer ist D. häufig überfüllt. Arzt: Dr. Spitzer.

Bodenbach-Tetschen. Diese beiden Orte mit 6000, bezüglich 5600 Einw., durch eine Kettenbrücke miteinander verbunden, fesseln durch ihre wundervolle Lage an der Grenze des Sandsteingebirges und am Einfluss des Polzen in die Elbe, die Aufmerksamkeit des Fremden und laden zu längerem Verweilen ein. Bei der nur mässigen Erhebung, 142 m., und dem freien Zutritt der Sonne in das breite Thal sind die Sommertemperaturen am Orte selbst nicht gerade niedrig. Die Luft besitzt aber einen ziemlich hohen Feuchtigkeitsgrad, und die reiche Vegetation in der Umgegend gewährt Schatten und Kühlung. Die Parkanlagen am Schlosse des Grafen Thun, der Sitzbüttel, die Schäferwand und eine grosse Auswahl an weiteren Partien muntern zu emsigem Luftgenuss auf. Zu Elbbädern ist sehr gute Gelegenheit. Am geeignetsten und beliebtesten für längeren Aufenthalt ist das oberhalb Bodenbach gelegene, vom Bahnhof 1/4 St. entfernte Dorf Obergrund (1500 Einw.), von welchem schattige Spazierwege an der bewaldeten Lehne des Papertsberges hinführen. Hier ist auch die gräflich Thun'sche Badeanstalt, das Josefsbad, in welchem eine schwache Eisenquelle und römisch-irische Bäder im Gebrauch sind.

Von Dresden erreicht man B.-T. mit der Eb. in 2, mit dem Dampfboot in 6¾ St., von Prag braucht man 3—4 St.— Unterkunft: In Tetschen 8 Gasthöfe (Ullrich, Stern, Krone etc.), in Bodenbach 3 Gasthöfe (Grams, Post, Stadt Hamburg); in Obergrund 3 Gasthöfe und Privatwohnungen. Aerzte in Tetschen u. Bodenbach.

Erzgebirge.

An das Elbsandsteingebirge im Osten, an das Fichtelgebirge im Westen schliesst sich das Erzgebirge in unmerklichen Uebergängen an. Sein Kamm verläuft von Nordost nach Südwesten. Bei einer mittleren Höhe von 800 Meter erreicht er im Keilberg 1235, im Fichtelberg 1206 und im Spitzberg bei Gottesgab 1107 Meter Seehöhe. Letztgenannter Ort (1050 Meter) hat fast die Höhe des Brockenhauses. Gneis und Glimmerschiefer in flacher Schichtung bilden die Hauptmasse des Erzgebirges, und dies scheint der Grund, weshalb dieser Bergzug sich weniger in Kuppen erhebt (wie solches den Granitgebirgen eigen ist), sondern vielmehr eine einförmige Gestaltung besitzt, und auf sächsischer Seite, wie Bernhard Cotta sich ausdrückt, beinahe ein Gebirge ohne Berge ist. „Etwas mehr Abwechslung als die Höhen zeigen die Thäler in den krystallinischen Schiefern, sowohl durch starke Windungen als auch hier und da durch felsige Gehänge, wo gerade etwas festere Schichten von ihnen durchschnitten werden.“ Durchsetzungen von Granit und Porphyr bedingen überdies einzelne Erhebungen, welche die Gleichförmigkeit der Landschaft unterbrechen. Am nordwestlichen Saume des Gebirges und ganz im Westen in breitester Ausdehnung geht der Glimmerschiefer in Thonschiefer über. An der Nordwestseite des Erzgebirges (zwischen Werdau und Hainichen) und an der Nordostseite (zwischen Wilsdruff und Maxen) finden sich in muldenförmigen Vertiefungen ausgedehnte Kohlenlager. Silber-, Zinn- und Eisenerzgänge, welche strichweise das Gebirge durchziehen, haben einen lebhaften Betrieb des Bergbaus und stellenweise stärkere Anhäufung der Bevölkerung zur Folge gehabt. Unter dieser sind das Spitzenklöppeln, Sticken, Strumpfwirken, Weben, die Holz- und Spielwaaren- und die Instrumentenfabrikation gewöhnliche Erwerbszweige geworden.

Kälterückschläge zeigen sich nicht nur im Mai sondern häufig noch im Juni, und tritt dann noch eine längere Regenperiode mit meist niederer Temperatur hinzu, so verkürzt sich der Sommer dadurch wesentlich. Durchschnittlich ist im Erzgebirge jeder zweite Sommertag ein Regentag. Die meisten heiteren Tage hat der September und der October, nächstdem der Juli. Im Allgemeinen stellt das Klima des Erzgebirges eine Art Mittelstufe dar zwischen dem der Sudeten und dem des Thüringer Waldes. Die Sudeten nähern sich durch grössere Schwankungen der Wärme und der Niederschläge dem Continentalklima, während der Thüringer Wald in Folge seines Bäume-

Reichthums und grösserer Seenähe die Extreme besser ausgleicht wie das Erzgebirge.

Nahen wir uns von Norden her dem Gebirge, so gelangen wir ganz unmerklich in die höheren Regionen. Daher fehlen hier dem Erzgebirge jene wohlthuenden Fernsichten, durch welche der Thüringer Wald und der Harz sich hervorthun. An kraftvollem Baumwuchs steht es beiden aber wenig nach, und blumige Brachwiesen, deren saftiges Grün dem Auge so wohlthut, bekleiden vielfach die Thalsohle. Neben dieser dichten Bewaldung sind die Hochmoore, welche auf dem breiten Rücken des Gebirges wie grosse Schwämme die Wassermassen sammeln und zusammenhalten, ergiebige Quellen der Feuchtigkeit. Dass die Atmosphäre auf der Höhe des Erzgebirges vielfach dampfreich ist, dafür spricht im Allgemeinen der Charakter der Vegetation, welche sich höher hinaufzieht und üppiger auftritt wie z. B. auf dem Plateau des Oberharzes. Es ist keinem Zweifel unterworfen, dass zwischen Freiberger und Zwickauer Mulde bergaufwärts noch viele angenehme und nutzbringende Sommerfrischen erschlossen werden könnten, welche für Freunde des Waldgebirges in ihrer ursprünglichen Einfachheit eine besondere Anziehungskraft haben müssten.

Ein ganz anderes Bild zeigt der steile Abfall des Gebirges auf böhmischer Seite, wo eine Reihe freundlicher Ortschaften, an den Fuss der Berge sich anlehnend, in das sonnige, fruchtbare Hügelland hineinblicken. Dieser Abstand tritt uns am klarsten vor Augen, wenn wir etwa von Annaberg her mit dem Dampfwagen über den Kamm fort nach Komotau in das böhmische Land hinabfahren. In kühlen Sommern mag dort der lachenden Landschaft sich freuen wer wärmebedürftig ist, und umgekehrt wird, wer der Gluth des Hochsommers ausweichen will, sich gern in die naheliegenden lauschigen Gründe der nördlichen Abdachung zurückziehen.

Bezüglich der Seehöhe ergiebt sich für die Kurorte des Erzgebirges folgende Reihe:

Tharandt 210, Bergiesshübel 320, Komotau 330, Gottleuba 337, Eichwald 375, Geltschberg 406, Wiesenbad 435, Wolkenstein 458, Olbernhau 468, Ottenstein 484, Lauenstein 500, Kipsdorf 533, Frauenstein 650, Reiboldsgrün 692, Einsiedel 720, Wildenthal 732.

a. Nördliche Abhänge des Erzgebirges.

Bergiesshübel, sächsisches Städtchen mit 1500 Einwohnern, 320 m., an beiden Seiten der Gottleuba sich bis zum Dürrenberg hinaufziehend. In etwa 10 Min. ererreicht man den Wald und den von einer schönen Ulmenallee beschatteten Poetenweg, der nach Giesenstein führt. Das Johann-Georgenbad mit alkalischen Eisensäuerlingen bietet gute Gelegenheit zu kalten, warmen und Douchebädern.

Von Ebst. Pirna führt eine Zweigbahn in 1 St. nach B. Unterkunft: Sächsisches Haus, Bahnhofshotel u. Privatwohnungen. Arzt: Dr. Seidel; 1 Apotheke.

Gottleuba, sächsisches Städtchen mit 1200 Einw., 337 m., in einer von Nadelholzwaldungen eingefassten, gegen Ostwinde geschützten Thalweitung. Es entspringt dort eine erdige Eisenquelle, welche in dem auf einer Anhöhe liegendem Kurhause zur Benutzung kommt; zugleich Kiefernadel- und Dampfbäder.

Von Ebst. Berggiesshübel, 3 Km., Post 4mal tägl. in 1/2 St. — Unterkunft: Kronprinz, Schützenhaus, Stadtbad (40 Z. zu 5—12 Mk. wöch.) u. Privatwohnungen. Arzt: Dr. Mittag.

Lauenstein, sächsisches Städtchen mit 825 Einw., auf einer Anhöhe im Thale der Müglitz, 500 m., inmitten bewaldeter Hügel und ziemlich nahe dem Kamm des Gebirges. Gelegenheit zur Milchkur, Badeanstalt; Ferienpension für Knaben; billiges Leben.

Von Ebst. Mügeln (Lin. Dresden-Pirna) Post 2mal tägl. in 5 St. — Unterkunft: 2 Gasthöfe (Löwe, Stadt Teplitz) u. Privatwohnungen durch den Ortsverein. Arzt: Dr. Hotop, 1 Apotheke.

Tharandt, sächsische Amtsstadt mit 2500 Einw., 210 m., an der wilden Weisseritz, in die sich hier der Schloitzbach ergiesst, und am Vereinigungspunkt dreier bewaldeten Thäler gelegen. Der Ostwind findet freien Zutritt. Die mittlere Temperatur des Sommers beträgt 12.5° R., die Feuchtigkeit 77%. Wohlgepflegte Wege führen nach verschiedenen Richtungen auf die Höhen und in den Wald und gewähren dem Spaziergänger reiche Abwechselung. Von den „heiligen Hallen“ mag Mancher sich mehr versprechen, als sie in Wirklichkeit zu bedeuten haben, ein Abstecher nach der „Edlen Krone“ oder in den Rabenauer Grund wird Jeden für Naturgenüsse Empfänglichen um so mehr befriedigen. Badeanstalt mit Benutzung einer gasarmen erdigen Eisenquelle; Moorbäder, Fichtennadelbäder und Kaltwasserkur.

T. ist mittelst Eb. von Dresden in 30 Min. zu erreichen. — Unterkunft: Bad; Deutsches Haus; Albertsalon. Villa Markowsky in vorzüglicher Lage (Z. 6—20 Mk. wöch., Pens. 3—4 Mk. tägl.) u. billigere Privatwohnungen. — Aerzte: Dr. Haupt, Heilanstalt für Nervenkranke (Pens. mit Z. u. Kur 250—400 Mk. mon.), Dr. Biehayn, Dr. Klamka; 1 Apotheke.

Kipsdorf, sächsisches Dorf mit 220 Einw., 533 m., auf der Höhe des von Nord nach Süd ziehenden Thales der rothen Weisseritz, dessen Wände fast überall bis zur

Sohle mit Nadelholz bekleidet sind. Noch höher, 705 m., liegt in 25 Min. Entfernung das Dörfchen **Bärenburg** mit 120 Einw. In nächster Nähe hat man hier einen prächtigen Waldpark und reiche Gelegenheit zu Ausflügen auf die benachbarten Berge.

K. ist Endstation der von Hainsberg (Lin. Dresden-Freiberg) ausgehenden Secundärbahn. **Unterkunft:** In Kipsdorf in dem dicht bei der Eb.-Station liegenden Gasthof zur Tellskoppe u. in mehreren Villen, in Bärenburg im Gasthof Bärenburg u. in Privathäusern. **Aerzte:** Dr. Planer, Dr. Schurtz in Schmiedeberg, Dr. Haase in Altenberg; an beiden Orten eine Apotheke.

Frauenstein, Städtchen mit 1400 Einw., 650 m., auf einer Anhöhe gelegen, nach dem grossen Brande von 1869 neu aufgebaut, besitzt einen Schlosspark und hat den Wald ganz in der Nähe. Prächtige Aussichtspunkte auf das Gebirge und eine reiche Auswahl von Ausflügen. Ruhiger, billiger Aufenthalt.

Von Ebst. Bienenmühle (Lin. Freiberg-Moldau) 10 Km., Post einmal tägl. in $1^3/_4$ St.; v. Ebst. Klingenberg-Colmnitz 18 Km., Post 2mal tägl. in $2^3/_4$ St. — **Unterkunft:** 3 Gasthöfe (Löwe, Stern, Strauss) u. Privatwohnungen. **Arzt:** Dr Schulze; 1 Apotheke.

Mulda, sächsisches Dorf mit 1450 Einw., 414 m., zu beiden Seiten der Freiberger Mulde, welches bereits wiederholt als Feriencolonie für schwächliche Kinder benutzt wurde. Gegen Nord- und Ostwinde ist der Ort gut geschützt, der Wald ist aber 20 Min. entfernt. Badeanstalten mit Einrichtungen zu Seesalz-, Fichtennadel- und Moorbädern.

M. ist Ebst. der Lin. Freiberg-Bienenmühle. — **Unterkunft** in 3 Gasthöfen (Zum Erbgericht, Zum Lehngut, Bahnhof) u. in Privathäusern. **Arzt:** Dr. Krug; 1 Apotheke.

Olbernhau, grosses sächsisches Dorf mit 5400 Einw.

an der Flöha, 468 m., in Waldnähe und freundlicher Umgebung.

Von Ebst. Pockau-Lengefeld führt eine Zweigbahn in ¾ St. nach O. — Unterkunft in 3 Gasthäusern (Gerichtsschenke, Klix, Reichel). Aerzte: Dr. Heinicke (Pens. mit Z. v. 27 Mk. wöch. an), Dr. Schaal: 1 Apotheke.

Einsiedel, (Deutsch-Einsiedel), mitten im Walde, 720 m., ganz isolirt gelegenes Bad mit mehreren eisen- und schwefelhaltigen Quellen, welche zu kalten und warmen Bädern benutzt werden. Billiger Aufenthalt.

Von Ebst. Olbernhau (Zweigb. Pockau-Olbernhau) 11 Km., Post 2mal tägl. in 2¼ St. bis Seiffen, von wo E. noch ½ St. entfernt ist. Von Olbernhau bis Einsiedel Einsp. 6, Zweisp. 10 Mk. Von Ebst. Bienenmühle (Lin. Freiberg-Moldau) 21 Km., Post bis Neuhausen, von wo noch 4 Km. bis E. Unterkunft im Bad mit 25 Z. (Z. 5—10 Mk. wöch., Pens 1½ bis 2 Mk. tägl.). Kurtaxe: 1 Pers. 1, 1 Fam. 1½—2 Mk. Verwalter Revierförster Ueberschar. Arzt: Dr. Heine in Seiffen: Kurzeit: Mai bis Ende Sept.

Warmbad **Wolkenstein** liegt, 458 m., in einem Nebenthale der Zschopau, umgeben von hübschen Laubholzpflanzungen und weiterhin von einer Nadelholzwaldung, durch welche artige Spazierwege sich hinziehen. Die Gebäude des Bades, zum Dorfe Gehringswalde gehörig, bestehen aus 2 grösseren durch einen gepflasterten Hof voneinander getrennten Gebäuden (in deren einem sich zu ebener Erde die Bäder befinden), einem besondern Speisesaal und einigen Villen. Die 23½° R. warme Quelle zählt zu den Wildbädern und wird gegen chronische Rheumatismen und gegen allerhand Schwächezustände mit gutem Erfolg angewendet.

Von Ebst. Wolkenstein (Lin. Chemnitz-Annaberg) fährt man im Wagen in 20 Min. zu dem auf steil abfallenden Felsen befindlichen Städtchen hinauf und von dort in weiteren 25 Min. zum Bade. Unterkunft: Kurhaus mit 115 Z. (Z. 2—10, Familienwohnung 15—18 Mk. wöch.); Kurtaxe: die

Pers. 5 Mk., Bäder: 0.50—0.75 Mk. Arzt: Dr. Kay; Kurzeit: Anf. Mai bis Mitte Oct.; Frequenz: 600.

Wiesenbad, zum Marktflecken Wiesa gehöriger, dicht neben der Eisenbahnstation befindlicher Kurort, im Zschopauthale, 435 m., mit mehreren stattlichen Wohngebäuden und guten Badeeinrichtungen. Hübsche Parkanlagen, durch welche man auf bequem ansteigenden Wegen in die Tannen- und Fichtenwaldungen der benachbarten Hügel gelangen kann, umgeben die Anstaltsgebäude. Die 17° R. warme Quelle gehört wie die Wolkensteiner zu den indifferenten Lauquellen und hat ähnliche Wirkungen wie diese.

W. ist Ebst. zwischen Wolkenstein und Annaberg. Unterkunft im Kurhaus (Pens. 3—5 Mk. tägl.). Arzt: Dr. Böhm (Vorsteher einer Naturheilanst. u. Specialist für Zuckerkranke); Kurzeit:: 15. Mai bis 30. Sept.; Frequenz: 600.

Ottenstein, Naturheilanstalt, 484 m., bei Schwarzenberg (3600 Einw.) in einem vom Schwarzwasser durchströmten, von hohen Bergen eingeschlossenen Thalkessel.

Von Ebst. Schwarzenberg 8 Min. Unterkunft im Kurhause (Pens. mit Z. $4^1/_2$—7 Mk. tägl., für die Kur wöch. 2 Mk. mehr). Arzt: Dr. Evens.

Wildenthal, Dorf mit 500 Einw., 732 m., im lieblichen Thale der Bockau. Im Westen erhebt sich der Elnbogen und der Brückenberg (931 m.), im Osten der Auersberg (1019 m.) mit steinernem Aussichtsthurm. Vortreffliche Gelegenheit zu Streifzügen durch den Hochwald nach allen Richtungen.

Von Ebst. Eibenstock (Lin. Aue-Adorf) 6 Km. Unterkunft im Gasthaus zum Auersberge.

Reiboldsgrün, 692 m., in stiller Waldeinsamkeit gelegenes Gut, welches aus mehreren den Zwecken einer Heilanstalt für Lungenkranke und der Landwirthschaft dienenden Gebäuden sich zusammensetzt. Die Kuranstalt ist von allen Seiten von massigen Nadelholzwaldungen umgeben. Schon ganz in der Nähe derselben führen ebene oder allmählich ansteigende Pfade in den mit Unterholz dicht bewachsenen Kiefernwald. Die Stärke der Winde wird durch die weit ausgebreiteten Waldflächen einigermassen abgeschwächt. Südwest und Westsüdwest sind die vorherrschenden Sommerwinde. Die mittlere Sommerwärme beträgt 11.4° R. Entsprechend der starken Bewaldung ist der Gang der Temperatur gleichmässig und die Feuchtigkeit hoch (Jahresmittel 83 Proc.). Niederschläge sind zahlreich und die Gewitter oft von höchst ergiebigen Regengüssen begleitet.

Von Ebst. Rautenkranz (Lin. Chemnitz - Aue - Adorf) 4½ Km.; von Ebst. Auerbach i. V. (Lin. Zwickau - Oelsnitz u. Herlasgrün-Falkenstein 6—7 Km.). Bestellter Anstaltswagen von beiden Stationen 10 Mk. Unterkunft in der Anstalt mit 130 Z. (Eintrittsgeld 20—30, erste ärztliche Consultation 10, Pens. mit Z. in I. Kl. 33—44, in II. Kl. 23—34 Mk. wöch.). Aerzte: Dr. Driver, Dr. Jacobi. Sommer- u. Winterkur.

b. Südliche Abhänge des Erzgebirges.

Geltschberg, Wasserheilanstalt in Böhmen, 406 m., am Fusse des Geltschberges (1728 m.) in einem gegen Südost geöffneten Thal, dessen schattige Hügel von Spazierwegen durchzogen sind. Es werden auch 2 Trinkquellen, ein einfacher Säuerling und eine schwache salinische Stahlquelle kurgemäss gebraucht. Ausserdem elektrische Behandlung, Fichtennadel- und Moorbäder.

Ebst. Geltschberg-Lewin. Von Gross Priesen, Elb-Dampfschiffstation u. Ebst. der Lin. Tetschen-Schreckenstein, erreicht man G. im Wagen in ¾ St., v. Ebst. Leitmeritz ebenso in 1¼ St. Unterkunft in den 5 Kurgebäuden (Pens. 1.80 fl. tägl.). Aerztliche Direction.

Eichwald, böhmisches Dorf mit 1250 Einw., 375 m., in einer nach Süden geöffneten zum Kamm des Gebirges sich hinaufziehenden Thalschlucht. Die mittlere Sommerwärme ist 13.6° R. Der Reiz der Gegend, welcher dem Kurgast die lohnendsten Ausflüge in die Ebene oder in die benachbarten Bergreviere (Schweissjäger, Doppelburg, Graupen, Mückenthürmchen, Geyersburg) eröffnet, hat Eichwald zum beliebtesten Abstecher der Teplitzer Badegäste gemacht. Zwei Wasserheilanstalten.

Von Teplitz mehrmals tägl. Omnibus-Verbind. in $^3/_4$ St. (Wagen 2—$3^1/_2$ fl.). Unterkunft: Hot. Waldesruh (Pens. mit Z. 3 fl. tägl.), Villa Rosa u. a.; Wasserheilanstalt des Dr. Brecher (ca. 100 fl. monatl., Kurzeit: 1. Mai bis 30. Sept.): Theresienbad im obersten Theil des Ortes mit Wasserheilanstalt, Fichtennadel-, künstl. Mineral- u. Moorbädern (Pens. mit Z. wöch. 18—30, monatl. 60—100 fl., Winterkur v. 15. Sept. bis 15. April).

Komotau, böhmische Stadt mit 10000 Einw., 330 m., am südlichen Fuss des Gebirges und nach Norden gut geschützt, erfreut sich eines sehr milden Sommerklimas und ist durch seine Obst- und Gartenkultur weithin beberühmt. Für Spaziergänger ist der Stadtpark sehr angenehm.

K. ist Knotenpunkt des Böhm. Eb.-Netzes, v. Chemnitz $5^1/_2$, v. Bodenbach $3^1/_2$, v. Aussig etwa $2^1/_2$ St. Fahrzeit. Unterkunft in mehreren Gasthöfen (Reiter, Scherber, Kronprinz Rudolf etc.) u. in Privathäusern.

Fichtelgebirge und Fränkische Schweiz.

Südlich von dem etwa 5—600 Meter hohen voigtländischen Plateau, welches die Verbindung zwischen Erzgebirge und Frankenwald darstellt, erheben sich, nach allen Seiten Flüsse entsendend, die grünen Höhen des Fichtelgebirges. Die hervorragendsten und besuchtesten

Punkte in seiner Mitte sind der Schueeberg (1072 m.), der Ochsenkopf (1039 m.) und die Kösseine (945 m.). Von letzteren südlich zweigt sich die Steinwaldkette ab, während nördlich vom Schneeberg bei Weissenstadt die Waldsteinkette in nordöstlicher Richtung der Saale folgt. Felstrümmer von colossalem Umfang finden wir nicht selten wie hineingeschleudert in die dicht bewaldeten Granitkuppen, und die kahlen zerklüfteten Steinpartien, welche in solcher Weise gebildet werden, geben hier und da dem Ganzen den Charakter des Formlosen, Wilden, Naturwüchsigen. Im Südwesten erregen einzelne emporstrebende Basaltkegel unser lebhaftes Interesse. Als Mittelpunkt dieses dicht bevölkerten Berglandes haben wir Wunsiedel (532 m.) anzusehen. Unter den Unbilden der Witterung hat das Fichtelgebirge bis tief in den Sommer hinein zu leiden. Spätfröste, Nebel und besonders Höhenrauch stören häufig die gute Laune des Gebirgswanderers, der auch hier wieder auf den September als auf den zuverlässigsten Monat angewiesen ist. In den hochgelegenen Ortschaften bilden die Köhler, Holz-, Gruben- und Hüttenarbeiter einen beträchtlichen Theil der Einwohner.

Wo im Südwesten das Fichtelgebirge nach dem rothen Main hin abfällt, treffen wir Bayreuth, umgeben von einem Kranz anmuthiger Hügel. Noch weiter südwestlich treten wir in das Wiesentthal und in die milderen Regionen der Fränkischen Schweiz. Obgleich dem fränkischen Jura angehörig und daher vom Fichtelgebirge geologisch geschieden, pflegt sie als ein Anhang zu diesem betrachtet zu werden. Dieses Wiesentthan mit seinem klaren forellenreichen Bergwasser, mit seinel alten Burgen, seinen wunderbaren Felsbildungen und zahlreichen Höhlen ist in hohem Grade malerisch. Als Uebelstand macht sich der Kalkstaub bemerkbar, welcher auf und neben der das Flüsschen begleitenden Landstrasse in dichten Schichten lagert.

Die Seehöhe der Sommerstationen des Fichtelgebirges und der Fränkischen Schweiz bewegt sich zwischen 350 und 590 Meter in folgender Reihe: Berneck 350, Phantasie 460, Gössweinstein 464, Muggendorf 544, Streitberg 584, Alexandersbad 590 m.

a. Fichtelgebirge.

Alexandersbad liegt, 590 m., an der südöstlichen Abdachung des Fichtelgebirges und hat bei seiner beträchtlichen Seehöhe ein frisches, zeitweise sogar ziemlich rauhes Waldgebirgsklima. Die mittlere Sommerwärme hält sich nur anf 12.9° R., und der Frühling ist meist noch recht kühl, so dass der Mai mit 9.9° R. noch warme Bekleidung erfordert. Die Reinheit der Luft und des dem Granit entspringenden Wassers ist vorzüglich. Eine erdige Eisenquelle und eine Wasserheilanstalt kommen als Hülfsmittel der Luftkur in Betracht. An die Kurgebäude schliesst sich ein Park mit altehrwürdigen, schattenspenden Linden und Birken. Bei der Wasserheilanstalt vorüber führt eine anfangs breite Strasse in die Nadelholzwaldung und zur Luisenburg, jenem hochinteressanten natürlichen Felsbau, der von labyrinthischen Gängen durchsetzt, durch Strauchwerk und mächtige Kieferngruppen in Grün gekleidet ist. Ausser den mannichfachen Wegen, welche diese benachbarte Felsengruppe durchkreuzen, fehlt es nicht an Gelegenheit zu weiteren

Ausflügen, unter welchen die Kösseine ihrer umfassenden Rundsicht wegen den ersten Platz einnehmen. Die aus den westlichen böhmischen Bädern (Karlsbad, Marienbad, Franzensbad) Heimkehrenden wählen Alexandersbad häufig als Nachkurort.

Von Ebst. Markt-Redwitz (Lin. Hof-Wiesau-München u. Eger-Nürnberg) $^3/_4$ St., Post 3mal tägl.; v. Ebst. Wunsiedel (Endstat. der Zweigb. Holenbrunn-Wunsiedel) $^1/_2$ St. Unterkunft: 1. Wasserheilanst. mit 88 Z. (Z. 1.50—4, Pens. in I. Kl. 4, in II. Kl. 2.75 Mk., Kur 2 Mk. tägl., erste ärztl. Consult. 10, Kurtaxe für 1 Pers. 4.50, für 1 Fam. 6—8 Mk.): 2. Stahlbad mit über 80 Z. (Z. 6—28 Mk. wöch., Pens. 4 Mk. tägl.). Arzt: Dr. F. C. Müller; Kurzeit: 15. Mai bis Oct.

Berneck, oberfränkisches Städtchen mit 1500 Einw., welches, 350 m., am südwestlichen Abhange des Gebirges in dem engen nach Süden geöffneten Oelsnitzthal malerisch gelegen ist. Angenehme Spazierwege, nach Regengüssen schnell wieder trocken, führen oberhalb des Oelsnitzbaches am rechten Ufer in die unmittelbar anstossenden Laub- und Nadelholz-Waldungen. Für weitere Wanderungen durch das Gebirge ist Berneck ein beliebtes Standquartier. Ein Kurmittel, auf welches man viel Sorgfalt verwendet, ist die Ziegenmolke; auch werden Kräutersäfte nach Kreuther Methode bereitet. Ausserdem Fichtennadelbäder, Fichtennadelinhalationen, Fluss- und Dampfbäder.

Von Ebst. Marktschorgast (Lin. Hof-Bamberg) 2mal tägl. Post in $^3/_4$ St. nach B. (Einsp. $3^1/_2$ Mk.); von Ebst. Bayreuth (15 Km.) Post 2mal tägl. in 2 St. Unterkunft in 4 Gasthöfen: Hirsch (Pens. 30 Mk. wöch.), Löwe, Krone, Stadt Bayreuth u. in Privatwohnungen (Z. 4—15 Mk. wöch.); Kurhaus mit Restaurant u. Lesezimmer. Kurtaxe: 1 Pers. 4, 1 Fam. 6—8 Mk. Aerzte: Dr. Sack, Dr. Wild; 1 Apotheke; Kurzeit: Mitte Mai bis Anf. Oct.; Frequenz: 900.

Phantasie (Fantaisie), Lustschloss auf einer Anhöhe bei Bayreuth, 460 m., zu Donndorf gehörig, besitzt einen

Park, welcher die Terrasse und die Abhänge bedeckt. Es herrscht dort eine reine Waldluft, und die ausgezeichnet schönen Anlagen, mit dankenswerther Gastlichkeit dem Publikum geöffnet, beherbergen einen herrlichen Blumenflor und seltene Bäume. Wer sich weitere Ziele steckt, besucht die Parkanlagen der Eremitage oder wendet sich ins Thal der Wiesent bis gegen Waischenfeld. Bayreuth (24000 Einw.), in manchen Jahren das Reiseziel zahlloser Kunstfreunde, versorgt uns jederzeit mit allen Erfordernissen des Lebens.

Von Bayreuth zur Phantasie 6 Km. Unterkunft in dem dicht am Park gelegenen Hotel Fantaisie od. bescheidener im goldenen Pfau (Z. 8—10 Mk. wöch.). 28 Aerzte, 4 Apotheken in Bayreuth.

b. Fränkische Schweiz.

Streitberg, oberfränkisches Dorf mit 400 Einw., 584 m., welches am westlichen Eingang in die fränkische Schweiz, am rechten Wiesentufer, gegen Ost, Nord und West windgeschützt, in einer nischenförmigen Einbiegung des Hügelsaumes gelegen ist. In Folge von freiem Zutritt der Sonnenstrahlen zu den Kalkfelsen ist schon der Mai angenehm warm, der Hochsommer leicht zu heiss. Ausserhalb der schattenspendenden Anlagen des Kurhauses muss man ziemlich weit gehen, um Waldschutz zu finden. In Entfernung von $^1/_4$ St. entspringt in einer Temperatur von 8° R. die kalkhaltige Muschelquelle. Neben Milch und Milchpräparaten kommen Kräutersäfte, Fichtennadel- und Soolbäder zu kurgemässer Anwendung.

Von Ebst. Forchheim (Lin. Bamberg-Nürnberg) 17 Km., Post 2mal tägl. in $2^1/_4$ St. nach S. (Einsp. 5 Mk.); v. Ebst. Ebermannstadt 4 Km. Unterkunft in 3 Gasthöfen (Löwe. Adler, Brandenburger Haus), in Privathäusern u. im Kurhaus (Z. 1—3, Kost u. Kur 5 Mk. tägl.); Kurtaxe: 1 Pers. 3,

1 Fam. 5 Mk; Arzt: Med.-R. Dr. Köttnitz; Kurzeit: 1. Mai bis 1. Oct.: Frequenz: 1000.

Muggendorf, oberfränkischer Marktflecken mit 500 Einwohnern, 544 m., im Mittelpunkt der fränkischen Schweiz und ringsum von Bergen umgeben. Der feine Kslkstaub, welcher bei dem regen Wagenverkehr auf der neben dem Wiesentflüsschen sich hinziehenden Landstrasse aufgewirbelt wird, berührt die naheliegenden Wohnstätten in unangenehmer Weise und macht sie namentlich für Lungenkranke nicht unbedenklich. Im Hochsommer leidet auch das nach Südwest geöffnete Thal unter der Hitze, doch sind in der Nähe schattige und kühlere Plätze zu finden. Unter den weiteren Spaziergängen gewähren die nach dem Adlerstein, der Riesenburg, nach Gössweinstein und nach Burggailenreut mit seinen hochberühmten Zoolithenhöhlen vielfache Abwechselung. Molkenkur.

Von Ebst. Forchheim 21 Km., Post in $2^3/_4$ St.; v. Ebst. Eggolsheim u. v. Ebst. Pegnitz je 22 Km. Unterkunft: 6 Gasthöfe (Kurhaus zur fränkischen Schweiz, Wolfsschlucht, Stern, Schwan, Türkei, Sonne) u. Privathäuser (Z. 5—15 Mk. wöch.). Arzt: Dr. Laurer; Kurzeit: 1. Mai bis 1. Oct.; Frequenz: 1000.

Gössweinstein, oberfränkischer Marktflecken mit 500 Einw., 464 m., in reizender Lage. Auf einem Felsen thront das Schloss mit prächtiger Rundsicht über die ganze fränkische Schweiz. Schöne Spazierwege führen durch die Anlagen des benachbarten Staatswaldes. Nach Ueberfüllung von Streitberg und Muggendorf hat die Schönheit der Gegend hier eine Niederlassung von Sommergästen begründet.

Von Ebst. Pegnitz (Lin. Nürnberg-Oberkotzau-Hof) 22 Km., Post einmal tägl. in $3^3/_4$ St. Unterkunft in 2 Gasthöfen (Distler mit Garten, Amschler). Arzt in dem 12 Km. entfernten Muggendorf.

Thüringer Wald und Frankenwald.

Bei Hörschel, wo sich das Flüsschen Hörsel 7 Km. westwärts von Eisenach in die Werra ergiesst, ist die nordwestliche Grenze des Thüringer Waldes. Hier erheben sich aus dem Werrathal in wellenförmigem Anstieg die abgerundeten Kuppen des Gebirges bis zu einer mittleren Höhe von 800, ja in einzelnen Häuptern bis gegen 1000 Meter (Schmücke 911, Inselsberg 914, Schneekopf 978, gr. Beerberg 993 m.); hier beginnt auch der Rennsteig, jener alte die Kammhöhe des Thüringer Waldes bildende Grenzweg zwischen Franken und Thüringen. Von Hörschel aus sind es in gerader südöstlicher Richtung 150 Km. bis Blankenstein, wo der Selitzbach in die Saale mündet, und wo der Rennsteig und mit ihm das Gebirge sein Ende nimmt. Aber nach seinem inneren Aufbau sowohl wie nach seiner äusseren Gestaltung zerfällt der thüringer Wald in zwei wesentlich verschiedene Theile. Von Eisenach her bildet er anfangs einen compacten Kamm, welcher ohne Längsthäler und auf einer kaum 15 Km. überschreitenden Basis sich in einer Linie wohl 75 Km. lang bis nach Friedrichshöhe hinzieht. Dieser Theil des Gebirges besteht wesentlich aus Rothliegendem und aus verschiedenen Porphyrarten, die vielfach zum Strassenbau benutzt werden. Der Rand des thüringer Waldes wird von Zechsteinformationen eingefasst. Der südöstliche Theil, von Friedrichshöhe bis Blankenstein ist etwa 100 Meter niedriger und bedeutend breiter als der nordwestliche und besteht in einem 400—600 Km. breiten Grauwacken-Platteau, welches im Frankenwald die Verbindung mit dem Fichtelgebirge herstellt.

Das thüringische Gebirge ist ein Waldgebirge in der vollsten Bedeutung des Wortes. Weitläufige Fichtenwaldungen, ab und zu von Tannen oder Buchen unterbrochen, erstrecken sich von seinen Höhen bis tief in die Thäler hinab, oft 60 Procent und mehr der Bodenfläche einnehmend. Auch der Frankenwald ist waldreich, vorzüglich auf seinem Kamme, und dort ebenso einförmig, rauh und düster wie der eigentliche thüringer Wald. Der vorherrschende Baum ist die Fichte; die langnadlige Kiefer leidet hier zu sehr durch Reif und Schnee, auch Tannen sind nur selten. Der nordwestliche Theil des Waldes hat dagegen ziemlich viel Laubholz: Rothbuchen, Eichen, Ahorn, Birken und Eschen. Ueber 700 Meter Höhe fängt das Nadelholz an zu verkrüppeln. Nicht viel höher reicht die Buche, 400 bis 500 Meter hoch erhebt sich die Eiche. Bis 400 Meter Höhe gedeiht auch das Obst und in geschützter Lage der Weinstock. Nicht selten sind nur in der nächsten Nähe der Ortschaften Felder zu finden, die wieder ringsum bis an den Saum des Waldes reichen. Wiesengründe erscheinen hier und da mitten im Walde versteckt. Die beiden höchstgelegenen Dörfer sind Bernhardsthal 838 Meter und Igelshieb 835 Meter. Holzhandel, Holzarbeiten, Köhlerei, Glasmacherei, Bergbau und an einzelnen Orten, wie in Ruhla, eine eigenartige Industrie bilden die hauptsächlichsten Beschäftigungszweige der Waldbewohner.

Die Schwankungen im Gange der Temperatur eines Tages sind auf holzarmen Strecken z. B. in dem von kahlen Kalkbergen umgebenen Saalthale bei Jena am grössten, sie verkleinern sich im Verhältniss zur Annäherung an den Wald. Die Temperatur-Abnahme mit der

Höhe beträgt für Thüringen auf 244 Meter Steigens 1° R. (in der Schweiz erfolgt dieselbe Wärmeabnahme schon bei 212 Meter). Fröste kommen noch in der ersten Hälfte des Juni vor und treten auf den höher gelegenen Punkten schon im September wieder ein. An günstigen Orten z. B. in Arnstadt liegen zwischen dem letzten und ersten Frost 180 Tage.

Was die Winde anbetrifft, so herrschen noch bis Ende Frühling und Anfang Sommer West und Südwest vor, im Hochsommer dagegen meistentheils die Nordwinde. Ost und Nordost erscheinen vorwiegend Anfang Mai, sodann wieder im September, October und November. Im Allgemeinen gilt die Regel, dass die Süd und Westwinde bewölkten Himmel und feuchtes Wetter bringen, die Nord- und Ostwinde dagegen Trockenheit und Klarheit verursachen. Im Gebirge haben auch der Südost und der länger andauernde Südwest, der letztere wenn er die über den Höhen lagernden Wolkenschichten vertrieben hat, freundliches und helles Wetter im Gefolge. Am meisten gefürchtet ist in ganz Thüringen der Nordwest, der mit seltener Genauigkeit Regen anzuzeigen pflegt und unter dem Namen „Hessenluft“ bekannt ist[1]). Man kann im Allgemeinen in Thüringen auf das Jahr 60 ganz helle, 124 trübe und 181 halbhelle Tage rechnen; doch finden in dieser Beziehung bedeutende lokale Unterschiede statt.

Die jährliche Durchschnittszahl der Tage mit Niederschlägen ist für Deutschland im Allgemeinen 140—160, für Thüringen 172—173, so dass dort also etwa an jedem zweiten Tag Niederschläge stattfinden. Die flachen und

---

[1]) Spiess, Physikal. Topographie v. Thüringen.

waldärmeren Gegenden des Landes bleiben oft wochenlang trocken, während es im Waldgebirge reichlich regnet. Der Frühling geht hier im Gebirge gewöhnlich unter abwechselnd kalten und nassen Tagen dahin, allmählich wird die Witterung beständiger, aber gegen Ende Juni pflegen wieder lang andauernde Regengüsse einzutreten, und erst im Hochsommer ist auf anhaltend schönes Wetter zu rechnen, welches nicht selten bis tief in den Herbst hinein reicht. Dann ist für den thüringer Wald die beste Zeit gekommen, die freilich manchmal durch früh eintretende Fröste einen schnellen Abschluss findet.

Unter den Luftkurorten Thüringens haben viele als Urrsprungsstätten von Mineralquellen noch eine besondere Bedeutung. So sind als Soolquellen zu nennen: Arnstadt, Kösen, Salzungen und Sulza; als Eisenquellen: Liebenstein und Lobenstein. Elgersburg, Ilmenau und Sonneberg besitzen wohlbekannte Wasserheilanstalten. Der thüringer Wald ist fast vollständig von einem Netz von Eisenbahnen umsponnen, welches im Osten von Saalfeld bis Gr. Heringen, im Norden von hier bis Eisenach und von hier wieder westlich und südlich bis Sonneberg reicht, während die Linie Erfurt—Ritschenhausen in langem Tunnel das Waldgebirge durchbricht. Dadurch sind (abgesehen von den Zweigbahnen, welche noch weiter in das Gebirge hineinführen) abgelegene Sommerfrischen, welche eine weitere Postfahrt erforderten, hier kaum mehr zu finden. Der bei weitem grössere Theil der Kurorte befindet sich auf den östlichen und nördlichen Abhängen des Gebirges zwischen Saale und Werra. Die früher häufig geäusserten Klagen über mangelnde Unterkunft und Verpflegung sind jetzt weniger berechtigt. Schwarzburg,

Elgersburg, Friedrichroda, Liebenstein können auch hohe Ansprüche befriedigen. Ordnen wir die Luftkurorte Thüringens nach der Seehöhe, so erhalten wir folgende Reihe:

Kösen 116, Sulza 148, Frauensee 164, Rudolstadt 210, Eisenach 225, Tautenburg 230, Salzungen 262, Berka 277, Arnstadt 280, Schmalkalden 296, Schwarzburg 324, Hummelshain 325, Thal 340, Liebenstein 345, Blankenhain 350, Georgenthal 383, Schleusingen 390, Sonneberg 400, Grosstabarz 415, Friedrichroda 422, Luisenthal 425, Ruhla 430, Lobenstein 472, Ilmenau 480, Elgersburg 503, Brotterode 578, Oberhof 810.

a. Nordöstlicher und östlicher Theil.
(Saalthal und Nebenthäler.)

Kösen, kleine preussische Stadt mit 2350 Einw., 116 m., in einem nach Süden geöffneten Thalabschnitt und an beiden Ufern der Saale, besitzt ein sehr mildes warmes Sommerklima. Durch die Nähe der norddeutschen Grossstädte und im Besitz einer 14° R. warmen, 5 procentigen Soolquelle ist Kösen der Sammelplatz skrophulöser Kinderschaaren geworden. Sool-, Fichtennadel- und mit Sooldouchen verbundene vortreffliche Wellenbäder in der kleinen Saale. Zur Trinkkur benutzt man die neben Kochsalz Bittersalz führenden Johannesquellen, den schwach eisenhaltigen Mühlbrunnen und auch die mit Kohlensäure imprägnirte verdünnte Soole.

K. ist Ebst. der Lin. Halle-Eisenach, von Naumburg 7 Km. — Unterkunft: 4 Gasthöfe (Muthiger Ritter, Kurzhals, Preuss. Hof, Tanne), eine grössere Anzahl von Pensionen (60—100 Mk monatl.) u. sehr zahlreiche Privatwohnungen (Z. 5—15 Mk. wöch.). — Kurtaxe: 1 Pers. 9, 1 Fam. 12—20 Mk.; Soolbäder: Das Dutz. 12 Mk. 8 Aerzte, 1 Apotheke: Kurzeit: Anf. Mai bis Mitte Oct.: Frequenz: 2000.

Sulza (Stadtsulza), weimarisches Städtchen mit 2100 Einw., 148 m., in einer geschützten Mulde des hier tiefeingeschnittenen Ilmthales. An der West- und Nordseite erheben sich Weinberge, gegen Osten auf höherer theilweise bewaldeter Berglehne liegt Bergsulza. In unmittelbarer Nähe der Gradirhäuser sind Promenaden und den Villen gegenüber Parkanlagen angelegt. Die mittlere Temperatur der drei Sommermonate erreicht 14° R., die Feuchtigkeit 70 Procent. Der Kurort hat mehrere schwach Jod und Brom haltige Soolquellen, welche gemischt als Badesoole in Gebrauch sind, und von denen zwei auch zur Trinkkur benutzt werden.

S. ist Ebst. der Lin. Naumburg-Erfurt. Unterkunft: 8 Gasthöfe u. Pensionen (Pens. mit Z. von 3 Mk. an) u. Privathäuser (Z. u. Kammer 8—20 Mk. wöch.). Kurtaxe: 1 Pers. 9, 1 Fam. 12—18 Mk. — Aerzte: Dr. Schenk, Dr. Löber; 1 Apotheke; Kurzeit: 1. Mai bis 1. Oct.; Frequenz: 2000.

Tautenburg, weimarisches Kirchdorf mit 300 Einw., 230 m., in einem Seitenthale des Saalthales, und zwar in einem weithin von den schönsten Buchenwaldungen eingefassten Thalkessel, sehr geeignet für Solche, die Ruhe und Waldeinsamkeit suchen. Die kleinen, ziemlich dürftig aussehenden, aber recht sauber gehaltenen Häuser, welche meist auf Fremdenbesuch eingerichtet sind, liegen vereinzelt, von kleinen Gärten umgeben, in denen es an schattigen Lauben nicht fehlt. Vor dem Gasthof auf erhöhter Estrade ein von alten Linden beschatteter Platz. Mehrere vortrefflich angelegte und mit Ruheplätzen versehene Wege, so die zur Bastei sanft ansteigende Karl Alexander-Promenade, erleichtern den Besuch des Waldes. Wohlschmeckendes Trinkwasser. Kleine Badeanstalt.

Von Ebst. Dornburg (Lin. Gr. Heringen-Rudolstadt) 7 Km. oder $1^1/_4$ St. (Wagen auf Vorherbestellung am Bahnhof, 3 Mk., sonst von Dorndorf aus zu nehmen). — Unterkunft: im Gasthof u. in Privathäusern (Z. 7, mit Kabinet 10—12 Mk. wöch.). Arzt u. Apotheke in Dornburg. Frequenz: 320.

Hummelshain, altenburgisches Dorf mit kaum 400 Einw., 325 m., an welches der dem Publikum zugängliche herzogliche Schlosspark sich unmittelbar anschliesst. Hinter dem Schlosspark betritt man ausgedehnte Nadelholzwaldungen, welche von Fusswegen durchzogen und mit Ruhebänken reichlich versehen sind. Sie gewähren, z. B. vom Borkenhäuschen, liebliche Ausblicke in die Landschaft. In östlicher Richtung führt eine Kirschallee in 12 Min. zum Eingang in den durch die regelmässigen Fütterungen der Thiere hochinteressanten Wildpark. Durchschreitet man diesen, so kommt man nach dem beim Dorfe Wolfersdorf befindlichen Jagdschloss „Fröhliche Wiederkunft“, dessen Gasthaus, dicht am Walde gelegen, ebenfalls als stille Sommerfrische in Aufnahme ist.

Von Ebst. Kahla (Lin. Jena-Rudolstadt) 7 Km., Post einmal tägl. in $1^1/_2$ St. (Wagen 5 Mk.); von Ebst. Neustadt a. O. (Lin. Leipzig-Saalfeld) 10 Km., Post einmal tägl. in 2 St. — Unterkunft in Hummelshain im Gasthof zum Hirsch u. in Privathäusern, in Fröhliche Wiederkunft im Gasthof zum Keller (Z. wöch. v. 5 Mk. an, Pens. tägl. 4—5 Mk.). Nächster Arzt in Kahla.

Rudolstadt, Hauptstadt des Fürstenthum Schwarzburg-Rudolstadt mit 12000 Einw., 210 m., liegt am linken Ufer der Saale und am Fusse des Hainbergs. Zum „Hain“ führen vom Schloss aus angenehme Waldwege, doch fehlt es an Ruhesitzen. Das Sommerklima ist mässig warm (12.6° R.). West und Südwest sind vorherrschend und Herbstnebel im Flussthale nicht selten. Gutes Trinkwasser und Kanalisation; Gelegenheit zur Anwendung verschiedener Badeformen.

R. ist Ebst. der Lin. Jena-Hochstadt. — Unterkunft in 6 Gasthöfen (Radtke mit Garten, Ritter, Löwe etc.) u. in dem $^1/_4$ St. entfernten Rudolsbad mit medicin., elektrischen u. Dampfbädern (Pens. mit Z. v. 7 Mk. an). — 10 Aerzte, 2 Apotheken.

Lobenstein, Städtchen im Fürstenthum Reuss j. L. mit 2700 Einw., 472 m., am südlichen Abhange des Thüringer Waldes und an der Grenze des Frankenwaldes, im tief eingeschnittenen Lemnitzthal, in wald- und wasserreicher und deshalb ziemlich feuchter Lage. Der Sommer hat eine mittlere Temperatur von 13.5° R. und 57 Regentage. Die Parkanlagen des Kurgartens stehen nach Westen, Norden und Osten unter dem Windschutz der umgebenden Hügel, während sie nach Süden, wo sie bis an den Stadtteich reichen, frei liegen. Die dort entspringenden Eisenquellen werden zu Trink- und Badekuren benutzt. Ausserdem Moor-, Sand-, Kiefernadel- und Dampfbäder- und eine Wasserheilanstalt.

Von Ebst. Ludwigstadt (Lin. Saalfeld-Probstzella-Hochstadt) führt eine Zweigb. in 40 Min. nach Lehesten, von wo 2mal tägl. Post (17 Km.) in $2^1/_4$ St. nach L.; von Ebst. Eichicht derselben Lin., Post (29 Km.) einmal in $4^1/_2$ St. zum Kurort; v. Ebst. Reuth (Lin. Reichenbach-Hof) Post (28 Km.) in $3^3/_4$ St. nach L. — Unterkunft: Kurhaus (Z. 5—10 Mk. woch.), 3 andere Gasthöfe u. Privatwohnungen (Z. $4^1/_2$—$7^1/_2$ Mk. woch.). Kurtaxe: 1 Pers. 5, 1 Fam. 7—9 Mk.; Bäder: 1—$2^1/_4$ Mk. — Arzt: San.-Rath Dr. Aschenbach; Kurzeit: 15. Mai bis 20. Sept.; Frequenz: 325.

Schwarzburg, Dorf mit 800 Einw. und oberhalb desselben auf einer Terrasse, 324 m., die gesuchtesten Wohnungen. Diese Terrasse ist gegen Nord und Nordost durch waldbedeckte Hügel windgeschützt. Gut gehaltene Wege führen in verschiedener Steigung in die Wälder, so dass Schwarzburg recht wohl als Terrainkurort gelten kann. In landschaftlicher Beziehung ist es ein Glanzpunkt des Gebirges, nur ist es gerade deshalb für Ruhebedürftige durch die stetig wechselnden Touristenschwärme nicht sehr behaglich. Wellenbäder in der Schwarza.

Von Ebst. Blankenburg (Lin. Schwarza-Blankenburg) 11 Km. bis S., Post 2mal tägl. in 2 St., Hotelomnib. am Bahnhof. Unterkunft: Weisser Hirsch, aus den Hinterzimmern entzückende Aussicht über das Thal (Pens. mit Z. v. 6 Mk. an); Schwarzaburg, Thüringer Hof. Ausserdem 3 Gasthöfe unten im Dorf Schwarzburg (285 m.) u. Privatwohnungen. — Arzt: Dr. Sorge aus Königsee.

Berka, weimarisches Städtchen mit 1750 Einw., 277 m., in einem von der Ilm durchflossenen, von bewaldeten Hügeln eingeschlossenen weiten Thalkessel. Die mittlere Sommertemperatur ist 13.5° R. Während die Hügel des Waldgebirges gegen Nord, Ost und Süd Schutz gewähren, führen der frei eindringende West und die Wiesen an der Ilm dem Thale Wasserdampf zu und verleihen ihm im Sommer den besänftigenden Charakter feuchter Wärme. Die Reinheit der Luft ist durch keinen Fabrikschornstein getrübt. Um bei Brustschwachen und Blutleeren die Luftkur in höchster Potenz zu ermöglichen, hat man in der Nähe auf der Harth am Saume eines durch Unterholz gut gedeckten Kieferwaldes „Freiluftstationen“ gegründet. Diese hölzernen Schlafhütten, welche auch während der Nacht einen ergiebigen Luftwechsel gestatten, sind sehr zweckentsprechend eingerichtet und übertreffen in ihrer Lage und Ausstattung die andernorts hierfür getroffenen Vorkehrungen. Zu Eisenmoor-, Sand-, Wellen-, Schwefel- und Kiefernadelbädern sind gute Einrichtungen vorhanden.

Von Weimar 3mal tägl. Eb. in 1—1¼ St. nach B. —

Unterkunft in 5 Gasthöfen (Kurhaus, Deutscher Kaiser, Tanne, Weimarischer Hof, Ilmschlösschen), in Villen u. Privathäusern (Z. 6—12 Mk. wöch.). — Kurtaxe: 1 Pers. 7, 1 Fam. 8 — 10 Mk.: 3 Badeanstalten (Bäder 0.60—2 Mk.). Aerzte: Dr. Willrich, Dr. Göcking; Kurzeit: 15. Mai bis 15. Sept.; Frequenz: 1600.

Blankenhain, weimarisches Städtchen mit 2700 Einwohnern, 350 m., an einem der Ilm zufliessenden Bach in Waldnähe gelegen, ist nur 6 Km. von Berka entfernt. Es liegt 73 Meter höher wie dieses, hat aber unvollkommneren Windschutz besonders gegen Nordost und ist nicht frei von Rauchbelästigung durch Fabrikschornsteine. Waldwege und Waldhütten sind zahlreich vorhanden.

Von Ebst. Weimar Secundärbahn in $1\frac{1}{2}$ St. nach B. — Unterkunft in 3 Gasthöfen (Lindenhaus mit Garten, Bär, Mohr) u. in Privathäusern (Z. 7—12 Mk. wöch.). Aerzte: Med.-R. Dr. Kessler, Dr. Cless, Dr. Issleib, Dr. Friedmann (Sanator. für Brustkranke); 1 Apotheke.

b. Nördlicher Abhang des Thüringer Waldes.

Arnstadt, Stadt im Fürstenthum Schwarzburg-Sondershausen mit 12 000 Einw., 280 m., am linken Ufer der Gera in einer weiten Thalmulde und fast von allen Seiten durch Berge geschützt. Von der Stadt, welche von Obstplantagen und Parkanlagen umgeben ist, führen schattige Alleen in $\frac{1}{4}$ St. in den Wald. Das Sommerklima (mittlere Temp. 13.6° R.) ist feuchtwarm und geringen Schwankungen unterworfen. Die $\frac{1}{2}$ St. unterhalb der Stadt auf der Saline Arnshall erbohrte Quelle gehört zu den starken Soolen und ihre Benutzung unter Hinzuziehung der Jod und Brom haltigen Mutterlauge führt stets eine grosse Schaar Skrophulöser, Rheumatiker, Gichtischer und unterleibskranker Frauen nach Arnstadt.

Von Ebst. Neudietendorf auf Lin. Ritschenhausen Eb. in 20 Min. nach A. — Unterkunft: 6 Gasthöfe (Goldene Henne etc.), Villen u. Privatwohnungen in den sog. Badekolonien (Z. 12—15 Mk. wöch.). Kurtaxe: 1 Pers. 3, 1 Fam. 9 Mk. — 7 Aerzte, 2 Apotheken, 3 Badeanstalten (Bäder 1—1½ Mk.). Kurzeit: Mitte Mai bis Ende Sept.; Frequenz: 400.

Elgersburg, gothaisches Dorf mit 1000 Einw., 503 m., am nördlichen Abhange des Schneekopfes, liegt in einem quellenreichen, rings von bewaldeten Hügeln umgebenen Thale und besitzt 2 Wasserheilanstalten. Der harte Porphyrgrund verhindert die Staubbildung; der mit Nadelholz dicht besetzte Berggürtel gewährt alle Vortheile des Waldklimas: gleichmässige Temperatur und eine reine, kühle und mässig feuchte Atmosphäre. Etwa 30 Quellen lassen hier ihr krystallhelles, vorzüglich reines, nur 4 bis 6° R. warmes Wasser an verschiedenen Stellen zu Tage treten. Zahlreiche gut gehaltene Fusswege, die auch zur Terrainkur sich eignen, führen in den Wald zu Ruheplätzen und Aussichtspunkten. Die weitere Umgegend birgt eine reiche Auswahl der reizendsten Ausflüge in das Waldgebirge.

Von Ebst. Plaue (Lin. Neudietendorf-Ritschenhausen) führt eine Zweigb. in etwa ½ St. nach E. — Unterkunft: 5 Gasthöfe (Herzog Ernst, Hirsch, Victoria, Linde, Fürstenhof), Privatwohnungen (Z. 7—15 Mk. wöch.) u. 2 Wasserheilanstalten. 1. Aeltere Anstalt, Arzt Dr. Barwinski, mit 9 Villen incl. des „Herzog Ernst“, welche 220 Z. enthalten (Z. 1—5, Pens. 3½ Mk. tägl., Kur 2 Mk. tägl.; Kurtaxe: 1 Pers. 5, 1 Fam. 7½ — 10 Mk.). — 2. Jüngere Anstalt, Arzt Dr. Preiss (Z. 1—6, Pens. 3½, Kur 2 Mk. tägl.), Kurzeit: 1. März bis 15. Nov.

Ilmenau, weimarisches Städtchen mit 5500 Einw. an der Ilm, welches schon seit Langem wegen seiner lieblichen und gesunden Lage eine bedeutende Anziehungskraft ausübte. Am Fusse des Kickelhahns, 480 m., in einem nach Osten sich öffnenden Thalkessel befindlich, ist es gegen Südwest durch den Kamm des Gebirges, gegen Nord und Nordost durch die zwischen den Thälern der Gera und Saale sich ausbreitenden Hügelreihen geschützt. Die mittlere Sommertemperatur ist 12.7° R., die mittlere Feuchtigkeit erreicht 84 Procent. Viele schattige Wege führen in den Wald und auf die Berge. Das Trinkwasser aus einer Quellenleitung ist gut. In Bezug auf das Maass der Ansprüche an das gesellige Leben hat Elgersburg Ilmenau überflügelt.

I. ist Station der Zweigb. Plaue - Grossbreitenbach. — Unterkunft: 9 Gasthöfe (Löwe, Kurhaus, Tanne etc.) u. Privatwohnungen (Z. mit Bett 7—20 Mk. wöch.): auch Pensionen. Wasserheilanstalt, Arzt San.-R, Dr. Preller (Pens. 30 Mk. wöch.). Sonstige Aerzte: San.-R. Sorge, Dr. Hassenstein (Sanator. für Nervenkranke): 1 Apotheke. Kurzeit: Mai bis Oct.: Frequenz: 1700.

Georgenthal, gothaisches Pfarrdorf mit 850 Einw., 383 m., an der Apfelstedt, in der Nähe zweier grosser Teiche und am Eingang in das nach Tambach führende Thal. Auf dem Zigeunerweg, dem Weg zum Borkenhäuschen und zum Steigerhaus befindet man sich sofort im Wald. Badeanstalt am Hammerteich mit guter Gelegenheit zu Fichtennadel- und medicinischen Bädern. Wellenbad. Für anspruchslose Kurgäste ein billiger Aufenthalt.

G. ist Ebst. der Lin. Gotha-Ohrdruf. Vom Bahnhof in den Ort ¼ St. — Unterkunft: 4 Gasthöfe (Schlenk, Deutsches Haus, zur Aue, Thüringer Wald halbwegs zum Bahnhof) und Privatlogis. — Arzt: Dr. Unger; Kurzeit: Mitte Mai bis Mitte Sept.; Frequenz: 1000.

Luisenthal, Gast- und Badehaus, 425 m., im Ohrathal. Ein Garten mit vielen schattigen Lauben und Veranden befindet sich am Hause. Gute Wege, mit Ruheplätzen versehen, führen am forellenreichen Bach entlang und in den nahen Wald.

Von Ebst. Ohrdruf auf der nach Oberhof führenden Strasse 35 Min. bis L., welches 5 Min. abseits der Strasse liegt. Post und Tel. in dem 10 Min. entfernten Dorf Schwarzwald. — Unterkunft im Gasthof, in 2 dazu gehörigen Logirhäusern oder in 2 Villen (Z. 8—10 Mk. wöch., Pens. $2^1/_2$ Mk. tägl. 3 Aerzte, 1 Apotheke in Ohrdruf.

Oberhof, Walddorf mit 290 Einw., das höchstgelegene des Herzogthum Gotha, 810 m., und fast auf der Höhe des Rennsteigs. Die kleinen zerstreut liegenden, meist mit Schiefer gedeckten Häuser dehnen sich über eine wiesenbewachsene Hochebene aus, welche von allen Seiten von massigen Waldungen eingefasst wird. Diese Wälder mässigen den Anprall der Winde, die übrigens ungehemmt von allen Seiten den Ort bestreichen. Die kühle (mittlere Sommertemp. 10.9° R.) feuchte Luft ist beim Mangel jeder Fabrikanlage vorzüglich rein. Der Sommer zählt 33 Regentage, auch muss man sich auf einzelne Nebeltage gefasst machen. Fast nach allen Seiten führen ebene oder fast ebene Wege in den dichten Fichtenwald. Es sind grossentheils gut gehaltene staubfreie Chausseen, welche bei dem geringen Wagenverkehr keinen Staub veranlassen, und nach Regengüssen, weil mit feinem Kies beschüttet, bald wieder trocken sind. Bei dem Einspruch, welcher bisher von hoher Seite gegen die Ausbeutung des Platzes als Kurort, erhoben wurde, fehlt es noch fast gänzlich an Sitzplätzen. Zur Lungen- und Herzgymnastik dient der die Ohrdrufer Chaussee begleitende Fussweg. Für Kranke mit trockenen Katarrhen und Emphysematiker ist Oberhof recht wohl geeignet. Badeanstalt für warme und kalte Bäder.

Von Ebst. Oberhof (Lin. Neudietendorf-Ritschenhausen) steil hinauf in 3/4 St. zum Kurort; von Ebst. Zella St. Blasii derselben Lin. 9 Km., Post einmal tägl. in 1 1/2 St.; von Ebst. Ohrdruf 17 Km., Post zweimal tägl. in 2 1/2 St. — Unterkunft in 3 Gasthöfen: Domänen-Gasthaus (Pens. mit 3 Z. 5 Mk.), Kurhaus, Thüringer Wald und in Privatwohnungen (Z. und Kammer mit 2 B., meist sehr. niedrig, 16—18 Mk. wöch.). — Arzt: Dr. Hoffmann; Frequenz: 1500.

Friedrichroda, gothaisches Städtchen mit 3400 Einw., 422 m., in dem von Nadelholzwaldungen eingefassten, anmuthigen Schilfwasserthale. Die mitttere Temperatur der 3 Sommermonate ist 13.7° R., die tägliche Schwankung der Wärme beträgt unter dem Einfluss des Waldklimas vom Juni bis September nie mehr wie 4° R. Die relative Feuchtigkeit erhebt sich bis auf 76 Procent. Nord- und Ostwinde haben freien Zutritt, doch giebt es in der Nähe viele windstille und schattige Plätze. Der vorherrschende, jedoch durch Bergschutz wesentlich abgeschwächte Wind ist zur Sommerzeit der Südwest. Die Nähe des berühmten Parks von Reinhardsbrunn ist für die Kurgäste von besonderem Reiz; nähere und weitere Bergpartien, je nach dem verschiedenen Kräftezustand des Einzelnen, giebt es in grosser Auswahl. Skrophulöse, Blutarme, Lungenkranke (mässiges Emphysem, pleuritische Exsudate, beginnende Phthise) und Erholungsbedürftige bilden die Kurgemeinde. Für Herzkranke sind Vorkehrungen zur Terrainkur getroffen. Friedrichroda ist der beliebteste und in socialer Beziehung am meisten entwickelte Kurort Thüringens, sehr geeignet für Solche, welche eine lebhaftere Geselligkeit dem Stillleben vorziehen.

F. ist Endstation der Zweigbahn Fröttstedt-Friedrichroda. Bahnhof 10 Min. vom Ort zwischen diesem und Reinhardsbrunn. — Unterkunft in 14 Hotels (Waldhaus, Schauenburg, Herzog Ernst, Wagner, Bellevue, Schweizerhaus, Kurhaus etc.) und in Privatwohnungen (Z. u. Kammer 10—40 Mk. wöch. und mehr). — Aerzte: Dr. Kothe, Sanatorium (180 bis 300 Mk. monatl.), Dr. Weidner, Dr. Wernick; 1 Apotheke: Kurzeit: 1. Mai bis Ende Sept.; Frequenz: 8500.

Grosstabarz, Dorf mit 800 Einw., 415 m., am Fusse des Inselberges, im Lauchagrund ist mit den benachbarten Orten Kleintabarz und Cabarz als Filiale des nur 4 Km. entfernten Friedrichroda anzusehen. Wer neben Waldnähe ländliche Stille liebt, pflegt sich hierher zurückzuziehen. Bade- und Lesezimmer.

Von Ebst. Waltershausen und Friedrichroda je 3 mal tägl. Omnibus-Verb. in ½ St. — Unterkunft: In Grosstabarz 2 Gasthöfe (Schiesshaus, Thorstein) und die Pens. Waldhütte. In Kleintabarz das Gasthaus zum Jagdhaus. In Cabarz 2 Gasthöfe (Krone, Inselsberg) und hier und dort einige Privathäuser. Kurtaxe: 1 Pers. 2, 1 Fam. 4—6 Mk. Aerzte: Dr. Lüntzel, Dr. v. Chelstowski; 1 Apotheke: Frequenz: 1700.

Thal, gothaisches Dorf mit 600 Einw., 340 m., am nördlichen Fusse des Scharffenbergs in einem rings von bewaldeten Höhen eingeschlossenen Wiesenthal. Gleichmässig warmes feuchtes Waldklima. Badeanstalt Luisenbad.

T. ist Ebst. der Lin. Wutha-Ruhla, von Wutha 20, von Ruhla 10 Min. Fahrzeit. Unterkunft in 3 Hotels (Tannhäuser, zur Scharfenburg, zum Heiligenstein), im Kurhaus Luisenbad (Pens. 3½—5 Mk.) und in Privathäusern. Arzt: Dr. Wagner; Frequenz: 900.

Ruhla, langgestreckter Fabrikort mit 4800 Einw., 430 m., theils zu Weimar, theils zu Gotha gehörig, und zwar in einem vom Erbfluss durchströmten, engen, dichtbewachsenen Bergkessel, der sich erst bei höherem Stand der Sonne, also im Juni gehörig durchwärmt. Die Abendtemperaturen bleiben aber kühl und der Regentage giebt es viele. Für gute Bergsteiger ist die Umgegend reich an angenehmen Waldpromenaden. Die beste Lage besitzt das auf der Höhe und in unmittelbarer Waldnähe befindliche Hotel Bellevue. In der Nähe des Kurhauses befindet sich die saubere Badeanstalt in welcher Fichtennadel-, Sool-, Schwefel- und Lohbäder zu haben sind. Schwimmbad.

Von Ebst. Wutha (Lin. Gotha-Eisenach) Zweigb. in 1/2 St. nach R. — Unterkunft: Ueber 10 Gasthöfe (Bellevue, Kurhaus, Traube, Schlössel, Schwan etc.) u. Privathäuser. Aerzte: Dr. Sarnow, Dr. Fricke, 2 Apotheken; Kurzeit: 1. Juni bis 15. Sept.; Frequenz: 450.

Eisenach, weimarische Stadt mit 20 500 Einw., 225 m., am Fusse der Wartburg und am Eingang in den nordwestlichen Theil des Waldgebirges, hat Wasserleitung und Kanalisation und bietet gute Gelegenheit zu Schwimm-, Fichtennadel- und Heissluftbädern. Der starke und anhaltende Strom der Wartburgbesucher lässt die Stadt selbst für viele Patienten nicht ruhig genug erscheinen, und hat den Zug der Kurgäste nach der Umgegend und in die benachbarten Thäler gelenkt, wo die Luft noch reiner und kühler ist (mittl. Sommertemp. 12.5° R.). Hier treffen wir **Marienthal**, bekannt durch seine moosbewachsenen Felswände und durch seine kühlen Grotten und duftigen Waldwege, und weiterhin, 12 Km. südlich von der Stadt, das durch den schönen grossherzoglichen Park bevorzugte Wilhelmsthal.

E. ist Ebst. der Thüringer- und Endstation der Werrabahn. Unterkunft: In der Stadt mehrere Gasthöfe I. Ranges (Grossherzog v. Sachsen am Bahnhof; Rautenkranz, Halber Mond in der Nähe des Marktplatzes) und viele II. Ranges. Im Marienthal Elisabethenruhe, Liliengrund, Phantasie, Sophienau. In Wilhelmsthal Auerhahn. — Auf dem Hainstein, 20 Min. v. Eisenach in Waldnähe Dr. Köllner's Kuranstalt u. Pension für Reconvalescenten und Erholungsbedürftige (Diätetische, Wasser- und Terrainkuren, Elektro- und Pneumatotherapie. Erste Consultation 10—15, Pens mit Z. ohne Kur $7^1/_2$—18, mit Kur $9^1/_2$—20 Mk. tägl.). 15 Aerzte, 2 Apotheken.

c. Westlicher und südlicher Abhang des Gebirges.

Frauensee, weimarisches Kirchdorf mit 500 Einw., 164 m., am gleichnamigen etwa 4 Hektaren grossen See, an dessen jenseitig aufsteigendem Ufer sich Landhäuser am Saume des Waldes erheben. Es ist ein nur nach Westsüdwest geöffnetes Thal mit freiem Blick nach der Röhn, welches übrigens ringsum von mit Laub- und Nadelholz dicht bewachsenen Hügeln eingeschlossen wird, unter denen sich östlich die Harth, 392 m., erhebt. Durch die ebenen oder nur sanft ansteigenden Spazierwege ist der stillgelegene Platz für Kranke und Reconvalescenten, welche ohne Kräfteaufwand das Waldklima benutzen wollen, und besonders für Familien, welche den geselligen Vergnügungen eine Zeit lang gern aus dem Wege gehen, recht geeignet. Der Herbst währt in diesem windgeschützten Thale länger als an den nördlichen Abhängen des Waldes. Beim Dorfe Dönges, $^1/_2$ St. von Frauensee, liegt der durch seine schwimmende Insel interessante Hautsee, in einer Stunde erreicht man den Elfensee, in 2 Möhra mit dem Stammhause Luther's, in derselben Zeit die romantische Ruine Kraienburg mit prächtigem Blick in das Werrathal.

Von Ebst. Marksuhl (Lin. Eisenach-Meiningen) 8 Km. (Wagen 4 Mk.); v. Ebst. Tiefenort (Lin. Salzungen-Kaltennordheim) 8 Km. (Wagen 4 Mk.); v. Ebst. Gerstungen (Lin. Eisenach-Bebra) 14 Km. (Wagen 7 Mk). Unterkunft im Kurhaus Buchonia (Z. 4—7, Pens. 21 Mk. wöch.) und in verschiedenen Villen und Häusern. Arzt u. Apotheke in Berka a. d. Werra; Kurzeit: Mai bis Sept.

Salzungen, meiningisches Städtchen im Werrathal, mit 4000 Einw., 262 m., dessen Quellen eine höchst ergiebige Soole von 3—28 Proc. liefern. Was den Charakter des Klimas anbetrifft, so wird derselbe durch die nur geringe Seehöhe und durch die Nähe des Thüringer Waldes und der Rhön bestimmt. Der Sommer ist mit einem Temperaturmittel von 14.7° R. keineswegs als kühl zu bezeichnen; die Feuchtigkeit, durch Waldnähe und den gerade in der Nähe der Promenaden befindlichen See unterstützt, ist mit 78 Proc. ziemlich hoch. Für Skrophulöse und für solche Katarrhalische, welche sich von den Salzinhalationen Vortheil versprechen, ist Salzungen besonders geeignet.

S. ist Ebst. der Lin. Eisenach-Meiningen und Kaltennordheim-Salzungen. Unterkunft: Kurhaus mit Park am See (Pens. mit Z. 6—8 Mk.), 7 weitere Hotels (Hüttlinger, Sächsischer Hof, Kugler etc.) und Privatwohnungen (Z. 6—18 Mk. wöch.). Kurtaxe: 1 Pers. 10, 1 Fam. 15—20 Mk.; Bäder: 1—3 Mk. Aerzte: Geh. Med.-Rath Dr. Wagner, Dr. Trautvetter, Dr. Ley; 2 Apotheken; Kurzeit: Mai bis Sept.; Frequenz: 1600.

Liebenstein, meiningisches Dorf mit 1150 Einw., 345 m., zwischen dem Schlossberg und Aschenberg, von grünen Wiesen und weiterhin von Buchenwaldungen umgeben. Gegen Norden und Nordosten ist der Ort durch den Kamm des Gebirges, gegen das Werrathal durch eine mässige Bodenerhebung geschützt. Das Klima ist durch die Waldesnähe kühl, Sommertemp. 12.6° R.) gleichmässig und zeimlich feucht. Liebenstein galt früher für den besteingerichteten Kurort Thüringens, ist aber jetzt durch andere Orte, z. B. Friedrichroda, überholt worden. Die eine Zeit lang sehr hoch geschraubten Preise hat man längst wieder fallen lassen. Die Klimawirkung wird unterstützt durch 2 erdig-salinische Eisenquellen und 2 Wasserheilanstalten.

Von Ebst. Immelborn (Lin. Eisenach-Meiningen) Zweigb. in 25 Min. nach L. Unterkunft: 6 Hotels (Bellevue, Kurhaus, Müller, Hirsch etc.) und zahlreiche Privatwohnungen (Z. v. 10 Mk. wöch. an). Kurtaxe: 1 Pers. 10, 1 Fam. 15 bis 20 Mk. — Aerzte: San.-Rath Dr. Hesse, Dr. Waetzoldt; 1 Apotheke; Kurzeit: Anf. Mai bis Ende Oct.; Frequenz: 1600.

Brotterode, langgestreckter preussischer Marktflecken mit 3000 Einw., 578 m., im Thale der Truse (Druse) am Südabhange des Inselberges. Vermöge der beträchtlichen Seehöhe hat der Ort ein frisches, fast rauhes Klima. Von hier ist die Behandlung Brustkranker im Höhenklima ausgegangen. Badeanstalt mit Kiefernadelbädern.

Von Ebst. Liebenstein 12 Km., Post einmal tägl. in 2 St.; v. Ebst. Schmalkalden 15 Km., Post einmal tägl. in 2½ St. Unterkunft in 2 Gasthäusern (Inselsberger Hof, Thüringer Hof) und einer Pension (30 Mk. wöch.). Arzt: Dr. Mansfeld; 1 Apotheke.

Schmalkalden, Stadt in der Provinz Hessen-Nassau mit 6800 Einw., 296 m., im engen Thal der Schmalkalde, in einer gegen Nord und Nordost windgeschützten Lage. Die nahen mit Nadelholz bestandenen Höhen laden zum Luftgenuss ein und ermöglichen für Herzschwache die Einleitung einer methodischen Terrainkur. Eine dort entspringende, sehr ergiebige, viel Gyps und etwas Eisen führende Kochsalzquelle kann in allen für Soolquellen geeigneten Fällen in Mitgebrauch genommen werden. Hierfür existirt dicht am Bahnhof, inmitten einer Parkanlage, eine Badeanstalt, in welcher Sool-, Soolfichtennadel-, Soolschwimmbäder, Moorbäder, Inhalationen und Douchen zu haben sind. Auch zur Trinkkur wird der Soolsprudel benutzt. Das ganz allgemein betriebene Schmiedehandwerk macht den Aufenthalt innerhalb der Häuser ziemlich unruhig.

Von Ebst. Wernshausen (Lin. Eisenach-Meiningen) 8 Km.: Zweigbahn von dort in 22 Min., Post in $^3/_4$ St. nach Schmalkalden. Unterkunft: 3 Gasthöfe (Krone, Adler, Deutsches Haus), das Kurhaus und Privathäuser. Kurtaxe: 1 Pers. 5, 1 Fam. 8—10 Mk. Aerzte: San.-R. Dr. Fuckel, Dr. Lehnebach, Dr. Ruhmer: 3 Apotheken. Kurzeit: 15. Mai bis 30. Sept.

Schleusingen, preussisches Städtchen mit 3600 Einw., 390 m., in freundlicher Lage. Lebhafte Ventilation aus den Seitenthälern, daher wechselnde Temperaturen, wie sie sich für zu Erkältungen Neigende nur bei gehöriger Vorsicht eignen. Im Gegensatz zu den meist überfüllten Sommerstationen der nördlichen Abhänge ist Schleusingen, gleichwie Schmalkalden, noch weniger besucht und deshalb erheblich billiger. Die dortige Badeanstalt bietet Sool-, Fichtennadel- und Moorbäder. Grosses Schwimmbassin.

Von Ebst. Themar (Lin. Meiningen-Hildburghausen) Zweigbahn in 40 Min. nach S.: von Ebst. Suhl, 16 Km., Post 3mal tägl. in $1^3/_4$ St. Unterkunft: 3 Gasthöfe (Grüner Baum, Weisses Ross, Sonne) und Privatwohnungen (Z. 5—15 Mk. wöch.) Aerzte: Dr. Hessberg, Dr. Schneider; 1 Apotheke.

Sonneberg, meiningische Stadt mit 11 000 Einw., 400 m., weithin berühmt durch seine Spielwaaren-Fabriken, in einem enggewundenen Thale sich lang hinstreckend, ist in der medicinischen Welt bekannt durch die im frei liegenden Theile in erhöhter Lage befindliche Wasserheilanstalt des Sanitätsrath Dr. Friedrich Richter. Die in der Nähe befindlichen Höhen, wie der Schlossberg, Neufangerberg, Erbisbühl etc. erheben sich bis zu 500 und 600 Meter und gestatten schöne Aussichten in die Umgegend. Eine dem Schwarzathal ähnliche Partie ist der Höllengrund. Eine angenehme Abwechslung gewährt auch die nahe Verbindung mit Coburg.

S. ist Ebst. der Lin. Coburg-Lauscha, von Coburg 3/4 St. Fahrzeit. Unterkunft im Kurhaus (Pens. mit Z. und Kur 45—68 Mk. wöch., erste Consultat. 10 Mk.), in 8 Gasthöfen (Hotel Krug, Germania etc.) und in Privathäusern (Z. 6—20 Mk. wöch.). 6 Aerzte, 1 Apotheke. Die Wasserheilanst. ist das ganze Jahr geöffnet.

Harz.

Der Harz erhebt sich isolirt, inselartig, wie eine Felsenburg aus fruchtbaren Gefilden, die bis dicht an seinen Fuss reichen. Diese Felsenburg überragt aber in ihrem kleineren nordwestlichen Abschnitt, dem Oberharz (650 m.) um ein Bedeutendes, nämlich ziemlich um 300 Meter, den grösseren südöstlichen Theil ihres Aufbaues. Der Oberharz gruppirt sich hauptsächlich um den Brocken. Von ihm gehen strahlenförmig 3 Bergzüge aus: der erste nach Osten auf Wernigerode zu, der zweite nach Süden gen Sachsa, der dritte endlich wendet sich in südwestlicher Richtung über den Bruchberg und Acker nach Osterode. Der Oberharz schickt seine Gewässer zur Weser, der Unterharz zur Elbe. Jener besitzt umfangreiche Nadelholzwaldungen, zwischen denen hier und da kahle Flächen mit Moorgründen und Torfbrüchen sichtbar werden, dieser hat die prachtvollsten Laubholz-Partien und fruchtbare Berglehnen, und trägt dem finsteren Charakter des Oberharzes gegenüber das Gepräge des Lieblichen und Anmuthigen. Als Granitkern erheben sich aus dem Oberharz der Brocken, aus dem Unterharz die Victorshöhe mit der Rosstrappe. Sie werden von Grauwacke- und Tonschiefer-Ablagerungen weithin umschlossen. Um diese herum besteht noch eine äussere Schale von Kalk-, Kreide- und Sandsteinmassen. Mit **Vorharz** pflegt man die am Fusse des Gebirges liegenden Ortschaften zu bezeichnen. Die Wärme-Abnahme mit der Höhe berechnet sich im Harz auf 1° R. auf 190 Meter Steigens. Durch sein freies Emporragen aus dem Flachlande ist der Harz den Winden in hohem Grade ausgesetzt; besonders haben die Nord- und Nordwestwinde auf ihm freies Spiel. Im Mai hält der Nord und Ostnordost dem Süd und Westsüdwest noch ziemlich die Wage, vom Juni an gewinnen die letzteren das entschiedene Uebergewicht und behalten es bis zum Herbst unausgesetzt bei. Der Harz ist der Hauptcondensator des nördlichen Deutschlands; er zeigt eine stärkere Bewölkung als der Thüringer Wald. Wenn die mittlere Regenmenge Deutschlands 25 Par. Zoll beträgt, so hat dagegen Clausthal 55 Zoll Niederschläge und zwar 40 Z. Regen und 15 Z. Schnee.

Der Brocken ist auf dem Oberharz der vielbesuchteste Berg und eine Art Wetterprophet. Abends ist derselbe bei weitem häufiger wolkenfrei als Morgens, ja oft erscheint er Morgens ganz bedeckt und klärt sich bis zum Abend noch vollständig auf; ist er aber Morgens schon hell, so bleibt er es in der Regel nur bis zum Abend. Findet aber das Umgekehrte statt, d. h. ist der Brocken Morgens heiter und unbewölkt, um sich gegen Abend zu beziehen, dann folgt regelmässig schlechtes Wetter. Daher die alte Wetterregel:

„Morgens blau, Abends grau
Ist des Brockens Regenschau“ [1]).

Trotz des im Allgemeinen rauhen Klimas erstreckt

[1]) Hertzer, Beiträge zur Kenntniss des Harzes.

sich ziemlich hoch bergaufwärts eine üppige Vegetation. Auf der Höhe des Bergrückens begegnen wir dagegen grösseren kahlen Partien, unter denen grosse, quellenreiche, nur mit Flechten und Moosen bekleidete Torfmoore unser Interesse erregen. Hier erstirbt unter dem rauhen Hauch der Winde und unter der Masse ausdauernden Schnees jede andere Vegetation. Eine Strecke abwärts an verkrüppeltem Baumwuchs vorüber fangen die Tannen an kräftig zu gedeihen, weiter abwärts Buchen und Eichen, und die Niederungen besitzen einen ziemlichen Reichthum an kräftigen Obstbäumen. Ein paar 100 Fuss machen in der Vegetation des Harzes oft die bedeutendsten Unterschiede. Auch die Verschiedenheit des Bodens bedingt Differenzen. Unter den Arzneipflanzen gilt der rothe Fingerhut (Digitalis purpurea) als besonders heilkräftig. Der Harz hat forellenreiche Bäche; Auerhähne und viele Singvögel, schwarze und braune Eichhörnchen beleben seine Wälder.

Vorherrschende Krankheiten unter den Eingeborenen sind Rheumatismen und Katarrhe, besonders im Frühjahr und Herbst, wo die Bergleute darunter viel zu leiden haben. Bei diesen findet man auch chronische Brustleiden als Folgen der schädlichen Einflüsse, welchen sie bei ihrem Berufe ausgesetzt sind. Gesunder sind die Waldarbeiter und Köhler, obgleich sie allen Unbilden der Witterung preisgegeben sind und oft in durchnässten Kleidern in ihren leicht gebauten Hütten schlafen. Chronische Brustleiden sind bei ihnen äusserst selten. Neben den Bergleuten, Waldarbeitern und Köhlern sind die Hirten, Vogelfänger und Fischer unter den Harzbewohnern zahlreich vertreten.

Im Harz entspringen Soolquellen in Thale (Hubertusbad), Suderode (Beringerbrunnen) und Harzburg (Juliushall), eine Eisenquelle in Alexisbad; Wasserheilanstalten bestehen in Suderode, Harzburg und Lauterberg. Die meisten Luftkurorte des Harzes liegen im Vorharz und nur 200—300 Meter hoch, nur einzelne erreichen eine Seehöhe von 450—600 Meter. Nach ihrer Erhebung ordnen sich die Luftkurorte wie folgt: Thale 180, Suderode 180, Gernrode 230, Blankenburg 234, Wernigerode 234, Ilsenburg 240, Harzburg 246, Lauterberg 280, Treseburg 290, Lautenthal 295, Stolberg 304, Sachsa 305, Grund 308, Altenbrak 310, Alexisbad 325, Lerbach 350, Altenau 450, Andreasberg 580, Clausthal und Zellerfeld 580, Hohegeiss 640. Durch eine Eisenbahnlinie, welche von Halberstadt über Goslar, Osterode, Nordhausen und Sangerhausen das ganze Gebirge umkreist und viele Zweigbahnen bergaufwärts abschickt, sind alle Harzkurorte leicht zugänglich geworden.

a. Unterharz.

Gernrode, anhaltisches Städtchen mit 2500 Einw., 230 m., am Abhange des aussichtsreichen Stubenbergs (280 m.), den man von hier in 10 Min. besteigt.

G. ist Ebst. der Lin. Frose-Quedlinburg. Unterkunft in 4 Gasthöfen der Stadt (Deutsches Haus, Deutscher Kaiser, Hirsch, Bär), im Gasthof auf dem Stubenberg mit breiter Veranda (Pens. v. 4½ Mk. an) u. in Privathäusern. Aerzte: Dr. Hammel, Dr. Wallstab, Dr. Weihl; 1 Apotheke.

Suderode, preussisches Dorf mit 1200 Einw., 180 m., in berggeschützter Lage und mit hübschen Anlagen, wird gern als Standquartier für Wanderungen durch den Unterharz gewählt. Im nahen Beringerbrunnen besitzt es eine zu Trink- und Badekuren benutzte Soolquelle. Des starken Chlorkalkgehaltes wegen schreibt man dieser Soole eine günstige Wirkung auf skrophulöse Knochenleiden zu. Wasserheilanstalt des Dr. Pelizaeus.

S. ist Ebst. der Lin. Frose-Quedlinburg und von Gernrode nur 3.3 Km. entfernt. Unterkunft: 4 grössere Hotels (Heene, Wahrenholz, Graun, Michaelis) und mehrere kleinere: Privatwohnungen (24—30 Mk. monatl.). In der Wasserheilanst. Pens. mit Z., Kost und Kur 8—9 Mk. tägl., Kurzeit das ganze Jahr. Aerzte: Dr. Weihl, Dr. Wallstab; Kurzeit: Mitte Mai bis Mitte Oct.

Alexisbad, anhaltischer Kurort, 325 m., in dem durch reiche Bewaldung ausgezeichneten nach SW. geöffneten Selkethal. Die staubfreie, durchschnittlich nur mässig bewegte, feuchte Luft mit reichlichen Niederschlägen hat einen besänftigenden Einfluss. Eine Menge schattiger Spazierwege durchkreuzen die Umgegend. An Eisenwässern hat man eine Trink- und eine Badequelle, ausserdem Sool-, Fichtennadel- und Wellenbäder. Die ländliche Stille des nur aus 15 Gebäuden bestehenden Ortes, das Waldklima und die verschiedenen Badeformen machen Alexisbad zu einem bevorzugten Aufenthalt für Blutarme, Nervenschwache und Erholungsbedürftige.

A. ist Ebst. der Lin. Gernrode-Harzgerode. Unterkunft in 4 Hotels (Kurhaus Alexisbad, Goldene Rose, Försterling und 10 Min. thalabwärts Hotel und Pens. Klostermühle) und in den Logirhäusern und Villen der Verwaltung (Pens. 3 bis 5 Mk. tägl.). Kurtaxe: 1 Pers. 12, 1 Fam. 16—20 Mk. Bäder: 1.25—2 Mk. Aerzte: Dr. Meissner, Dr. Kühne; Kurzeit: 25. Mai bis 15. Sept.; Frequenz: 900.

Stolberg, Städtchen mit 2200 Einw., 304 m, am Südabhange des Gebirges längs des Tyrabaches sich hinziehend, ist von waldbedeckten Hügeln umgeben. Angenehmer, stiller, billiger Aufenthalt, der nach allen Seiten zum Luftgenuss einladet.

Von Ebst. Rossla (Lin. Halle-Nordhausen) Zweigb. in 36 Min. nach Rottleberode, von wo 2mal tägl. Post in 1 St. nach St. Unterkunft: 3 Gasthöfe (Canzler, Eberhardt, Preussischer Hof) und Privatlogis durch das Kurkomité (6—7 Mk. wöch.). Aerzte: Dr. Foest, Dr. Schwarz; 1 Apotheke.

Thale, preussisches Kirchdorf mit 4500 Einw., 180 m., am nördlichen Saume des Unterharzes und am Fusse der Rosstrappe. Der längs der Bode sich hinziehende Theil des Orts wird meist von Fabrikarbeitern bewohnt, und in ihm ist die Luft durch Fabrikschornsteine verunreinigt und die Ruhe durch den Lärm der Blechhütte gestört. Das Fremdenviertel in der Nähe des Bahnhofs ist von diesen Belästigungen frei. Der Hubertusbrunnen, eine Soolquelle, wird zu Trink- und Badekuren benutzt. Ausserdem eine Wasserheilanstalt und Fichtennadelbäder.

Thale ist Endstat. der Lin. Halberstadt-Quedlinburg-Thale. Unterkunft: 2 Hotels in der Nähe des Bahnhofs (Zehnpfund, Ritter Bodo), 2 im Dorf (Forelle, zur Wolfsburg). Im Bodethal das Hubertusbad (Pens. 4—5 Mk. tägl.) und noch weiter entfernt 2 weitere Gasthäuser (Waldkater, Königsruhe). Arzt: Dr. Bode.

Treseburg, braunschweigisches Dorf mit 200 Einw., 290 m., an der Einmündung der Lupbode in die Bode, inmitten einer hochmalerischen Partie des Waldgebirges.

Von Ebst. Thale $2\frac{1}{2}$ St. Unterkunft in 4 Gasthöfen (Weisser Hirsch und Wilhelmsblick, Forelle, Deutsches Haus, Müller. Arzt in Thale.

Altenbrak, braunschweigsches Dorf und Hüttenort mit 400 Einw., 310 m., in einem nur nach Süden geöffneten mit Tannenwaldung besetzten Thalkessel.

Von Ebstn. Thale u. Blankenburg je $1\frac{1}{2}$ Fahrst. Unterkunft: 3 Gasthöfe (Weisses Ross, Hirsch, zur Schoeneburg). Heilanstalt für Lungenkranke mit Schwefelkochsalzquelle (Eintrittsgeld 1 Pers. 10, 1 Fam. 15 Mk., Pens mit Z. $4\frac{1}{2}$—5 Mk. tägl.). Arzt: Dr. Pintschovius.

Blankenburg, braunschweigische Kreisstadt mit 6000 Einwohnern, 234 m., welche vor heftigen Winden, besonders gegen Westen, durch einen Kranz bewaldeter Hügel geschützt ist. Die mittlere Sommerwärme ist mit 14.3° R. ziemlich hoch, der Feuchtigkeitsgehalt mit 69½ Procent ziemlich niedrig. Der freundliche Ort hat sich bezüglich der Unterkunft und Verpflegung gut entwickelt und besitzt 2 Anstalten für Nervenkranke. Das 100 Meter höher gelegene Schloss mit seinem Wildpark, der Heidelberg, Kloster Michaelstein, der Regenstein, der Ziegenkopf bieten dem Fusswanderer vielfache Abwechslung.

Von Halberstadt führt die Bahn in 40 Min. nach B. — Unterkunft: Ueber 10 Gasfhöfe (Adler, Krone, Gebirgshotel etc.) und gut gelegene Privathäuser. Heilanstalt der DDr. Müller und Rehm (Volle Pens. 210—320 Mk. monatl.) u. des Dr. Eyselein (Volle Pens. 260—300 Mk.). 9 Aerzte, 1 Apotheke, Kiefernadelbäder.

b. Oberharz.

Wernigerode, preussische Kreisstadt mit 9100 Einwohnern und Residenz des Grafen zu Stolberg-Wernigerode, liegt, 234 m., am Zusammenfluss des Zilligerbachs (Flutrenne) mit der Holzemme am nördlichen Fusse des Oberharzes, und zwar in einer nach Norden sich öffnenden Bucht, welche östlich vom Schlossberge, südlich und westlich von den Ausläufern des Brockengebirges begrenzt wird. Nach Süden erstreckt sich die Vorstadt Nöschenrode (1900 Einw.) mit dem sich anschliessenden etwa 1 St. langen Mühlenthal, nach Südwest gelangen wir in die ebenfalls an Wernigerode anstossende Vorstadt Hasserode (2500 Einw.). Die mittlere Sommertemperatur beträgt 13.4° R.; auch im Hochsommer sind Tage mit über 20° R. sehr selten. Im Juli wurde diese Temperatur innerhalb 12 Jahren nur dreimal, im August nur einmal beobachtet. Durch den Brocken verlieren die Westwinde einen Theil ihrer Feuchtigkeit, so dass sie trockner in Wernigerode ankommen als an den jenseits des Berges gelegenen Orten, doch fallen 50 Regentage auf die Monate Juli und August. Die Gleichmässigkeit in der Wärmeentwicklung, welche man sichtlich wahrnimmt, beruht zum Theil auf häufiger Wolkenbildung, zum Theil auf der Nähe des Waldes und endlich auf dem Einfluss der Nordsee, welcher über das hannöversche Flachland fort bis an den nordwestlichen Fuss des Harzes reicht. Der Mischung von See-, Berg- und Waldklima verdankt Wernigerode sein frisches und doch nicht rauhes Klima, wofür die Vegetation (z. B. das Gedeihen der essbaren Kastanie im Thiergarten und am Tünnekenberg) den Beweis liefert. Zu den socialen Vorzügen des Ortes gehört es, dass er neben dem ländlichen Charakter seiner Wohnungen und bei reicher Auswahl an erfrischenden Spazierwegen (Thiergarten, Lustgarten, Mühlenthal, Christianenthal, Friedrikenthal, Braunschweiger Forsthaus etc.) gross und städtisch genug ist, um den leiblichen und geistigen Bedürfnissen seiner Gäste genügend Reehnung tragen zu können. Gute Quellwasserleitungen.

Von Ebst. Heudeber (Lin. Halberstadt-Vienenburg) Eb. in 20—30 Min. nach W.; vom Bahnhof per Omnib. in 10 Min. zur Stadt. Unterkunft: Ueber 12 Gasthöfe (Weisser Hirsch, Deutsches Haus, Knauf, Lindenberg etc.) in der Stadt, 5 in Hasserode und im Mühlenthal (Hohnstein, Steinerne Renne, Mühlenthal etc.), und ausserdem sehr zahlreiche Privatlogis. Heilanst. für Nervenkranke des Dr. Bornemann. 10 Aerzte, 2 Apotheken.

Ilsenburg, preussischer Marktflecken mit 3200 Einwohnern, 240 m., welcher am Fuss des Brockens und am Eintritt in das romantische Ilsethal gelegen ist. Trotz der dem Orte sehr nahe liegenden grossen Eisenwerke, welche weithin Rauch und Geräusch verbreiten, haben die hübschen Spazierwege der nächsten Umgebung und der lebhafte Verkehr mit dem Brockenhaus auch hier zur Sommerzeit eine Fremdenkolonie ins Leben gerufen. Gräflicher Park mit schönen Wegen und Aussichtspunkten.

I. ist Endstation der Lin. Heudeber-Wernigerode-Ilsenburg. Unterkunft: 8 Gasthöfe: Rothe Forelle, Grothey, Ilsethal, Deutscher Hof etc.; am Berge 1/4 St. entfernt Waldhöhe (Pens. mit Z. 5–6 Mk.). Arzt: Dr. Stephan (Kurhaus für Nervenkranke, nahe am Walde, Wasserheilanstalt u. Bäder aller Art. Pens. mit Z. u. Kur 40—50 Mk. wöch.).

Harzburg (Neustadt), braunschweigischer Marktflecken, dessen Hauptort Neustadt mit seinen Adnexen (Bündheim, Schlewecke etc.) wohl 5000 Einw. zählt. Er liegt, 246 m., am Eingange in das Radauthal und ist von einem Kranz üppiger Nadel- und Laubholzwaldungen umgeben. Die Anmuth der Umgegend, die bequeme Verbindung durch Schienenwege nach allen Gegenden und die Leichtigkeit von hier aus den Harz zu besuchen, führt zur Sommerzeit hier eine sehr grosse Menge Fremder zusammen und hat Harzburg zu einem vornehmen, den weitgehendsten Ansprüchen genügenden Kurort entwickelt. Mit ihm in Verbindung steht das Soolbad Juliushall. Ausser Trinkkuren mit verdünnter Soole, Sool- und Fichtennadelbädern werden das Wasserheilverfahren und Inhalationen in Anwendung gebracht.

H. ist Endstation der Zweigbahn Vienenburg-Harzburg. Unterkunft: 5 Gasthöfe in der Nähe des Bahnhofs (Bahnhofshotel, Lindenhof, Stadt Braunschweig etc.), 7 Hotels im Orte (Löhr, Schmelzer, Burgkeller, Stadt London etc.) und 9 andere am Fusse oder in der Nähe des Burgbergs, 25 Min. vom Bahnhof (Actienhotel, Hotel Belvedere, Wulfert, Bad

Juliushall, Hotel Radau etc.), endlich auf dem Burgberg, 463 m., das Hotel Burgberg. Viele Privatwohnungen mit und ohne Pension (Auskunft beim Herzogl. Badecommissariat). Kurtaxe: 1 Pers. 6, 1 Fam. 10—12 Mk. Aerzte: Dr. Dreyer (Anst. für Frauenkrankheiten), San.-R. Dr. Dankworth, Dr. Appenrodt, Dr. Berliner (Wasserheilanst.), Dr. Siedel; 1 Apotheke; Kurzeit: 25. Mai bis Ende Sept.: Frequenz: 3000.

Lautenthal, preussische Bergstadt an der Laute mit 2800 Einw. In der Mitte des Ortes befindet sich eine Silberhütte. Die dadurch herbeigeführte Benachtheiligung der Luftreinheit wird durch die frische Lage, 295 m., mitten in einem Waldgebirgskessel einigermaassen ausgeglichen. Fichtennadel- und künstliche Mineralbäder.

L. ist Ebst. der Lin. Langelsheim-Clausthal. Unterkunft: 4 Gasthöfe (Princess Caroline, Rathhaus, Schützenhaus, Busch) u. Privathäuser (Z. von 5 Mk. wöch. an). Arzt Dr. Jacob; 1 Apotheke.

Clausthal und **Zellerfeld,** zwei dicht aneinanderstossende Bergstädte mit zusammen 14000 Einw. auf einem 580 Meter hoch gelegenen Plateau. Nirgends tritt die klimatische Bedeutung des Oberharzes schärfer hervor wie auf dieser zum grossen Theil dem Bergbau gewidmeten und von Bergleuten bewohnten Hochebene. Schon die spärliche Vegetation bekundet die beträchtliche und exponirte Hochlage dieser Ortschaften. Hier trifft man keine wogenden Kornfelder, keine von Früchten strotzende Obstbäume wie im Flachlande; selbst die Linde, der Ahorn, die Rosskastanie gedeihen hier nur unter besonderem Schutz und vorzüglicher Pflege in vereinzelten Exemplaren. Mächtige Tannenwaldungen umschliessen das Wiesenland. Die mittlere Temperatur ist hier 2° R. niedriger als am Fusse des Gebirges. Sie beträgt im Juli-August nur 11—12, im October kaum 9°R. Die Trockenheit der Höhenluft macht sich zeitweise bemerkbar trotz und neben flüchtigen Nebeln und dem Vorherrschen nasskalter Südwinde. Nordost tritt im Sommer selten auf, dann aber anhaltend und mit grossem Ungestüm. Tiefgehende Gewitter und Regengüsse sind während der Sommermonate häufige Erscheinungen. Das Klima ist also im Allgemeinen rauh und die Witterung unbeständig; nur im Herbst ist gutes Wetter vorherrschend. Die Eigenschaften des Waldgebirges treten deutlich zurück hinter dem alpinen Charakter der Landschaft. Es kommt hinzu, dass Clausthal-Zellerfeld nicht in unmittelbarer Nähe des Waldes liegt, sondern dass dieser ungefähr $^1/_2$ Stunde entfernt ist. Die Reinheit der Luft kann vorübergehend durch Hüttendämpfe beeinträchtigt werden. Zu Erkältungen neigende, wenig abgehärtete Personen passen nur mit Vorsicht in diese Gegend. Die Appetit, Verdauung und Blutbewegung anregende Wirkung kann aber im geeigneten Falle sehr wohl benutzt werden. Die höchst saubere Badeanstalt der Knappschaft, wohl die beste auf dem ganzen Oberharz, ist mit ihren Wannen-, Fichtennadel- und Dampfbädern und mit ihren Douchen und Vorrichtungen zu Inhalationen dem Publikum zu mässigen Preisen geöffnet.

Von Ebst. Langelsheim (Lin. Vienenburg-Seesen) führt eine Zweigb. in 1 St. nach Clausthal; von Ebst. Osterode (Lin. Seesen-Herzberg) erreicht man C. mit der Post in $1^3/_4$ St.; von Ebst. Andreasberg (Lin. Scharzfeld-Andreasberg) ebenso in 3 St. Unterkunft: In Clausthal 5 Gasthöfe (Goldene Krone, Rathhaus, Deutscher Kaiser etc.). In Zellerfeld 3 Gasthöfe (Deutscher Kaiser, Rathhaus, Kronprinz). Aerzte: In Clausthal Dr. Niepage, in Zellerfeld Dr. Plümecke: in beiden Orten je eine Apotheke.

Grund, preussisches Bergstädtchen mit 1900 Einw. am westlichen Abhange des Harzes, 308 m., in einem nach Süden geöffneten übrigens von laubreichen Bergen (Eichenberg, Bauersberg, Iberg, Winterberg) rings umschlossenen Thale. Drei von Norden, Nordosten und Osten zusammentretende Thäler bilden eine kesselartige Erweiterung, inw elcher der Ort sich ausdehnt. Heftige Windstösse aus Nord und Ost treffen daher Grund nicht, das sich im Uebrigen einer fast fortwährenden angenehmen Luftströmung von Wald und Thal her erfreut und einen hohen Feuchtigkeitsgehalt der Atmosphäre besitzt. Im Vergleich mit Clausthal ist das Klima hier mild zu nennen, frisch dagegen im Verhältniss zur Ebene. Des sterilen Bodens wegen gedeiht auch hier Roggen und Weizen schlecht, aber gutes Obst ist vorhanden. Dem Luftgenuss bieten die Umgebungen von Grund schattenreiche Waldpartien mit mässiger Steigung. Schönes Kurhaus und gute Badeanstalt, in welcher Fichtennadelbäder, Mineralwässer und Molken zu haben sind.

Von Ebst. Gittelde (Lin. Seesen-Herzberg) 5 Km., Post 6mal tägl. in einer Stunde. Unterkunft: 2 Hotels (Rathhaus, Schützenhaus), in beiden Pens. 4—5 Mk. tägl., und Privatlogis durch die Kurcommission. Kurtaxe: 1 Pers. 6, 1 Fam. 9—12 Mk. Arzt: Dr. Freymuth; 1 Apotheke; Kurzeit: 15. Mai bis 1. Oct.; Frequenz: 2600.

Lerbach, langgestrecktes Dorf mit 1600 Einw., 350 m., in dem nach Südwest geöffneten, sonst rings von bewaldeten Bergen umgebenen Lerbachthale. Billiger Aufenthalt. Badeanstalt mit Sool- und Fichtennadelbädern und Inhalationseinrichtung.

Von Ebst. Clausthal (8 Km.) u Ebst. Osterode 2mal tägl. Post-Verbind. Unterkunft: Rickert's Gasthaus, Schützenhaus (Pens. in beiden wöch. 30 Mk.). Aerzte in Clausthal und Osterode.

Altenau, preussisches Bergstädtchen mit 2200 Einw.,

450 m., im oberen tief eingeschnittenen Okerthale. Naheliegende beträchtliche Höhen, wie die Wolfswarte, der Spitzen-, Mühl- und Bruchberg umschliessen den Ort. Wer einigermassen steigen kann, gelangt nach verschiedenen Seiten bald in den Wald und zu anmuthigen Ruhepunkten. Die stille Lage des Orts, gutes Wasser, gute Milch und billige Verpflegung machen ihn für so Manchen zur Sommerkur empfehlenswerth. Im Walde ist die Luft überall rein und erfrischend, und nur unten im Thal macht sich die nur $^1/_4$ St. entfernte Altenauer Silberhütte bei gerade von dorther wehenden Winde unangenehm bemerkbar.

Von Ebst. Clausthal, 11 Km., einmal tägl. Post in $1^1/_2$ St.; v. Ebst. Oker, 18 Km., 2mal tägl. Omnib. in $2^1/_2$ St. Unterkunft: Gasthaus Rammelsberg mit Kurhaus u. Badeanstalt (Pens. 3.75—4.50 Mk.), Schützenhaus (Pens. 3.50 Mk.). Rathhaus, Deutscher Kaiser. Privatlogis 10—15 Mk. wöch. Kurtaxe: 1 Pers. 4, 1 Fam. $5^1/_2$—7 Mk. Arzt: Dr. Kühn; 1 Apotheke.

St. Andreasberg, preussische Bergstadt mit 3400 Einwohnern, 580—630 m., in einem weiten allseitig von Bergen eingeschlossenen Bergkessel. Die mittlere Sommerwärme beträgt nur 11.5° R. und bei vorherrschenden Süd und Südwest sind schroffe Temperaturwechsel nicht selten. Regen fällt häufig und in grosser Menge. Die nächste Umgebung ist kahl, der Wald meist $^1/_4$—$^1/_2$ St. entfernt. Zur Lungen- und Herzgymnastik ist nach allen Richtungen gute Gelegenheit. Der kräftigende Einfluss der Bergluft, der sich in dem Gesundheitszustand der einheimischen Bevölkerung zu erkennen giebt, wird hauptsächlich für die Heilung der Lungentuberkulose in ihren ersten Stadien in Anspruch genommen und hierfür eine rationelle Anstaltsbehandlung ausgeübt. Nächstdem werden die Erfolge bei alten Lungenkatarrhen und Brustfellentzündungen sowie bei Asthma, Emphysem und Herzleiden gerühmt. Gute Badeeinrichtungen für Fichtennadel-, Sool-, Moor- und elektrische Bäder. Gutes Trinkwasser und gute Milch.

Von Ebst. Scharzfeld (Lin. Nordhausen-Northeim) führt eine Zweigb. (15 Km.) in 1 Stunde nach A. Vom Bahnhof zur Stadt (3 Km.) gehen in $^1/_2$ St. die Hotelwagen u. die Post. — Unterkunft in 6 Gasthöfen: Rathhaus, Schützenhaus (in beiden Pens. mit Z. 4.50—5 Mk.), Busch, Kurgarten, Bergmann, Hamburger Hof. Kurtaxe: 1 Pers. 5, 1 Fam. 8—10 Mk. Aerzte: Dr. Jacubasch, Dr. Ladendorf: 1 Apotheke. Kurzeit: Das ganze Jahr: Frequenz: 1900.

Lauterberg, preussischer Flecken mit 4200 Einw., 280 m., am Südabhange des Gebirges. Der Oderfluss bildet hier, indem er das Gebirge verlässt, ein sehr freundliches weites Thal, und bequeme schattige Spazierwege ziehen sich längs desselben hin oder erheben sich mit mässiger Steigung im Zickzack an der mit Buchen bewachsenen Berglehne. Das Wasserheilverfahren wird hier in der Weise angewendet, dass die Patienten nicht in einer Anstalt sondern in ihren Wohnungen ärztlich behandelt werden.

Von Ebst. Scharzfeld (Lin. Ottbergen-Nordhausen) Zweigb. in ca. 25 Min. nach L. Vom Bahnhof zum Ort noch 1 Km. — Unterkunft in 8 Gasthöfen (Deutscher Kaiser, Kurhaus, Krone, Rathskeller, Felsenkeller, Kurpark etc.) und in Privathäusern (Z. mit Kabinet 8—20 Mk. wöch.). Kurtaxe: 1 Pers. 8, 1 Fam. 12—15 Mk. Arzt: San.-R. Dr. Ritscher.

Sachsa, preussisches Städtchen mit 1700 Einw., 305 m., am Südabhange des Harzes, am Fuss des Ravensberges und abseits der grossen Strasse in friedlicher Ruhe gelegen. Spazierwege mit Ruheplätzen versehen führen auf die bewaldeten Hügel, welche den Ort umgeben. Badehaus mit Kiefernadel- und Dampfbädern.

Von Ebst. Sachsa-Tettenborn (Lin. Nordhausen-Northeim) 3 Km., Post 2mal tägl. in $^3/_4$ St. — Unterkunft: in 3 Gasthöfen (Schützenhaus, Rathskeller, Kurhaus, Pensionen $3^1/_2$ bis 5 Mk.) und in Villen und Privathäusern oberhalb des Ortes. Kurtaxe: 1 Pers. 2, 1 Fam. 3—4 Mk. Aerzte: Dr. Schoetensack, Dr. Bense; 1 Apotheke.

Hohegeiss, braunschweigsches Dorf mit 1000 Einw., 640 m., das höchstgelegene des Harzes. Gegen Ost und Nordwest ist es durch bewaldete Hügel geschützt, zu welchen steile Pfade hinaufführen. Sehr einfache Verhältnisse.

Von Ebst. Tanne (Lin. Halberstadt-Blankenburg-Tanne) 5 Km., Fahrstrasse: von Ebst. Walkenried (Lin. Nordhausen-Herzberg) 12 Km. — Unterkunft im Gasthof zum Deutschen Haus u. in Privathäusern (Z. 5—6 Mk. wöch.). Arzt: Dr. Rothschild aus Zorge (3 Km.), woselbst auch eine Apotheke.

Habichtswald.

Aus dem untern Fuldathal erhebt sich westlich von Cassel ein grüner Bergrücken, der unter dem Namen des Habichtswaldes bekannt ist. Obwohl er nur eine Höhe von 285 Meter erreicht und nur 1 St. lang und etwa $^3/_4$ St. breit ist, gewinnt er an Bedeutung durch seine isolirte Lage, durch üppige Bewaldung und durch Wasserwerke, Gartenanlagen und Bauten, mit welchen der phantastische Geschmack eines Fürsten hier die Reize der Natur zu erhöhen versuchte. Es ist wesentlich Basalt, aus welchem dieser Bergwall sich aufbaut; seine Hauptrichtung geht von Nord nach Süd, und nur an seinem östlichen Abhange ist er mit vereinzelten Wohngebäuden besetzt, welche der Aufnahme von Luftkurgästen geöffnet sind. Hier ist man deshalb gegen Westwinde gut geschützt, während der erfrischende Ost die Waldluft in wohlthätige Bewegung setzt. Die Nähe von Cassel ist für Alle von

Bedeutung, welche es lieben abwechselnd Natur und Kunst auf sich wirken zu lassen und ungern auf manche moderne Genüsse der Grossstadt verzichten würden.

Wilhelmshöhe, 250—280 m., nimmt mit seinen grossartigen Parkanlagen ein bedeutendes Stück des östlichen Abhanges des Habichtswaldes ein. Wer die Leistungen der Landschaftsgärtnerei zu würdigen versteht und die Zierbäume und Ziersträucher mit Kennerblick betrachtet, dem stehen hier seltene Genüsse bevor. Auf wohlgepflegten Wegen kann er alles mit Musse betrachten, bald auf ebenem Wege dahin schreitend, bald steigend, bald ausruhend, und immer wieder wird er dabei Neues entdecken. Braucht man allein 4 Stunden, um diese Anlagen flüchtig zu durchschreiten, so ist damit der Wanderlust des Kurgastes noch keineswegs ihr Ziel gesteckt. Er kann weiter nördlich in don Wald vordringen, in das Ahnathal oder zu den 11 Buchen, oder nach Süden zu auf der Fürstenallee bis nach Schloss Wilhelmsthal mit seinem Wildpark. In der Woche findet wer stille Plätze liebt, deren genug, wo er Stunden lang ungestört verweilen kann. Nur des Sonntags und Mittwochs bringen die Nachmittagsstunden mit den Schaulustigen, welche der Wasserkünste wegen herbeieilen, ein bewegtes Treiben auch in die friedlichsten Waldgänge.

Von Cassel führt ein Dampftramway in ½ St. auf die (Wilhelmshöhe: von Ebst. Wilhelmshöhe (Lin. Cassel-Guntershausen) 20 M. bis W. — **Unterkunft** in 3 Hotels: Schombart (Pens. 42 M. wöch.), Wilhelmshöhe (Pens. 35—42 Mk.) u. Sacken; Kuranstalt für Nervenkranke des Dr. Wiederhold (Pens. mit Z. 5½—6½ Mk); Kur- und Wasserheilanstalt des Dr. Greveler (Pens. mit Z. 5—7½ Mk.). **Kurzeit:** In beiden Anstalten Sommer- und Winterkur.

Rheinisches Schiefergebirge.

Von Belgien durch die Rheinlande bis zum Flussgebiet der Weser erstreckt sich in einer Erhebung von durchschnittlich nur 200—400 Meter ein unebenes Hochland, in welches der Rhein eine tiefe Furche gezogen hat. Nebenflüsse des Rheines, wie Ahr, Mosel, Nahe, Sieg und Lahn bilden schwächere Seitenfurchen, und tragen so zur Entstehung getrennter Hügelzüge bei. So finden wir, dass dieses geologisch zusammenhängende Gebiet unter sehr verschiedenen Namen, auf dem rechten Rheinufer als Siebengebirge, Westerwald und Taunus, auf dem linken als hohe Venn, Eifel und Hundsrück bezeichnet wird. Von der Mündung der Sieg rheinaufwärts bis Bingen bestehen die Schichten dieses Berglandes gleichmässig aus verschiedenen Arten von Thonschiefer und aus der den Uebergang zum Sandstein bildenden Grauwacke. Ehe dieses Hochland im Taunus zum Main sich herabsenkt, erhebt es sich nun noch im Feldberg (880 m.) und Altkönig (798 m.) zu einzelnen höheren abgestumpften Kuppen. Das Innere dieses Grauwackenplateaus, wie vornehmlich das nassauische Gebiet, ist waldreich, an den sonnigen Gehängen der Hauptthäler hat die Kultur des Weinstocks jede andere verdrängt. Die Schönheit des angesehensten unserer deutschen Ströme, der Reichthum historischer Erinnerungen und die ausserordentliche Leichtigkeit des Verkehrs haben diese Ufer zu den beliebtesten Sammelpunkten der Sommerfrischler erhoben. Hierzu treten die günstigen klimatischen Bedingungen, unter welchen die Rheinlande besonders im Herbste zu stehen pflegen, und welche eine weit herausgeschobene Sommerkur ermöglichen. Aber auch im Hochsommer hat das Rheinthal theils durch den Einfluss der Nordsee, theils durch die lebhaften Luftströmungen und die reichliche Bildung von Wasserdämpfen oberhalb der breiten Stromfläche wenig von Ueberhitze zu leiden. Aus vielen Seitenthälern findet eine stetige Zufuhr kühler Luftschichten statt. Bekannt und geradezu verrufen ist in dieser Beziehung seiner grossen Kühle wegen der aus dem Wisperthal von Langenschwalbach gegen Lorch zu vordringende Thalwind. An manchen Plätzen, wie in Honnef, Laubbach, Boppard, Wiesbaden u. a. kann im October die Traubenkur mit der Luftkur verbunden werden, wenn auch unsere bevorzugten Traubenkurorte nicht am Rhein selbst, sondern in der bayrischen Pfalz gelegen sind. Das rheinische Schiefergebirge ist reich an wichtigen Mineralquellen. *Alkalische Wässer* entspringen zu Neuenahr, Tönnistein, Roisdorf, Ems, Fachingen und Niederselters, *Kochsalzwässer* in Kreuznach, Soden, Kronthal und Homburg, *Eisenwässer* bietet uns Schwalbach, eine *Schwefelquelle* Weilbach und als *warme Quellen* sind Schlangenbad und Assmannshausen von vortrefflicher Wirkung. Hierzu noch die *heisse Kochsalzquelle* Wiesbadens. Endlich stossen wir auf eine ganze Reihe von Wasserheilanstalten, nämlich: Godesberg, Laubbach, Boppard, Nassau, Wiesbaden, Hofheim und Königstein. Die Erhebung über dem Meeresspiegel ist bei allen Orten unseres Gebietes keine bedeutende. Am Rhein selbst bewegt sie sich zwischen 60 und 70 Meter, dann folgen sich Eppstein 186, Laacher See 281, Kronberg 310, Niederwald 330, Königstein 362, Falkenstein 400 m.

Godesberg, Pfarrdorf am linken Rheinufer, etwas

seitwärts des Flusses mit 3000 Einw., 65 m., welches wegen der Lieblichkeit seiner Umgebungen und der Milde seines Klimas eine grosse Anzahl stilvoller Villen und wohlgepflegter Parkanlagen hervorgerufen hat. Besonders ist die Churfürstenstrasse durch eine ganze Reihe stattlicher Häuser mit gegenüber liegenden Gärten ausgezeichnet. Die Rheinwinde wirken der Ueberhitze erfolgreich entgegen. denn die Sommertemperatur ist mit 14.3° R. nicht hoch und der Herbst mit 7.3° R. angenehm warm. Wald befindet sich in der Nähe. Dem Kurgebrauch dienen auch 2 Eisensäuerlinge, von denen der eine etwas Natron und Kochsalz als Nebenbestandtheile enthält, und eine Wasserheilanstalt. Wasserleitung von Bonn her.

G. ist Ebst. der linksrhein. B., 7 Km. u. 10 Min. Fahrzeit von Bonn. — Unterkunft: Hot. Blinzler in der Churfürstenstr. mit grossem Garten, Hot. Adler, 4 Hotels garnis: Wasserheilanstalt mit 100 Z. (Pens. mit Z 8—10 Mk.: Kuranstalt zur Benutzung der Stahlquellen am Ende der von Linden beschatteten Brunnenallee mit 42 Z. (Z. 1.50—3, Pens. 4 M. tägl.), Kurtaxe 5 Mk. Aerzte: Dr. Brockhaus, Geh. Reg.-R. Finkelnburg, Dr. Gerber, Dr. Kny, San.-R. Dr. Pohl, Dr. Schaumann, Dr. F. J. Schwann, Dr. H. Schwann: 1 Apotheke. Kurzeit: 1. April bis Mitte Oct., doch auch Winterkur: Frequenz: 3000.

Honnef, Städtchen am rechten Rheinufer mit 4600 Einwohnern, 65 m., welches gegen Nord und Ost unter dem directen Schutze des Siebengebirges stehend, ein höchst mildes Frühlings- und Herbstklima besitzt, und dadurch in Verbindung mit seiner reinen Luft und seiner malerischen Lage zu zahlreichen Ansiedlungen und zur Anlage von Villen mit trefflichen Parkanlagen Veranlassung gegeben hat. Personen, welche wärmebedürftig und gegen den Nordostwind empfindlich sind, Brustkranke und Rheumatiker, können Honnef als gesunde Uebergangsstation von und nach dem Süden benutzen. Die grossen schattigen Gärten, zum Theil mit den Gasthöfen verbunden, machen auch die wärmere Jahreszeit erträglich. Im Herbst ist Gelegenheit zu Traubenkuren vorhanden. Von Holland her wird Honnef sehr zahlreich besucht. Nordöstlich oberhalb der Stadt am Rande des Gehölzes sieht das von einer Actien-Gesellschaft begründete Sanatorium für Schwindsüchtige seiner Eröffnung entgegen.

H. ist Ebst. der rechtsrhein. Eb., von Niederlahnstein $^1/_4$—$^3/_4$, von Deutz $1^1/_2$ St. Fahrzeit. Vom Bahnhof zum Ort $^1/_4$ St. (Wagen 1 Mk.). — Unterkunft in 5 Gasthöfen: Hot. Klein (Pens. mit Z. 6 Mk.), de Berghes, Zum Siebengebirge, Weinstock, Breuer, in mehreren Pensionen (Kurhotel, Schotten, Ditges, Just etc.) u. Privathäusern, Badeanstalt mit Schwimmbassin beim Bahnhof. Aerzte: Dr. Kellner, Dr. Remmets, Dr. Westerhoff, Dr. Bruckhaus: 1 Apotheke.

Der **Laacher See** liegt in der Vorder-Eifel, 281 m., in einem erloschenen vulkanischen Krater. In seiner Umgegend entspringen aus dem Thonschiefer nicht nur eine grosse Menge Sauerbrunnen, sondern die Kohlensäure dringt auch häufig in Gasform (Mofetten) direct aus dem Boden hervor. In einer Stunde erreicht man Niedermendig mit seinen grossen Basaltlavagruben. Wer an der Durchstreifung dieses an Naturschönheiten reichen, geologisch hochinteressanten Gebietes Gefallen findet, wird sich an diesem sonst etwas melancholischen Orte wohl fühlen. Hinter dem Hotel beginnt ein mächtiger Eichenwald.

Von Ebst. Niedermendig (Lin. Andernach-Mayen) bis zum See 1 Fahrst., von Ebst. Brohl 2 Fahrst. — Unterkunft im Hotel Maria Laach, einem grossen dreistöckigem Gebäude mit Terrasse (Pens. $6^1/_2$ Mk.); 2 Aerzte, 1 Apotheke in Niedermendig, 1 Arzt in Brohl.

Bad **Laubbach** am linken Ufer des Stromes oberhalb Coblenz in einem nach Südost sich öffnenden Seitenthal des Rheins und inmitten eines grossen Parks, der bis an den Coblenzer Stadtwald hinanreicht. Die nähere und weitere Umgebung bietet vortreffliche Aussichtspunkte in die Thäler des Rheins, der Mosel und der Nahe. Gutes Quellwasser von $7^1/_2{}^0$ R. Traubenkur.

Von Coblenz 4 Km. (Einsp. $1^1/_2$ Mk.), ebensoweit von Ebst. Capellen. — Unterkunft im Kurhause mit 100 Z. (Pens. mit Z. von 38.50, mit Wasserkur von 52 50 Mk. wöch. an). Arzt: Dr. Gittermann; Kurzeit: Das ganze Jahr.

Nassau, Städtchen mit 1750 Einw., 81 m., an der Lahn, deren Thal sich hier zu einem Kessel erweitert. In der Mitte desselben stehen auf isolirtem Felskegel die Burgen Stein und Nassau. Die Wasserheilanstalt Nassau ist gegen Nord und Ost durch Berge geschützt, der Feuchtigkeitsgehalt der Luft ist hoch, das Klima daher mild und gleichmässig. Sanft ansteigende schattige Spazierwege befinden sich in der Nähe.

Von Ebst. Nassau 10 Min. bis zur Anstalt. — Unterkunft im Kurhaus mit 90 Z. (Z. 1—5, Pens. $5^1/_2$ Mk. tägl.). Privatwohnungen zum Theil mit Pens. in zahlreichen Villen. Arzt: Dr. Poensgen: Sommer- und Winterkur.

Boppard, alte Stadt mit 5600 Einw. am linken Ufer des Rheins, der hier eine nach Westen gerichtete Kurve beschreibend, wie ein geschlossener See vor uns liegt. Unterm Schutz der in nördlicher und östlicher Richtung gegenüberliegenden Felsen und der im Rücken der Stadt gegen Westen sich erhebenden bewaldeten Hügel ist die Luft vom Strom her stets nur mässig bewegt. Ein abendlicher Bergwind führt aus den Thälern, die Rheinnebel verscheuchend, frische Luftschichten dem Ufer zu. So beträgt die mittlere Temperatur des Sommers nur 13.2° R. Ein schattiger Laubengang von Ahorn und rothblühenden

Kastanien, vor den Gasthöfen am Rheinufer sich hinziehend gewährt eine höchst angenehme Promenade und sogar Schutz gegen leichten Regen. Andere Wege, reich an Abwechselung, führen aufwärts in das Mühlthal und den Bopparder Stadtwald. Durch seine schöne und klimatisch günstige Lage ist Boppard die bevorzugteste Sommerstation am Rhein, wozu noch kommt, dass auch Flussbäder und im Herbst Traubenkuren gebraucht werden, können. Von den reichlichen Quellen findet eine, der wegen der Güte und gleichmässigen Temperatur seines Wassers (8° R.) besonders angesehene Orgelborn in der stattlichen Wasserheilanstalt Marienberg seine Verwendung.

Von Ebst. Coblenz erreicht man B. in ½, von Ebst. Bingerbrück in 1 St.: B. ist zugleich Dampfschiffstation. — Unterkunft: 3 Gasthöfe am Rheinufer (Rhein-Hotel, Spiegel, Hirsch) und eines (Clossmann) in der Stadt; Actiengesellschaft Mühlbad, Familienhotel mit 50 Z. (Pens. mit Z. 4½—10 Mk. tägl.); Wasserheilanstalt Marienberg, 7 Min. vom Bahnhof, 30 m. oberhalb des Rheins mit grossem schattigen Park (Pens. mit Z. von 6½ Mk. an). Arzt: Dr. Hoestermann, Sommer- und Winterkur. Ausserdem in der Stadt 9 Aerzte, 1 Apotheke.

St. Goarshausen, Städtchen mit 1500 Einw., dicht an das rechte Rheinufer geschmiegt, welches ein warmes Sommerklima aber recht angenehmes Herbstklima besitzt, und deshalb als Traubenkurort benutzt wird. Angenehme Spazierwege führen ins Haselbachthal, ins Schweizerthal und nach Reichenberg.

St. G. ist Ebst. und Dampfschiffstation. — Unterkunft: 5 Gasthöfe (Adler, Krone etc.) und 1 Pension. Aerzte: Dr. Metz, Dr. Paffrath: 1 Apotheke.

Der **Niederwald,** der seine europäische Berühmtheit durch das Nationaldenkmal erhalten hat, ist ein Bergrücken, der das südwestlichste Ende des als Rheingaugebirge bezeichneten Ausläufers des Taunus darstellt, und dessen mit Rebpflanzungen bedeckter Fuss bis an das Rheinufer hinabreicht. Auf seiner Höhe, 330 m., dehnt sich ein mit den schönsten Laubholzwaldungen bedecktes Plateau aus, auf welchem man auf ebenem Terrain mannichfache Promenaden ausführen kann. Nimmt man hinzu, dass der Aufstieg durch die Zahnradbahn vermittelt wird, so ist der Ort für Luftkurgäste, welche das Steigen vermeiden müssen, beachtenswerth. Durch zahlreiche Passanten wird der Waldfrieden beeinträchtigt, was indessen Manchem wieder nicht unangenehm ist. Nur Sonntags wird es Jedem wohl zu geräuschvoll. Die Verpflegung ist gut, der grösste Uebelstand aber ist das Trinkwasser. Auf dem ganzen Niederwald giebt es nämlich keine einzige Quelle, und alles Trinkwasser muss deshalb von unten heraufbefördert werden. Man beabsichtigt die Wasserhebung mittelst der Dampfkraft zu ermöglichen. Die auf der Höhe befindlichen Pumpbrunnen enthalten nur sehr verdächtiges Regenwasser. Bis jetzt thut man gut sich eine Kiste Sauerbrunnen (der an Ort und Stelle sehr hoch berechnet wird) kommen zu lassen.

Von Ebst. Assmannshausen Zahnradbahn in 10 Min. zum Jagdschlosshotel. Diesem gegenüber, einige 100 Schritte entfernt, liegt das Logirhaus mit 18 ziemlich kleinen Zimmern (Pens. mit Z. 5½—6 Mk.). 3 Aerzte, 1 Apotheke in Rüdesheim, 1 Arzt in Assmannshausen.

Wiesbaden, Stadt mit 58 000 Einw., 115 m., an den südwestlichen Ausläufern des Taunusgebirges, welches sich nördlich vom Kurort in der Platte 487 Meter hoch erhebt. Der nur nach Süden geöffnete Thalkessel verliert sich in sanfter Hügelabdachung in das Rheinthal; gegen

Nord, Nordost, West und Nordwest ist genügender Bergschutz vorhanden. Auch der Ost wird einigermassen durch die zwischen Bierstadt und Erlenheim gelegenen Höhen abgehalten. Die Ventilation der Atmosphäre geschieht durch Strömungen, welche, am deutlichsten Morgens, die Thalwege der kleinen Bäche (im Nero-, Dambach-, Wellritz-, Adams- und Sonnenbergerthal) begleiten. Zu dem Windschutz und zu der durch den directen Anprall der Mittagssonne gegebenen Treibhauslage tritt als lokale Eigenthümlichkeit Wiesbadens die Bodenerwärmung durch das ausgebreitete Netz warmer Quellen. Die eigentlichen Fremdenquartiere (Kranzplatz, Spiegelgasse, Langgasse, Webergasse, Kl. Burgstr., Theile der Wilhelmstr. etc.) erhalten dadurch eine durchschnittliche 2° R. höhere Temperatur der Luft als die äusseren Stadttheile. Es ist daher nicht zu verwundern, dass es im Hochsommer (Juli, August) in normalen Jahren hier oft übermässig warm wird, dass Frühjahr und Herbst ebenso oft eine behagliche Wärme entwickeln und dass Wiesbaden sogar als Winterstation empfohlen wurde. Der Frühling (März, April, Mai) hat in Wiesbaden ein Wärmemittel von 7.2°, der Sommer von 14.5° und der Herbst von 7.8° R. Wiesbaden ist im Sommer wärmer wie Baden, welches 66 Meter höher liegt und nur ein Sommermittel von 13.4° R. besitzt. Das Feuchtigkeitsmittel beträgt 73 — 79 Procent, die Zahl der Regentage während des Sommers 44. Die 30—54° R. warmen Kochsalzquellen Wiesbadens werden mit vorzüglichem Erfolg gegen Rheumatismus, Gicht und Nervenschmerzen in Anwendung gezogen; auch lässt man gegen chronische Magen- und Darmkatarrhe den Kochbrunnen trinken. Badegäste, welchen hohe Lufttemperaturen zusagen, mögen in den Monaten Juli und August ihre Kur gebrauchen, eine Luftkur gerade in dieser Jahreszeit muss wegen der erschlaffenden Hitze widerrathen werden. Um so mehr eignet sich hierzu der Herbst für Solche, welche dann ein gleichmässiges mildes Klima sich wünschen. Wer behagliches Leben liebt, für den ist Wiesbaden mit seinen vorzüglichen wohnlichen Einrichtungen, mit seinen ausgezeichneten Parkanlagen und seinen so anziehenden weiteren Umgebungen einer der angenehmsten Traubenkurorte. Im Frühherbst sind hier die Pfälzer, später dann die langsamer reifenden Rheingauer Trauben zu haben. Endlich ist Wiesbaden für den Norddeutschen eine gutgelegene und zweckmässige Uebergangsstation nach und von dem Süden. Drei Wasserheilanstalten.

W. ist mit der Eb. von Frankfurt 1, von Mainz $^1/_2$ St. entfernt. — Unterkunft: Eine grosse Anzahl von Gasthöfen verschiedenen Ranges, in denen auch Bäder zu haben sind, ausserdem über 20 Badehäuser mit vollständiger Verpflegung (der Preis für die Bäder in der Regel im Zimmerpreise enthalten) und zahlreiche Privatwohnungen zu allen Preisen. Kurtaxe: 1 Person 10, 1 Fam. 15—18 Mk. Ueber 100 Aerzte, 6 Apotheken. Wasserheilanstalt Nerothal mit elektrischen, Thermal-, Sool-, Kiefernadelbädern etc., Aerzte: Dr. Lehr, Dr. Jul. Friedländer (Pens. mit Z. u. Kur 5—10 Mk. tägl.); Wasserheilanstalt Dietenmühle mit Dampf-, Heissluft-, Kiefernadelbädern etc., Aerzte: San.-R. Dr. C. W. Müller, Dr. R. Friedländer (Pens. mit Z. u. Kur 39—84 Mk. wöch.): Wasserheilanstalt Lindenhof, Aerzte: Dr. Brauns, Dr. Cuntz (Pens. 30—63 Mk. wöch.).

Hofheim, nassauisches Städtchen, mit 2300 Einw., 145 m., am Ausgange des vom Schwarzbach durchflossenen Lorsbachthales in die Mainebene. Schattige Umgebung und angenehmer Fussweg zur Hofheimer Kapelle (228 m.). In der Wasserheilanstalt auch Kiefernadelbäder und elektrische Behandlung.

H. ist Ebst. der Lin. Frankfurt-Limburg. — Unterkunft im Gasthof zur Krone, im Kurhaus (Pens. mit Z. 40—60 Mk. wöch.) oder in Privatwohnungen. Aerzte: Dr. O. Fenner, Dr. R. Fenner, Dr. Käss: 1 Apotheke. Kurzeit: Ende Mai bis Oct.; die Anstalt ist das ganze Jahr geöffnet.

Eppstein, nassauischer Flecken mit 750 Einw., welcher sich tief in das enge vom Schwarzbach durchströmte Thal hineinpresst. An der linken Thalwand zeigt sich die alte romantische Burg, an der rechten, welche reich bewaldet ist, führen ansteigend gute Fusswege zu höchst malerischen Fernblicken auf Königstein und Falkenstein. Ruheplätze sind zahlreich vorhanden, auch trifft man einige Schutzhütten. Ein sehr angenehmer Weg führt durch das Thal weiter nach Lorsbach.

E. ist Ebst. der Lin. Frankfurt-Höchst-Limburg. — Unterkunft im Hotel Seiler am Bahnhof, im Gasthof zur Obermühle und in Privathäusern (Pensionen zu 3—6 Mk.). Arzt: Dr. Kreckel, 1 Apotheke; Frequenz: 400.

Königstein, nassauisches Städtchen mit 1700 Einw., 362 m. und 250 m. über der Mainebene, überragt von der gleichnamigen Festung, von Westen, Norden und Osten her durch die bewaldeten Höhen des Taunus gedeckt und durch seine malerische Lage ausgezeichnet, ist die bevorzugteste Sommerstation des Taunus. Durch guten Windschutz, reine Luft, beträchtliche Seehöhe und reiche Vegetation kommen dem Orte die Eigenschaften eines milden und zugleich frischen Klimas zu. Neben der Luftkur kann hier die Kaltwasserkur gebraucht werden. Zugleich Milch- und Molkenkuren und die Benutzung der nahen Sodener und Kronthaler Mineralquellen.

Von Ebst. Kronberg 3.5 Km. (Wagen 4—5 Mk.), von Ebst. Soden 5 Km. (Wagen 5—6 Mk.), von Ebst. Eppstein 9 Km. — Unterkunft in 3 Gasthöfen: Hotel Pfaff mit grossem Garten (Pens. mit Z. 6—8 Mk.), Hot. Amsterdam u.

Stadt Frankfurt. Sodann Villen und zahlreiche Privatwohnungen. Bäder in der 1/4 St. entfernten Wasserheilanstalt. Aerzte: Med.-R. Dr. Pingler, Dr. Thewalt.

Kronberg, Städtchen mit 2400 Einw., 310 m., auf einem Vorhügel des Taunus und durch Altkönig und Feldberg gegen Norden geschützt. Von der Milde des Klimas zeugen die Obst- und Edelkastanien-Plantagen, welche den Ort umgeben. Der Wald ist in der Nähe, und angenehme Spazierwege führen durch denselben in 3/4 St. nach Falkenstein, in 1 St. nach Königstein; Bad Kronthal mit seinen als Kochsalzsäuerlinge geschätzten Quellen ist nur 15 Min. entfernt. Als Sommerfrische wird Kronberg hauptsächlich von Frankfurt aus besucht.

Von Frankfurt nach K. Eb. in 40 Min. — Unterkunft in 2 Gasthöfen (Frankfurter Hof, Schützenhof) und in vielen Privathäusern. 2 Restaurants. Badeanstalt mit Douche- u. Schwimmbädern. Aerzte: Geh. San.-R. Dr. Märklin, Dr. Ostertag, Dr. Tacke: 1 Apotheke.

Falkenstein, bekannte Heilanstalt für Lungenkranke, 400 m., am Südabhange des Taunus, ist mit der Front nach Südsüdost gerichtet und wird im Rücken halbmondförmig von bewaldeten Bergzügen umschlossen. Staubfreiheit und Windschutz durch Wald und bauliche Anlagen sind Vorzüge des Klimas. Im Uebrigen wird auch bei ungünstiger Witterung durch offene Hallen, drehbare Pavillons und leicht transportable Liegesessel ein möglichst langer Luftgenuss zu erstreben gesucht. Schwerkranke werden zunächst im Bett liegend der frischen Luft ausgesetzt. Die Reinheit der Luft innerhalb der Behausung wird durch ausgiebige Ventilation gewährleistet.

Von Frankfurt fährt man auf der Eb. in 40 Min. nach Kronberg, von wo man im Wagen in 1/2 St. F. erreicht; von Ebst. Soden fährt man in 1 St. nach F. — Unterkunft in der Anstalt mit ca. 100 Z. (Pens. mit Z. u. Kur 9—12 Mk. tägl.). Aerzte: Geh. San.-R. Dr. Dettweiler, Dr. Meissen. Dr. Hess. Sommer- und Winterkur.

Grenzgebirge der oberrheinischen Tiefebene.

Von Basel bis Bingen erstreckt sich zu beiden Seiten des Rheins ein Flachland, welches, in früheren Zeiten einen Landsee oder Meeresarm darstellend, jetzt als oberrheinische Tiefebene bezeichnet wird und gegen Norden im Mainzer Becken seinen Abschluss findet. Zwei Parallelketten nordsüdlich verlaufender Bergzüge begrenzen diese Ebene: westlich auf dem linken Rheinufer der Donnersberg, die Hardt und die Vogesen, östlich auf dem rechten Ufer der Odenwald und der Schwarzwald. Von letzterem, welcher eine Fülle hervorragender klimatischer Sommerkurorte besitzt wie kaum ein anderes deutsches Gebirge, werden wir in einem besonderen Abschnitt zu handeln haben. Die Hardt, die man auch die nördlichen Vogesen nennt, besteht aus buntem Sandstein und erreicht mit 300 Meter Erhebung über den Rhein dieselbe Höhe wie der gegenüberliegende Odenwald. Die Südvogesen dagegen zeigen vielfach in ihren westlichen Abhängen krystallinisches Gestein (Granit und Porphyr) und nähern sich nach Form und Aufbau dem überrheinischen Schwarzwald. Auf beiden Seiten des Rheins sind diese Gebirgszüge grossentheils bewaldet. Edeltannen und Buchen krönen die Höhen, während in tieferen Lagen die Edel-Kastanien in prachtvollen Exemplaren uns ihren Schatten spenden. Vom Fusse der Hardt bis weithin zum Rhein über anfangs hügeliges dann ebenes Terrain gedeiht vortrefflich der Weinbau, während es auf dem rechten Ufer mehr die Abhänge sind, welche der Kultur der Rebe dienen. Der Odenwald, der gegen den Rhein zu ziemlich schroff abfällt, besteht aus einem wellenförmigen Plateau, das nach Norden zu sich ganz allmählich verflacht. Geologisch zerfällt er in 2 Theile, deren nordwestlicher vorherrschend aus krystallinischem Schiefer und Massengestein, deren östlicher fast nur aus buntem Sandstein besteht. Auch in anderer Beziehung sind diese beiden Abtheilungen bemerkbar: im Osten einförmige Höhenzüge von dicht zusammenhängenden Waldungen (meist Nadelholz) bedeckt, mit geringer Feldkultur und schwacher Bevölkerung, im Westen kuppenförmige Bildungen, oft mit Laubholz bewachsen, von fruchtbaren Thälern vielfach durchschnitten und dicht bevölkert. So gleichen auch die klimatischen Verhältnisse der östlichen Stufen denen des mitteldeutschen Waldgebirges, die der westlichen, abgesehen von den der Höhenlage zufallenden Differenzen, ganz denen des Rheingaues. Im Felsberg erreicht der Odenwald eine Höhe von 495, im Melibocus von 512, in der Neunkircher Höhe von 570, im Katzenbuckel von 597 Meter. Die am westlichen Fuss des Odenwaldes entlangführende Bergstrasse ist ausgezeichnet durch Fruchtbarkeit und ihren Reichthum an Obst, und nur der nördliche Abschnitt rheinwärts wird von einer unfruchtbaren Sandebene eingenommen. Im Allgemeinen ist die oberrheinische Tiefebene ein üppiges Land. Schon im Frühherbst, zeitiger wie im Rheingau, reift hier die Traube, ein lustiges Leben beginnt, überall auf dem lachenden Gebiet der badischen und bayrischen Pfalz ist die Fröhlichkeit zu Hause. Der herrliche Strom, der Schmuck der Felder und Bäume, die sanften Umrisse der jenseits des Flusses dahinziehenden

Bergkette, Alles gewährt vom Fusse beider Gebirge aus betrachtet ein erfreuliches Bild. Dazu tritt der leichte Verkehr zwischen beiden Ufern, welcher es ermöglicht hierhin oder dorthin unsere Schritte zu lenken. Eine Plage für viele Orte der oberrheinischen Ebene sind die vielen Mücken. Gegen sie muss man oft mit allen den Hülfsmitteln zu Felde ziehen, die sonst nur gegen die Moskitos gebräuchlich sind. Die südlichen Vogesen, obgleich ihre östlichen Abhänge uns herrliche Fernsichten und kühlen Waldesschatten zur Genüge bieten, sind wegen der bekannten politischen Zustände bisher noch sehr vernachlässigt, und es wird noch manches Jahr dauern, ehe der Deutsche dort sich heimisch fühlt.

a. Donnersberg.

Der **Donnersberg** ist ein langgestreckter, sargähnlicher, dicht bewaldeter Porphyrfelsen im Norden des Hardtgebirges, der in seiner höchsten Spitze, dem Königstuhl, sich bis zu 691 Meter erhebt. An seinem nordöstlichen Abhange besitzt er in der „Villa Donnersberg" (Villa Rotberg), 500 m., ein freundliches, gut gehaltenes Gasthaus, welches auf einer mit Linden und Edelkastanien beschatteten aussichtsreichen Terrasse gelegen ist. Von hier ziehen sich sanft ansteigende Wege in verschiedenen Richtungen durch den mit prachtvollen Buchen und Eichen ausgestatteten Wald und führen zu Ruheplätzen (Wacht am Rhein, Moltkefels, Hirtenfels, Ludwigsthurm), von denen man nach allen Seiten weithin über die Ebene fortsieht. Zehn Minuten unterhalb der Villa liegt inmitten uralter Gruppen der schönsten Edelelkastanien das ebenfalls als Sommeraufenthalt benutzte Dorf Dannenfels.

Von Ebst. Kirchheimbolanden (Lin. Mainz-Kaiserslautern) Post zweimal tägl. in 1 St. (Wagen 6 Mk.); von Ebst. Börrstadt derselben Lin. kürzester Fussweg in $1^1/_4$ St. über das Dorf Steinbach, zuletzt durch den Wald; von Ebst. Rockenhausen (Lin. Münster-Kaiserslautern) $2^1/_2$ St. (Wagen 8 Mk.). Unterkunft: Die Villa Rotberg hat 42 freundliche Z., z. Th. mit Balcons (Z. 1—2, Pens. 3.50 Mk. tägl.). Im Dorf Dannenfels die beiden einfachen Gasthäuser von Ritzmann u. Lander und das Restaurant Jagdhaus Donnersberg. Arzt in Villa Donnersberg anwesend.

b. Hardt.

Die Luftkurorte der Hardt haben nur geringe Seehöhe nämlich: Dürkheim 116, Neustadt 137, Annweiler 185 und Gleisweiler 310 Meter.

Dürkheim, freundliche bayrische Stadt mit 6100 Einw., 116 m., unmittelbar am östlichen Fuss des Hardtgebirges und an der Ausmündung des Isenachthals in die Ebene. Der Ort hat ein überwarmes Sommerklima aber einen angenehmen Frühling und Herbst. Er wird ebensowohl wegen seiner Soolbäder wie auch der Traubenkur wegen besucht. Der schöne grosse Kurgarten ist mit einer Fontaine und stattlichen Platanen-Alleen versehen. Schon in der ersten Hälfte des September ist hier Traubenmarkt, auf welchem Gutedel- und Sylvaner Trauben zu haben sind. Ein lohnender Spazierweg führt zu der $^1/_2$ St. entfernten Limburg und weiter in das Isenachthal hinein auf die interessante Ruine Hartenburg.

D. ist Ebst. der Lin. Monsheim-Neustadt. — Unterkunft: in 4 Gasthöfen (Häussling am Bahnhof, Vier Jahreszeiten, Heck, Schüpple), in mehreren Pensionen (Graf, Fitz) und in Privathäusern. Kurtaxe: 1 Fam. 6 Mk. 6 Aerzte, 2 Apotheken! Kurzeit: für das Soolbad vom 15. Mai bis Mitte Sept., für die Traubenkur von Anf. oder Mitte Sept. bis Anf. Nov.; Frequenz: 600.

Neustadt an der Hardt, betriebsame bayrische Stadt

mit 13700 Einw., 137 m., der Sitz eines bedeutenden Weinhandels und als Traubenkurort sehr wohl geeignet. Der Sommer mit 15.8° R. mittlerer Wärme ist überheiss, der Herbst dagegen sehr angenehm. Vom Speierbach durchflossen, der hier die Berge verlässt, im Rücken von der Hardt gedeckt, deren mit Rebpflanzungen bedeckte Hügel zu aussichtsreichen Gartenanlagen emporführen, macht die Stadt einen überaus freundlichen, behaglichen Eindruck. Nur in der Nähe fehlt es an Waldesschatten. Für gutes Trinkwasser sorgt eine Quellwasserleitung. Liebhaber eines edlen Tropfens Deidesheimer, Forster und anderer hochberühmter Pfälzer Weine sind hier an der richtigen Stelle.

N. ist Ebst. der Linie Dürkheim-Landau. — Unterkunft in 8 Gasthöfen der Stadt (Bahnhofshotel mit Garten, Löwe, Weisses Lamm, Bayrischer Hof etc.), in zweien im nahe gelegenen Dorf Hardt (Pens. 4—5 Mk.) und in Privathäusern. 13 Aerzte, 3 Apotheken; Badeanstalten für Wannen-, Fluss-, Wellen- und Dampfbäder.

Gleisweiler, Dorf mit 550 Einw., hinter und über welchem, 310 m., in einem nach Südost sich öffnenden Gebirgseinschnitt am Fusse des Teufelsberges sich die Heilanstalt des Dr. Schneider befindet. Gegen Nord- und Nordwestwinde geschützt bietet ihr die nahe Waldung Hülfe gegen allzulästige Sonnenwirkung. Die vor dem Wohngebäude befindlichen Gartenanlagen sind durch grosse Exemplare seltener Bäume ausgezeichnet. Mandel- und Feigenbäume gedeihen hier vortrefflich, und die Edelkastanie ist in den benachbarten Pflanzungen massenhaft vertreten, während höher hinauf die Kiefernwaldung beginnt. Im Rücken der Anstalt führen Fusswege den Teufelsberg hinan zu Aussichtspunkten über die weite

12*

Rheinebene. Das Gebirge ist Sandstein, die oberflächliche Schicht der Wege aber besteht aus grobem Sand und Kies, so dass nach Regengüssen ein schnelles Abziehen der Feuchtigkeit stattfindet. Hier wie an der ganzen Hardt sind Frühling und Herbst die günstigsten Jahreszeiten. Neben der Wasserkur werden Kuren mit Milch, Kumys und Kefir unternommen, am meisten aber eignet sich Gleisweiler durch sein gutes Herbstklima und durch die zur Anstalt gehörigen Weinberge und Obstplantagen zu Trauben-, Obst- und Mostkuren. Von Anfang September bis Mitte October ist es hier den Traubenkurgästen gestattet den Bedarf ihrer Hauptmahlzeit im Weinberg sich selbst zu pflücken, eine Annehmlichkeit die Jeder bald voll zu würdigen weiss. Für Ausflüge nach den schönsten Punkten der Hardt (Ruine Scharfeneck, Madenburg, Trifels) ist Gleisweiler ein sehr geeigneter Mittelpunkt.

Von Ebst. Landau (Lin. Neustadt-Weissenburg) 9 Km.; Omnib. 4 mal tägl. in 1 St. nach G. — Unterkunft im Kurhaus mit 70 Z. (Pens. mit Z. $4^1/_2$—6 Mk., Bäder 0.50—1 M.). Kurzeit: das ganze Jahr. Im Dorf Pens. Schönsiegel mit 13 Z. Aerzte: Dr. Schneider, Dr. Orth.

Annweiler, bayrisches Städtchen mit 2800 Einw., 185 m., in einem nach Westen zu geöffneten Abschnitt des Queichthals, welchem man hier wegen der Fülle malerischer Fels- und Waldpartien den Namen der „pfälzischen Schweiz" gegeben hat. Gegen Norden geniesst der Ort durch den Adelberg, gegen Osten durch den Hohenberg eines guten Windschutzes. Nach Süden zu liegen in 1 bis $1^1/_2$ St. Entfernung die beliebten Aussichtspunkte: Trifels, Rehberg und Madenburg, und hier ist der Wald so nahe, dass man schon nach 5 Min. von der Mitte des Städtchens aus sich im Schatten der Buchen und Eichen befindet. Besonders zu loben ist der vortrefflich gehaltene Weg nach dem Trifels, welcher sich in sanfter Neigung hinaufwindet und mit zahlreichen lauschigen Ruheplätzen versehen ist. Gutes Trinkwasser, Milch und Molken sind vorhanden. Auch können hier im Herbst Traubenkuren gemacht werden. Der Queich wird selten für längere Zeit so warm, dass darin gebadet werden kann.

A. ist Ebst. der Lin. Landau-Saarbrücken, von Landau 22—40 Min. Fahrzeit. — Unterkunft in 2 Gasthöfen: Pfälzer Hof mit Badeanstalt beim Bahnhof und Schwan, mitten im Ort mit schattigem Garten gegenüber. (Pension mit Z. in beiden 4—5 Mk.) Aerzte: Dr. Gauch, Dr. Geiss; 1 Apotheke.

c. Vogesen.

Haben die am östlichen Saum des Hardtgebirges gelegenen Orte nur eine sehr geringe Seehöhe und deshalb eine so hohe Sommerwärme, dass Frühling und Herbst ihre angenehmsten Zeiten sind, so treffen wir dagegen in den Vogesen, und zwar um so mehr, je weiter wir nach Süden fortschreiten, in einer Seehöhe von 450—850 Metern eine Reihe annehmbarer Sommerfrischen. Es sind die folgenden: Wangenburg 450, Grendelbruch 500, Hohwald 610, Drei Aehren 617, Ottilienberg 753, Altweier 850 Meter.

Wangenburg, kleines aus zerstreut liegenden Häusern bestehendes unterelsässisches Kirchdorf, 450 m., in einem weiten von Nadelholzwaldungen eingefassten grünen Thalkessel. Dicht bei dem ansehnlichen Gasthof, zur Ruine Wangenburg sich hinaufziehend, beginnt der Wald. Nach Süden eine aussichtsreiche Terrasse mit Springbrunnen und stattlichen Linden.

Von Ebst. Romansweiler (Lin. Zabern-Schlettstadt) 11 Km., Omnib. 3mal tägl. in $1^1/_2$ St. — Unterkunft im Hotel Weyer (Pens. mit Z. 4—10 Mk.) u. in Privathäusern. 3 Aerzte und 2 Apotheken in dem 12 Km. entfernten Wasselnheim.

Grendelbruch, unterelsässisches Dorf mit 1700 Einw., 500 m., auf einem weiten Wiesenplateau. Der Wald ist überall etwa 15 Min. entfernt. In einer St. erreicht man die Ruine des Schlosses Girbaden. Als billige Sommerfrische ist der Ort bei den Elsässern sehr beliebt.

Von Ebst. Lützelhausen (Lin. Wolsheim-Rothau) führt über Mühlbach die Chaussee in $1^1/_2$ St. nach G. Omnib.-Verbind. Von Ebst. Wisch derselben Lin. ebenfalls $1^1/_2$ St. — Unterkunft im Hotel Schaller mit Depend. (Pens. $3^1/_2$—4 Mk.). Arzt und Apotheke in Rosheim und Mutzig.

Der **Ottilienberg** (Odilienberg), dessen Spitze mit Recht für den berühmtesten Aussichtspunkt der unterelsässischen Vogesen gilt, trägt auf seinem bewaldeten Rücken, 753 m., ein Frauenkloster, mit welchem eine Gastwirthschaft und ein Pensionat für Sommerkurgäste verbunden ist. Dicht am Hause der freundlichstille blumenreiche Klostergarten und ganz in der Nähe der Eintritt in den weithin sich erstreckenden Wald.

Von Ebst. Ober-Ehnheim (Lin. Zabern-Schlettstadt) 8 Km. oder $1^1/_2$ Fahrst., von Ebst. Barr derselben Lin. $2^1/_2$ St. — Unterkunft im Klostergasthaus mit katholisch-kirchlichem Anstrich. An Festtagen wird der Besuch der Kirche erwartet, an Fasttagen kommt kein Fleisch auf den Tisch (Pens. mit Z. $6^1/_2$ Mk.). Aerzte u. Apotheken in Ob.-Ehnheim und Barr.

Hohwald, elsässisches Kirchdorf mit 600 Einw., 610 m., in dem gegen Nordwinde gut geschützten, dicht bewaldeten und von rauschenden Gebirgsbächen reich bewässerten Andlauthale. Nach verschiedenen Richtungen führen Fusswege auf der Höhe hin in die Waldungen.

Der Eindruck der Landschaft erinnert hier lebhaft an den Schwarzwald. Badeanstalt mit Wellenbad und Fichtennadelbädern. Milch, Molken und fremde Mineralwässer. Unter den Kurorten der Vogesen ist Hohwald derjenige, der zuerst deutsche Kurgäste heranzog.

Von Ebst. Barr 15 Km., Omnibus 2 mal tägl. in $2^1/_4$ St. — Unterkunft: Hotel Hohwald (Kuntz) mit Depend. und Badeanstalt, 170 B. (Pens. mit Z. 32—36 Mk. wöch.); Hotel Marschall, kleiner und einfacher. 4 Aerzte, 3 Apotheken in Barr.

Altweier (Aubure) höchstgelegenes elsässisches Dorf, 850 m., in malerischer Umgebung und wegen seiner frischen Luft als Sommerkurort seit Langem in Aufnahme.

Von Ebst. Markirch (Lin. Schlettstadt-Markirch) 2 St., von Ebst. Rappoltsweiler (Lin. Schlettstadt-Colmar) $2^1/_4$ St. — Unterkunft im Hotel du Bressoir. 3 Aerzte, 3 Apotheken in Markirch.

Drei Aehren (Notre Dame des trois épis), Wallfahrtsort mit Kirche, 617 m., von welchem man eine entzückende Aussicht auf das Münsterthal, auf die Vogesen und weiterhin über die Rheinebene fort auf den Schwarzwald und die Alpen geniesst. Der Ort ist deshalb eines der beliebtesten Ziele der Touristen, aber im Hochsommer sind auch viele Luftkurgäste dort zu treffen. Die Umgegend ist reich bewaldet.

Von Ebst. Türkheim (Lin. Colmar-Münster) Omnib. zweimal tägl. in 2 St. (Einsp. $3^1/_2$ Mk). — Unterkunft in 2 grossen Hotels (3 Könige mit 100 B. u. Trois Epis mit 120 B. (Pens. mit Z. 28—35 Mk.) und 2 kleineren Gasthäusern (Notre Dame, Stern). Aerzte in Türkheim: Dr. Fleck, Dr. Hug; 1 Apotheke daselbst.

d. Odenwald.

Die Luftkurorte des Odenwalds geben bezüglich ihrer Höhenlage folgende Reihe: Auerbach 100, Weinheim 109,

Jugenheim 110, Heidelberg 116, Schönberg 150, Michelstadt 208, Sanatorium zu Heidelberg 224, Molkenkur 301, Lindenfels 360, Kohlhof 450 Meter. Man sieht, dass die an der Bergstrasse gelegenen Orte mit denen der Hardt die geringe Seehöhe theilen und dass sie deshalb auch mit ihnen dieselbe hohe Sommerwärme gemein haben.

Jugenheim, grossherzoglich hessisches Dorf mit 1000 Einw., 110 m., an der Bergstrasse, und zwar an der Vereinigung des Stettbacher und Balkhäuser Thals. An den Fuss des Gebirges sich anschmiegend ist es von Parkanlagen umgeben und bietet vortreffliche Gelegenheit zu mannichfachen Ausflügen in die Umgegend. Gut gehaltene Wege führen auf den Heiligenberg und in die Buchenwaldung des nahen Leserberges. Auf 3 verschiedenen Wegen und selbst im Wagen kann man in 1½ St. den Glanzpunkt des Odenwaldes, den Gipfel des Melibocus, erreichen. Im Hochsommer ist es heiss, doch fehlt es auch in der Nähe nicht an schattigen Gärten, nur sind hier die Mückenschwärme eine hässliche Zugabe. Wasserheilanstalt.

Von Ebst. Bickenbach (Lin. Darmstadt-Heidelberg) 3 Km., Omnib. 6 mal tägl. in ½ St. — Unterkunft: 3 Gasthöfe (Post, Goldene Krone und Alexanderbad, Bellevue) und Privatwohnungen (Pens. 4—5 Mk.). Arzt: Dr. Wetzel.

Auerbach, grossherzoglich hessisches Dorf mit 1800 Einwohnern, 100 m., an dem in die Bergstrasse sich öffnenden Hochstätter Thal und am Fuss der auf einer Vorhöhe des Melibocus befindlichen alten Schlossruine. Unterhalb derselben treffen wir das „Fürstenlager", einen weithin sich ausdehnenden prächtigen Park. Hier entspringt auch der „gute Brunnen“, ein erdiger Eisensäuerling. Zwei ähnliche Quellen finden wir $^1/_4$ St. weiter aufwärts im Hochstätter Thal. Die zahlreichen Mücken sind hier eine ähnliche Plage wie in Jugenheim.

A. ist Ebst. der Linie Frankfurt-Heidelberg, von Darmstadt $^1/_2$, von Heidelberg $1^1/_2$ St. Fahrzeit. — Unterkunft in 2 Gasthöfen (Krone mit schönem Garten und Badeanstalt, Pens. $4^1/_2$ und Hotel Boltz) und in vielen Privathäusern und Villen. Bäder und Douchen in der Dorfmühle. Arzt: Dr. Krauskopf.

Schönberg, grossherzoglich hessisches Dorf mit 900 Einwohnern am Fusse des Schlossberges, 150 m., von Waldungen umsäumt. Der Park des Fürstenlagers ist von hier $^1/_4$ St. entfernt.

Von Ebst. Bensheim 3mal tägl. Post in 20 Min. nach S. — Unterkunft in 2 Gasthöfen (Traube, Sonne), in Villa Schlapp (Pens. 4 Mk.) und in andern Privathäusern. Aerzte und Apotheke in Bensheim.

Lindenfels, grossherzoglich hessisches Städtchen mit 1000 Einw., 360 m., auf einer bewaldeten Anhöhe unterhalb der sehr stattlichen Schlossruine, geniesst mit Recht den Ruf der schönste Punkt des Odenwaldes zu sein. Ein viel besuchter Aussichtspunkt ist die 20 Min. entfernte Ludwigshöhe. Zu weiteren Ausflügen dient das Weschnitzthal. Trinkwasser aus einer guten Quellwasserleitung.

Von Ebst. Bensheim 18 Km., Post zweimal tägl. in $2^3/_4$ St.; von Ebst. Reichelsheim (Lin. Reinheim-Reichelsheim) 8 Km., Post einmal tägl. in 1 St. — Unterkunft in 3 Gasthöfen (Harfe, Hessisches Haus, Odenwald) und in Privathäusern (Z. 5—12 Mk. wöch.). Arzt: Dr. Schmitt.

Weinheim, badische Stadt mit 7000 Einw. an der Bergstrassse und am Fusse der Burg Windeck, hat ein sehr warmes Sommerklima aber einen angenehmen Frühling und Herbst. Dieser kann auch zu Traubenkuren benutzt werden. Das in der Rheinebene, 25 Min. vom Bahnhof inmitten eines freundlichen Parks gelegene „Stahlbad“ besitzt eine erdige Eisenquelle.

W. ist Ebst. der Lin. Heidelberg-Frankfurt, das Stahlbad Haltepunkt der Lokalbahn Weinheim-Mannheim. — Unterkunft: 6 Gasthöfe (Pfälzer Hof, Adler, Karlsberg etc.), das Stahlbad (Pens. mit Z. 4—6 Mk., 1 Stahlbad 1 Mk.) u. Pensionen. 5 Aerzte, 2 Apotheken; Kurzeit: 15. Mai bis 15. Oct.

Heidelberg, badische Kreishaupt- und Universitätsstadt mit 27 000 Einw. am linken Ufer des Neckar, da wo derselbe aus dem Odenwald in die Rheinebene tritt, wegen seiner landschaftlichen Reize schon so oft vom Dichtermund gepriesen, ist auch als klimatische Sommerstation bemerkenswerth. Die Stadt, 116 m., ist nur gegen Westen ohne Windschutz, während sie gegen Nord, Ost und Süd von Bergen gedeckt wird, welche oberhalb der Rebhügel meist mit Bäumen, worunter zahlreiche Edelkastanien, besetzt sind. Die Luft wird hauptsächlich durch die dem Flussbett folgenden Ost- und Westwinde sowie auch durch Berg- und Thalwinde bewegt und erleidet häufig abends stärkere Abkühlungen. Die mittlere Sommertemperatur ist 14.8° R., die des Mai's schon 10.6°, die des September hat noch 11.1° R. Bei vorherrschendem Südwest ist die sommerliche Feuchtigkeit mit 74.5 Proc. ziemlich hoch, die Zahl der Regentage (188 im Jahr) bekanntlich recht beträchtlich, obgleich die Menge der Niederschläge weit geringer ist als beispielsweise in Freiburg. Der gute Gesundheitszustand der Stadt ist durch ein geregeltes Abfuhr- und Kanalsystem und durch gutes Trinkwasser garantirt. Die bevorzugtesten Plätze für den Luftgenuss befinden sich oberhalb der Stadt, und hier sind das Schlosshotel, 224 m., mit dem daran stossenden Sanatorium, das Schloss-Park-Hotel, die Molkenkur, 301 m., und endlich das Gasthaus Kohlhof, 450 m., besonders beachtenswerth. Letzteres, in ländlicher Abgeschiedenheit befindlich, hat eine aussichtsreiche Lage ganz in der Nähe eines jungen Buchenwaldes und eine grosse Auswahl schattiger Plätze.

H. ist Ebst. der badischen Staats- und der Main-Neckarbahn. Vom Kornmarkt Bergbahn zur Molkenkur in 5 Min., von hier zum Kohlhof noch 4 Km. — Unterkunft: Schlosshotel mit über 100 Z.; Sanatorium für chron. Kreislaufs- und Ernährungsstörungen des Prof. Schweninger mit vorzüglichen Einrichtungen (Pens. mit Z. von 10 Mk. tägl. an); Gasthaus Kohlhof vierstöckiger stattlicher Bau mit der Hauptfront gegen Süd, 100 B. (Pens. mit Z. von 6 Mk. an).

Michelstadt, hessische Stadt mit 3200 Einw. im oberen Mümlingthale in waldreicher Umgebung, 208 m., und mit einer dicht am Bahnhof gelegenen Wasserheilanstalt. Gutes Trinkwasser. Dampf- und Fichtennadelbäder.

M. ist Ebst. der Linien Hanau-Eberbach, Darmstadt-Eberbach und Aschaffenburg-Eberbach. — Unterkunft: in 2 Gasthöfen (Hot. Friedrich, Schwan) und in der Scharfenberg'schen Wasserheilanstalt mit 60 Z. und Depend. (Z. 5—25, Kost 25, Kur 10 Mk. wöch.). — Aerzte: Dr. Scharfenberg sen. und jun., Dr. Gessner, Dr. Weyprecht. Sommer- u. Winterkur.

Schwarzwald.

Der Schwarzwald hat gegen Osten und Norden keine festen Grenzen, sondern verliert sich allmählich in das schwäbische Hochland. Nach Westen und Süden dagegen, wo er zum Theil schroff nach dem Rheinthal abfällt, erscheint er wie ein gegen den Elsass und die Schweiz sich aufthürmender mächtiger Granitwall, der in der dunkeln Färbung der ihn krönenden Föhren seinen Namen zur Wahrheit macht. Granit und Gneiss, hier und dort, wie beim Schloss Yburg und anderwärts, von Porphyrfelsen durchsetzt, bilden den Hauptkern des Gebirges, während östlich auf der zwischen Kinzig und Murg gelegenen Hochebene der Buntsandstein zu Tage tritt. Seine höchsten Erhebungen, wie der Feldberg (1495 m.), der Belchen (1415 m.), der Blauen (1167 m.) befinden sich im südlichen Theil des Gebirges. In Krummholzkiefern und unfruchtbaren Weideländern erschöpft sich auf diesen Höhen die Vegetation. Weiter abwärts bis zu 800 Metern und oft noch viel tiefer hinab zieht sich das Nadelholz. Unterhalb dieser Fichten- und Tannenwälder erscheinen dann Eichen von mächtigem Wuchs, die, bald grössere Flächen überziehend, bis gegen 400 Meter Seehöhe hinabreichen. Sodann treten, und dies besonders im westlichen Abfall, die essbare Kastanie und unsere Obstbäume auf, bis endlich der Weinstock, den Fuss der Berge bedeckend, bis dicht an das Rheinufer vordringt. Sein Produkt, vorzugsweise als Markgräfler, Affenthaler, Zeller etc. bekannt, wird als kräftiger Trunk offen verschenkt (1—1.40 Mk. das Liter), aber auch vielfach nach Norddeutschland ausgeführt.

Weit wasserreicher als die meisten deutschen Gebirge ist der Schwarzwald. Der Fremde freut sich seiner schäumenden Kaskaden und der klaren Fluth seiner Bäche und Flüsse, welche häufig den Reichthum an Holz mit Leichtigkeit zu Thale führen. Wo es irgend angeht sucht man die Wasserkraft sich dienstbar zu machen, die in Boll und Triberg bereits zur elektrischen Beleuchtung geführt hat. Sonst ist Holzfeuerung in Glashütten nnd Fabriken das Gewöhnliche und die Russbelästigung durch Stein- oder Braunkohlenfeuerung ist deshalb unbekannt. Entprechend der Granitformation des Gebirges zeichnet sich das überall reichlich vorhandene Quelltrinkwasser durch Reinheit und Frische aus. Neben dem Weinbau und der Obstkultur (Kirschwasser) weist der Holzreichthum wie im Harz und Thüringer Wald den Flössern, Holzhauern und Kohlenarbeitern ihre Beschäftigung an, und als ein besonderer Industriezweig hat noch die Uhrenfabrikation einen breiten Boden gewonnen.

So verschieden die vegetativen Erzeugnisse der einzelnen Gebirgszonen, so mannichfach auch die klimatischen Factoren, die an diesem oder jenem Orte zur Geltung kommen. Die grösste Wärmeentwicklung findet am westlichen Abhange statt, wo die Breite des Rheinthals der Sonne die freieste Wirkung gestattet; die frischesten Lagen dagegen zeigen die stattlichen Höhen der Südseite. Zu den Schienenwegen, welche westlich auf badischem, östlich auf württembergischem Gebiet den Gebirgszug in seiner ganzen Länge begleiten, trat später die Kinzigthalbahn zwischen Offenburg und Singen, zugleich die Grenzlinie zwischen nördlichem und südlichem Schwarzwald, und dann die Höllenthalbahn, durch die man mitten in den südlichen Schwarzwald eindringt. Nimmt man die kleinen Zweigbahnen hinzu, welche nach Gernsbach, Baden-Baden, Oppenau und Waldkirch führen, die Wiesenthalbahn und die sogenannten strategischen Bahnen, so sind die meisten Waldorte jetzt leicht zugänglich gemacht. Damit ist denn auch der Comfort, welcher anfangs ein ausschliessliches Vorrecht von Baden-Baden war, auch anderwärts zu finden und Badenweiler, Hundseck, Titisee, St. Blasien, Boll,

Triberg u. a. können bereits den weitgehendsten Ansprüchen genügen. Daneben giebt es aber auch für Anspruchslose genug einfach - ländliche Plätze mit billigen Pensionen wie Herrenwies, Schönwald, Hinterzarten, Breitnau, Waldau, Steinabad u. a. m. Frei gelegene Punkte ohne besonderen Windschutz aber mit schönen Aussichten sind: Feldbergerhof, Höchenschwand, Schönwald, St. Märgen, Breitnau, windgeschützte Thäler: Boll, Steinabad, Friedenweiler, St. Blasien u. a. m.

Der Schwarzwald weist eine ziemlicbe Anzahl von Mineralquellen auf. So recht im Herzen des Waldgebirges, am südwestlichen Abhange des Kniebis, stossen wir auf 5 nahe beieinanderliegende kräftige Eisenquellen: Rippoldsau (570 m.), Freiersbach (384 m.), Petersthal (420 m.), Griesbach (496 m.) und Antogast (484 m.), die hauptsächlich ihrer Quellenwirkung halber besucht werden. Soolquellen finden sich in Donaueschingen und Dürrheim. Unter den stoffarmen Warmquellen des Schwarzwaldes ist Wildbad vorwiegend ein Badeort, während Baden, Badenweiler und Liebenzell auch durch ihre klimatischen Verhältnisse von Bedeutung siud. Alkalischerdige und erdige Säuerlinge, welche gern in Mitbenutzung genommen werden, finden wir in Teinach und Boll, als Wasserheilanstalten sind Herrenalb, Teinach und St. Blasien zu nennen, als Terrainkurorte haben Baden, Badenweiler und St. Blasien Geltung.

Nach ihrer Seehöhe ordnen sich die Luftkurorte des Schwarzwaldes folgendermassen: Rothenfels 140, Gernsbach 161, Gengenbach 172, Baden-Baden 183, Lichtenthal 190, Oberkirch 195, Lautenbach 215, Suggenthal 248, Waldkirch 263, Wolfach 263, Oppenau 268, Sulzbach 320,

Herrenalb 330, Liebenzell 335, Hornberg 386, Teinach 390, Badenweiler 422, Schönmünzach 463, Boll 620, Triberg 686, Steinbad 700, Freudenstadt 740, Herrenwies 752, St. Blasien 772, Plättig 776, Schweigmatt 800, Breitenbronn 812, Vordertodtmoos 822, Sand 828, Titisee 858, Menzenschwand 860, Hinterzarten 885, Hundseck 886, St. Märgen 890, Ruhstein 916, Schluchsee 952, Waldau 968, Saig 990, Schönwald 994, Breitnau 995, Höchenschwand 1010, Feldbergerhof 1279 Meter.

a. Nordöstlicher Schwarzwald.

Württembergische Orte.

Herrenalb, württembergisches Dorf mit 980 Einw., 330 m., im Albthale. Der weite üppige Wiesengrund, der sich, ein Beweis für die Milde des Klimas, bereits im März und April mit frischem Grün und einem reichen Blumenflor bedeckt, wird von Bergen eingefasst, deren compacte Waldungen bis zur Thalsohle hinabreichen. Das quellige wasserreiche Terrain verleiht dem Orte ein ziemlich feuchtes und in seinen Wärmeverhältnissen gleichmässiges Klima. Das Wärmemittel des Sommers ist 13.5° R. Zu abwechselnden Fusspartien giebt die Umgegend vielfache Gelegenheit. Viel besuchte Wasserheilanstalt.

Von Ebst. Gernbach Post einmal tägl. in $1^3/_4$ St. nach H., von Ebst. Ettlingen (Lin. Karlsruhe-Appenweier) Post zweimal tägl. in 3 St., von Ebst. Neuenbürg (Lin. Pforzheim-Wildbad) Post einmal tägl. in $3^1/_4$ St. — Unterkunft: 7 Gasthöfe (Sonne, Ochs, Bellevue etc.), 5 Pensionen, viele Privatwohnungen mit und ohne Pension (Z. 8—25 Mk. wöch.); Kurtaxe: Die Pers. 3 Mk.; Wasserheilanstalt mit 75 Z. (Pens. wöch. 50 bis 66 Mk.). Aerzte: Dr. Mermagen, Director der Wasserheilanst., Hofr. Dr. Suchier, Dr. Kleinertz; 1 Apotheke. Kurzeit 1. Mai bis 1. Nov.: Frequenz: 2500.

Liebenzell, württembergisches Städtchen mit 1000 Einwohnern, welches, 335 m., in einem sehr anmuthigen, von waldbewachsenen Hügeln eingerahmten, gegen Nordwinde gut geschützten Abschnitt des Nagoldthales gelegen ist. Es entspringen dort 3 chemisch indifferente Lauquellen von 19—22° R., welche naturwarm oder durch Zusatz heissen Wassers erwärmt zu Bädern benutzt und wohl auch wegen eines sehr geringen Nebengehaltes an Kochsalz, Natron und Eisen zur Trinkkur verwendet werden. Besonders für Frauen und Kinder gilt Liebenzell mit Recht als angenehmer billiger Sommeraufenthalt.

L. ist Ebst. der Lin. Pforzheim-Calw, von Stuttgart 1¾ St. Fahrzeit. — Unterkunft: Unteres Bad mit 46 Z. (Z. 1—2, Pens. 3.60 Mk.); Oberes Bad mit 48 Z., ausserdem Privatwohnungen. Arzt: Dr. Steger, 1 Apotheke.

Teinach, württembergisches Dorf mit 400 Einw. und Bad, 300 m., an der Teinach einem Nebenflüsschen der Nagold gelegen, ist von einem Kranz reichbewaldeter Hügel umgeben, an welchen sich schattige Wege in die Höhe ziehen. Zu Spaziergängen auf ebenem Terrain bieten die schönen Lindenalleen gute Gelegenheit. Das Sommerklima ist kühl (mittl. Temp. 13.2° R.) und ziemlich feucht. Mehrere alkalisch-erdige Säuerlinge (darunter die als „Teinacher Wasser" bekannte Hirschquelle), sodann ein Eisensäuerling: die Bachquelle und eine gasarme Eisenquelle, die sogenannte Dintenquelle, können bei Katarrhalischen und Blutarmen die Luftkur unterstützen. Ausserdem ist eine gut eingerichtete Wasserheilanstalt vorhanden. Das aus dem Buntsandstein entspringende Quellwasser ist von vorzüglicher Güte.

T. ist Ebst. der Lin. Calw-Horb. Das Bad liegt 40 Min. von der Station; Omnib.-Verbind. — Unterkunft: Badhotel zur Krone mit 300 B. (Z. 7—21 Mk. wöch., Pens. 4.20 Mk. tägl.; Wasserkurgäste 60—65 Mk. wöch. incl. ärztl. Behandlung); 3 andere Gasthöfe (Hirsch, Zum kühlen Brunnen, Goldenes Fass) und Privatwohnungen. Aerzte: Dr. Wurm, Dr. Schliemann; 1 Apotheke.

Schönmünzach, kleines württembergisches Dorf, 463 m., im oberen tiefeingeschnittenen Murgthal und zwar an der Einmündung der Schönmünzach in die Murg. Durch die schlangenförmigen Windungen dieses Flusses wird hier ein durch Berge gutgeschützter Thalabschnitt gebildet. Ebene Spazierwege finden sich auf den Landstrassen längs der Murg und Schönmünzach, andere führen an den bis zur Thahlsohle hinab dicht bewaldeten Berglehnen in die Höhe. Die weiteren Streifzüge dehnen sich in reicher Abwechselung bis zur Hornisgrinde und bis Allerheiligen aus. Der Ausflug nach dem nahen Rauhmünzach und in das Schwarzenbachthal gehört zu den grossartigsten Partien des nördlichen Schwarzwalds. Flussbäder in dem neben der Murg gezogenen Mühlgraben, dessen Wasser 16—18° R. warm wird.

Von Ebst. Freudenstadt fährt zweimal tägl. die Post in $3^1/_4$ St. nach Sch.: von Ebst. Gernsbach ebenso oft in $3^1/_2$ St — Unterkunft in 2 guten grösseren Gasthöfen: Post oder Glashütte mit 18 Z. u. 9 in der Depend. (Pens. 4—5 Mk.) u. Waldhorn mit 27 Z. im alten u. 25 in dem neuen gegenüber auf der Höhe gelegenen Hause. In diesen beiden Gasthöfen auch Badezimmer. Kleinere bescheidene Gasthäuser sind: Schiff, Steinbock, Ochse. Nächster Arzt in dem 14 Km. entfernten Baiersbronn oder in dem 23 Km. entfernten Forbach.

Freudenstadt, württembergische Oberamtsstadt mit 6200 Einw., 740 m., liegt mit ihrem kolossalen von Arkaden eingefassten Marktplatz und mit ihren zahlreichen Brauereien auf einem Wiesenplateau, welches von Nadelholzwaldungen eingefasst wird. Sie hat wenig Windschutz, etwas mehr der fast 80 Meter tiefer liegende Bahnhof mit dem daneben befindlichen Schwarzwaldhotel. Dieses hat auch einen grossen meist mit Tannen bestandenen Park unmittelbar am Hause. Ausser einer Glashütte in der Nähe des Bahnhofs sind Fabrikanlagen nicht vorhanden, Das Sommerklima zeigt eine mittlere Temperatur von nur 12.2° R., ist also als recht frisch zu bezeichnen. Zu abwechselnden Promenaden eignen sich recht gut die verschiedenen Waldcomplexe der Umgegend. Vom Kniebis her versorgt eine Wasserleitung die Stadt mit vorzüglichem Trinkwasser.

F. ist Ebst., von Stuttgart $2^1/_2$—4 St. Fahrzeit. — Unterkunft: Am Bahnhof das Schwarzwaldhotel mit 60 Z., einer gedeckten und einer offenen Veranda, schönem Garten und Badezimmer (Pens. mit Z. 5—8 Mk.) In der Stadt mehrere Gasthöfe wie Post, Linde, Braun, Rössle etc. In Waldnähe an der Kniebisstr.: Hotel Waldeck, 50 Z., mit Veranda. Die besten Privatzimmer (Anfragen an das Stadtschultheissenamt) liegen auf der Kniebisstr. z. B. Brauerei zum Rappen (Z. wöch. 7, Pens. mit Z. tägl. 4.20 Mk.). Badeanstalt mit 4 Zellen in der Badstrasse. Aerzte: Dr. Lieb, Dr. Büttner, Dr. Buob; 2 Apotheken.

Ruhstein, einzelnes Haus, 916 m., auf der tief eingeschnitten Passhöhe im Süden der Hornisgrinde an der Quelle der rothen Murg und in der Nähe des Wildsees. Von der fast ebenen Landstrasse führen verschiedene anmuthige Wege in den Wald, den man in kürzester Frist erreicht. Die günstige Lage dieses Waldgebirgsortes in recht erheblicher Seehöhe erklärt seine zunehmende Beliebtheit bei den Sommerfrischlern.

Von Freudenstadt geht zweimal tägl. die Post in $^3/_4$ St. nach Baiersbronn. Von hier einmal tägl. Kariolpost in $2^3/_4$ St. nach dem $16^1/_2$ Km. entfernten Ruhstein. Gute billige Unterkunft in Klumpp's Gasthaus zum Ruhstein.

b. Unteres Murgthal, Oosthal und Badener Höhe.

Rothenfels, badisches Dorf mit 1600 Einw., 140 m., am Eingang in das von den Vorbergen des Schwarzwaldes eingefasste Murgthal. Am linken Flussufer, wo an der Berglehne im Zickzack aufsteigend der Fussweg durch den prächtigen Wald nach Baden führt, entspringt ein 15° R. warmer erdiger Säuerling, die Elisabethenquelle, welche gegen Magenkatarrhe angewendet wird. Flussbad und Badeanstalt für Warmbäder.

R. ist Ebst. der Lin. Rastatt-Gernsbach, von Rastatt 20 Min. Fahrzeit. — Unterkunft im Gast- und Badhaus zur Elisabethenquelle (Pens. von 5 Mk. an). Nächster Arzt, Dr. Protscher, in dem per Bahn 6 Min. entfernten Gaggenau, Apotheke im Orte selbst.

Gernsbach, badische Stadt mit 2700 Einw., 161 m., inmitten eines fruchtbaren Hügellandes, durch welches einladende Wege nach verschiedenen Richtungen in den Wald führen, ein stillerer Seitenort für das 2¼ St. entfernte Baden. Als Glanzpunkt der Gegend ist das ½ St. entfernte Schloss Eberstein anzusehen.

G. ist Endstat. der von Rastatt in ¾ St. hinüberführenden Zweigbahn. — Unterkunft am besten in dem 8 Min. vor dem Ort gelegenen Hotel Pfeiffer zum Erbprinzen, wo Bäder aller Art, besonders Kiefernadelbäder zu haben sind (Pens. mit Z. 5—7½ Mk.). Andere gute Gasthöfe sind Krone und Stern. Privatwohnungen im Bureau des Kurkomités zu erfragen. Fluss- u. Wellenbäder in der Murg. Aerzte: Dr. Schäpflin, Dr. Kriesche, Dr. Borchert, Dr. Guttenberg; 1 Apotheke.

Baden-Baden, Stadt mit 13 000 Einw., 160 bis 260 m., und zwar in einer nach Norden und Osten gut geschützten Thalweitung, welche von dem kleinen saubern Oosbach durchströmt wird. Baden ist durch die Milde und Gleichmässigkeit seines Klimas ausgezeichnet. Der Frühling (mittl. Temp. 7.4° R.) und der Herbst (mittl.

Temp. 8.0° R.) ermöglichen in Folge dessen besonders Lungenkranken einen ausgedehnteren Luftgenuss als ihn der Norden Deutschlands gewährt. Der Sommer ist mit 14.3° R. heiss, aber nächtliche Abkühlungen bringen immer wieder Erfrischung. Gleichzeitig wirkt der durchschnittlich mittlere Feuchtigkeitsgehalt der Atmosphäre reizlindernd auf Katarrhe der Luftwege. Als Uebergangsstation für Kranke, die den Winter im Süden zubringen wollen oder zugebracht haben, kommt Baden deshalb häufig in Betracht. Sogar als Winteraufenthalt für Kränkelnde hat es in den letzten Jahren öfter als früher Beachtung gefunden. So alt die Benutzung Badens als Kurort auch schon ist, so kann doch erst seit Aufhebung des Hazardspieles, also seit 1872, von einer Ausnutzung seiner klimatischen Vorzüge für Kurbedürftige die Rede sein. Früher war es in der Hauptsache Luxusbad oder wurde wohl auch gegen Rheumatismus und Gicht seiner heissen Quellen wegen in Anwendung gezogen. Diese besitzen eine Temperatur von 50° R. und einen Kochsalzgehalt von 2 pro Mille. Baden, welches jetzt zum Theil seinen aristokratischen Charakter abgelegt hat, hat dafür an Solidität gewonnen, und dient nun vielfach Solchen zu längerem Aufenthalt, welche von der unübertrefflichen Schönheit seiner Umgebung und von der einschmeichelnden Milde seines Klimas profitiren wollen. Für Manche ist der äusserste Comfort der Wohnungen und die Möglichkeit jeden Genuss leicht zu befriedigen zur Nothwendigkeit geworden. An keinem Luftkurort Deutschlands finden sich hochgradige Naturgenüsse mit allen Bedingungen einer verfeinerten Geschmacksrichtung in solchem Maasse vereinigt wie in Baden-Baden. Für Kurbedürftige sind sämmtliche künstliche und natürliche Mineralwässer sowie auch Molken zu haben. Rheumatischen und Gichtikern dienen die im Friedrichsbade verabreichten Bäder, auf Herzkranke ist die durch vortrefflich gehaltene Waldwege mit abwechselnder Steigung ermöglichte Einrichtung Badens zum Terrainkurort berechnet. Herzkranke und Gelähmte finden überdies in der Abtheilung für mechanische Heilgymnastik im Friedrichsbade, an Emphysem und Asthma Leidende in der pneumatischen Anstalt passende Hülfsmittel.

Von Ebst. Oos (Lin. Heidelberg-Basel) führt eine Zweigb. in 10 Min. nach B. — Unterkunft: Die klimatisch günstigst gelegenen Hotels befinden sich auf dem Wege nach Lichtenthal am rechten Oosufer, so Bellevue, Minerva u. Stephanienbad. Mehr nach der Mitte der Stadt zu sind als Hotels I. Ranges zu nennen: Victoria, Europäischer Hof, Badischer, Holländischer Hof (mit vortrefflichem Garten), Französischer Hof. Nächstdem ist eine grosse Anzahl von Gasthöfen für bescheidenere Ansprüche vorhanden und ebenso Privatwohnungen in allen Preislagen und Restaurants verschiedenster Güte, so dass man in Baden nach Belieben theuer oder billig leben kann. Kurtaxe: 1 Pers. pro Monat 8, pro Jahr 20 Mk.; Mechanische Heilgymnastik für den ersten Monat 25, für den zweiten 20, für den dritten 15 Mk. Badeanstalten: Die berühmteste ist das Friedrichsbad, in welchem alle erdenklichen Badeformen (Heissluft-, Dampf-, Wild-, elektrische Bäder zur Anwendung kommen (1 Bad 0.70—3 Mk.). Ausserdem befinden sich Badeanstalten in vielen Hotels. Fluss- u. Schwimmbadanstalt in der Oos. — Gegen 30 Aerzte, darunter viele namhafte Specialisten; 2 Apotheken. Sanatorium für Nervenkranke in hoher schöner Lage, Arzt Dr. Schneider (Pens. mit Z. 6—14 Mk. tägl.). Hauptsaison vom 1. Mai bis 31. Oct., aber auch Winterkur.

Lichtenthal, badisches Dorf mit gegen 4000 Einw., 186 m., ist der aufwärts am Oosbach gelegene Vorort Badens. Wem dort das Leben zu geräuschvoll ist, wer eine stillere ländliche Umgebung vorzieht, der wird hier sich niederlassen. Den reizendsten Aufenthalt bieten die

hübschen kleinen Villen, welche auf dem rechten Ufer des überall überbrückten Bachs mitten in hübschen kleinen Gärten gelegen sind. Zum Luftgenuss laden Hügel und Thäler nach allen Seiten ein.

Häufiger Omnibus-Verkehr mit dem durch eine Allee damit verbundenen nur $^1/_2$ St. entfernten Baden. Unterkunft in 3 Gasthöfen (Bär, Ludwigsbad, Löwe), in Privatwohnungen und Villen. Bäder im Ludwigsbad auch mit Hülfe einer schwachen Stahlquelle. Arzt: Dr. Seelos, 1 Apotheke.

Der obere **Plättig,** 777 m., am westlichen Abhang der Badener Höhe, besteht aus einigen Gebäuden, welche in einer Lichtung des Waldes mit guter Besonnung gelegen sind. Nach allen Seiten befindet man sich in wenigen Minuten auf schattigen Waldwegen.

Von Baden hat man 3 St., ebensoweit von Ebst. Bühl, womit Telephon-Verbind. besteht, vom Sand 20 Min. — Unterkunft: Dem alten Gasthof gegenüber das elegantere Kurhaus mit schöner Veranda (Pens. mit Z. 5—6 Mk.). Aerzte in Baden und Bühl.

Der **Sand,** 828 m., ist ein mitten im Walde gelegenes zweistöckiges Gebäude. Von der Veranda und der Giebelseite hat man einen prächtigen Blick in das Rheinthal.

Von Baden $3^1/_2$, von Ebst. Bühl $2^1/_2$ St. (Zweisp. 15 Mk.), vom Plättig und von Hundseck je 20, von Herrenwies 30 Min. Das Gasthaus gehört der Stadt Bühl (Pens. mit Z. 5—6 Mk.). In Bühl 4 Aerzte und 1 Apotheke.

Herrenwies, 752 m., ein nur aus wenigen Häusern bestehender Ort, der in der Einsenkung eines Wiesenplateaus gelegen ist. Hinter dem Gasthaus ist man mit einigen Schritten im Wald, der von ebenen und sanft ansteigenden Wegen durchzogen ist. Nach der anderen Seite ist man in 5 Min. am Fuss der reich bewaldeten Badener Höhe.

H. ist von Forbach 4, von Ebst. Bühl (womit Telephon-Verbind.) 3 St. entfernt. — Unterkunft im Gasthof zum Auerhahn mit 30 dünnwandigen, etwas niederen Zimmern in dem mit Veranda versehenem Hauptgebäude und mit 14 Z. in der Depend. Zwischen beiden Gebäuden ein Gärtchen mit Lauben. Billiger Aufenthalt (Pens. mit Z. 4—5 Mk.). Nächste Aerzte in Bühl und Forbach.

Hundseck, 886 m., liegt in einer Lichtuug am südwestlichen Fusse des Mehliskopfes (1010 m.), der von hier auf Waldwegen in 20 Min. zu erreichen ist. Ein steiler Abstieg führt in das reich bewässerte romantische Gertelsbachthal, eine schöne Strasse in 20 Min. zum Sand, ein Fussweg über den Hochkopf in 2 St. nach Breitenbronn. Die Pension besteht aus 2 in einer Linie aneinander stossenden grossen dreistöckigen Gebäuden und ist mit allem Comfort eingerichtet.

Von Baden ist H. $3^3/_4$, von Ebst. Bühl $^1/_2$ St. entfernt. — Unterkunft im Kurhaus mit 76 Z. (Pens. mit Z. von 6 Mk. an). Aerzte in Bühl und Baden.

Breitenbronn (Breitenbrunnen), 812 m., einzeln stehendes massives Gebäude auf einem Bergsattel am nördlichen Fusse der Hornisgrinde mit meist hohen luftigen Zimmern. Vor dem Hause eine abschüssige Wiese, im Rücken desselben und seitwärts tritt man uumittelbar in den Wald. Die Lage ist ungemein friedlich und deshalb für Nervenkranke wohl geeignet. Sehr reichliches, gutes, frisches Quellwasser.

Von Ebst. Achern (Lin. Heidelberg-Basel) 11 Km., von Ebst. Ottersweier derselben Lin. 10Km. Aerzte in Achern: Dr. Winter, Dr. Schneider, daselbst auch 1 Apotheke.

c. Das Renchthal.

Oberkirch, kleine badische Amtsstadt mit 2800 Einwohnern, 195 m., welche in einer weiten mit Feldern und

Obstbäumen bedeckten Thalebene gelegen ist. Die nächsten Hügel sind in ihrem untern Abschnitt mit Rebpflanzungen bedeckt. Erst oberhalb derselben, also vom Orte weit entfernt, beginnt der Wald. Wegen seiner recht warmen und sonnigen Lage (mittl. Sommertemp. 15° R.) eignet sich Oberkirch mehr zum Frühlings- und Herbstaufenthalt. In der Badeanstalt des Waisenhauses 10 Zellen für Warmbäder, 2 für Flussbäder in dem von der Rench abgezweigten Kanal, dessen Wasser im Hochsommer 20 R. erreicht. Gutes Trinkwasser; Milch-, Molken- und Traubenkuren.

O. ist Ebst. der Zweigb. Appenweier-Oppenau (Renchthalbahn). — Unterkunft in 2 grösseren Gasthöfen, Linde und Ochs (schöner Garten, Pens. mit Z. $3^1/_2$—5 Mk.) und in 4 kleineren. Aerzte: Geh. Hofr. Dr. Schneider, Med.-R. Dr. v. Pochhammer, Dr. Lehmann, Dr. Barbo; 1 Apotheke.

Lautenbach, katholisches Pfarrdorf mit schöner gothischer Kirche, 215 m., am Eingange in das Renchthal. In südlicher Richtung, am linken Renchufer, ist man in 6 Min. im Walde. Hier führt ein angenehmer schattiger Weg auf den Schärtenkopf, eine aussichtslose Höhe. Als einfacher billiger Aufenthalt hat der Ort vom Elsass aus Zuspruch.

L. ist Ebst. der Renchthalbahn. — Unterkunft: Gasthof zum Schwan mit 18 Z. und mit 3 im gegenüberliegenden Rathhaus; 2 Badezimmer (Pens. mit Z. $3^1/_2$ Mk.); Stern, Kreuz. Aerzte im nahen Oberkirch.

Sulzbach, kleines Bad, 320 m., in einem Seitenthal des Renchthals und zwar in einem durch Berg und Wald vortrefflich geschützten nur nach Südwest geöffneten Thalkessel. Steigt man im Rücken des Kurhauses durch eine Buchenwaldung hinauf, so stösst man bald auf eine Reihe prachtvoller Edelkastanien, ein Beweis für die Milde des Klimas. Auf der nach dem Sohlberg und nach Allerheiligen führenden Strasse ist man in 6 Min. im dichten Tannenwald. Eine in Sulzbach entspringende laue 17° R. warme Quelle enthält etwas Glaubersalz, doppelt kohlensaures Natron, Kochsalz und freie Kohlensäure, und kann bei Magen- und Darmkatarrhen recht zweckmässig getrunken werden. Hauptsächlich wird sie unter Zuleitung erwärmten Quellwassers zu Bädern benutzt. Badeanstalt mit 14 Badekabinets. Die friedlich schöne Lage im Waldgebirge macht Sulzbach für Nervenkranke, denen beschauliche Ruhe Noth thut, besonders empfehlenswerth.

Von Ebst. Hubacker (Lin. Appenweier-Oppenau) führt eine gute Fahrstrasse am schäumenden Sulzbächle aufwärts in 20 Min. zum Bade. Omnib.-Verbind. vom 1. Juli an. — Unterkunft im Kurhaus mit 70 Z. und über 100 B. (Pens. mit Z. 5 Mk. tägl.). Arzt: Geh. Hofr. Dr. Schneider in Oberkirch. Kurzeit: Mitte Mai bis Mitte Oct.

Oppenau, Städtchen mit 1950 Einw., 268 m., an der Einmündung des Lierbachs in die Rench, in einem engen Thale, dessen Wände bis hoch hinauf mit Feldern und Obstplantagen bedeckt sind. Erst oberhalb dieser fängt die Waldung an. Abgesehen von einer jungen Eichenpflanzung, durch welche man zum Pavillon mit reizender Rundsicht emporsteigt, ist kein Wald in der Nähe. Guter Windschutz ist durch die Höhe der benachbarten Berge vorhanden. Eine schwach kochsalzhaltige Eisenquelle kommt in einer Badeanstalt zur Benutzung.

O. ist Endstat. der Renchthalbahn. Unterkunft: Gasthof zur Post mit Depend. „Stahlbad". Zwischen beiden Häusern eine kleine Gartenanlage (Pens. mit Z. von 4 Mk. an); Goldener Anker (Pens. mit Z. 3½ Mk.), Ochs, Hirsch etc. Arzt: Dr. Moog, 1 Apotheke.

d. Kinzig- und Gutachthal.

Gengenbach, interessante mittelalterliche Reichsstadt mit 2600 Einw., 172 m., am rechten Ufer der Kinzig, deren Seitenthäler zu mannichfaltigen Ausflügen einladen. Sie ist von Weinbergen und bewaldeten Hügeln umgeben, welche besonders gegen Nordost guten Schutz gewähren. Oberhalb des Kirchhofs gelangt man bald in eine Anpflanzung junger Eichen und tritt dann weiter in einen dichten aus Buchen und Tannen gemischten Hochwald (Nollenwald) mit reichem Unterholz. Der Boden ist mit Stechpalmen, Farrenkraut und Epheu bekleidet: das Ganze ein herrlicher Park. „Vogelgesang“ heisst mit Recht hier ein Ruheplatz, an dem man ein wahres Concert der mannichfaltigsten Vogelstimmen geniessen kann. An der Kinzig das städtische Bad, deren Wasser sich hier bis auf 20° R. erwärmt.

G. ist Ebst. der Lin. Offenburg-Singen. — Unterkunft in zwei recht guten Gasthöfen: Sonne und Adler (Pens. mit Z. 4 Mk.) und in mehreren kleineren Gasthäusern. Aerzte: Dr. Tritschler, Dr. Stark; 1 Apotheke.

Nordrach, Sanatorium für Lungenkranke, 450 m., am südlichen Abhange des Moosgebirges, ringsum von gegen 900 Meter hohen tannenbewachsenen Bergen eingeschlossen.

Von Ebst. Biberach-Zell (Lin. Offenburg-Singen) bis Zell am Hammersbach 4 Km., von hier noch 3 St. bis zur Anstalt mit 10 Z. (Pens. mit Z. 8 Mk. tägl.). Arzt: Dr. Walther.

Wolfach, altes badisches Amtsstädtchen mit 1900 Einwohnern, im oberen reich bewässerten Kinzigthal, am Einfluss des Wolfbachs in die Kinzig, 263 m., in einer von hohen bewaldeten Bergen eingeschlossenen Thalweitung. Aus den Flussthälern gut ventilirt hat der Ort einen weniger heissen Sommer als man ihn bei der geringen Seehöhe erwarten könnte. Der Wald ist nach allen Richtungen ziemlich weit entfernt und die Wege sind stark ansteigend. Sie führen zum Pavillon, der Jacobskapelle (390 m.), dem Wolfsberg (490 m.), dem Spitzfelsen (580 m.) und zu anderen Aussichtspunkten und sind genügend mit Ruheplätzen versehen. Früher wurden die dort entspringenden schwach erdig-salinischen Eisenquellen zu sogenannten Stahlbädern verwendet, jetzt benutzt man hauptsächlich die in der Badeanstalt selbst bereiteten Kiefernadel-Präparate (Abkochungen, Extracte) zu Wannenbädern, Dampfkastenbädern, Dampfdouchen und Inhalationen. Dadurch erhält Wolfach für Katarrhalische und Rheumatische einen besonderen Werth. Auch wird der Ort häufig vom nahen Rippoldsau her zur Nachkur bevorzugt. Die früher hier höchst schwunghaft betriebene Flösserei hat seit dem Bestehen der Eisenbahn an Umfang bedeutend eingebüsst.

W. ist Ebst. der Lin. Hausach-Eutingen. — Unterkunft: Das Badhotel am rechten Kinzigufer und am Ende des Städtchens (Pens. mit Z. 4—4½ Mk.; 1 Warmbad 0.60, Kiefernadelbad 1.40, Dampfbad 1.60 Mk.) hat eine Terrasse und unterhalb derselben einen recht schattigen Garten. Andere Gasthöfe sind: Salm (Pens. 4½—5 Mk.), Krone, Sonne, Hirsch, Adler, Zähringer Hof, Ochse. Aerzte: Med.-R. Dr. Herrmann, Dr. Kürz, Dr. Schweizer, Dr. Moser: 1 Apotheke; Kurzeit: 1. Mai bis Ende Sept.

Hornberg, altes schön gelegenes Städtchen mit 2100 Einw., 386 m., im Gutachthal unterhalb des auf bequemer Fahrstrasse zu erreichenden Schlossberges. Tannenwaldung in der Nähe und gute Gelegenheit zu Ausflügen in das Waldgebirge. Badeanstalten für warme und Fichtennadelbäder in mehreren Gasthöfen, Schwimmbad in der Gutach.

H. ist Ebst. der Lin. Offenburg-Singen (Schwarzwaldbahn). — Unterkunft in 8 Gasthöfen (Post, Bär, Rössle, Hirsch, Schlosshotel mit Brauerei etc.) und in Privathäusern. Aerzte: Dr. Jäckle, Dr. Lefholz; 1 Apotheke.

Triberg, badische Amtsstadt mit 2500 Einw. an der Gutach, welche oberhalb der Stadt, 686 m., in 7 Sprüngen den berühmten Wasserfall bildet. In dem durch 4 tannenbewachsene Höhen (850—950 m.) umschlossenen gegen Osten geöffneten Thal zieht sich die durch ihre Uhrenindustrie bekannte Fabrikstadt mit ihren rauchenden Schornsteinen in einer einzigen langen Strasse hin. Erst oberhalb derselben gegen den Wasserfall zu, wo sich die anmuthigsten Spazierwege in die bewaldeten Thäler eröffnen, befindet man sich in reiner Luft, doch muss man mehr steigen können als durchschnittlich Brust- und Herzkranken erlaubt zu sein pflegt, um sich der Reize der Umgebung zu erfreuen. Eine Quellwasserleitung versorgt jetzt den Ort mit vorzüglichem Trinkwasser.

T. ist Ebst. der Lin. Offenburg-Singen. Vom Bahnhof 1 Km. zum Städtchen. — Unterkunft: Schwarzwaldhotel oberhalb der Stadt, 715 m., beim Wasserfall mit Park, Terrasse, Badeanstalt und vorzüglichen Einrichtungen zu entsprechenden Preisen; Hot. Wehrle, Bellevue, Löwe, Engel, Sonne, Hirsch und Privatwohnungen in der Stadt. Kurtaxe: Die Pers. tägl. 0.30, wöch. 1 Mk. Aerzte: Dr. Kugler, Dr. Leyser (Heilanst. für nervenkranke Damen, Pens. 200—350 Mk. monatl.): Kurzeit: 1. Mai bis 15. Oct.: Frequenz: 8000.

Schönwald, mit 994 Meter Seehöhe eines der höchst gelegenen Dörfer des Gebirges, eine anspruchslose, wegen seiner frischen Bergluft gern besuchte Sommerfrische, obgleich die nächste Umgebung kahl, die Entfernung vom Walde recht beträchtlich ist. Zu Ausflügen nach berühmten Aussichtspunkten ist die Gelegenheit günstig. Der Ort ist durch seine Uhrenmusik-Industrie weithin bekannt. Am 30. Sept. 1890 zerstörte eine Feuersbrunst 12 Häuser.

Von Ebst. Triberg 6.7 Km., Post zweimal tägl. in 3/4 St. — Unterkunft: Gasthof zum Adler nebst Depend. mit 50 Z., Veranda, Garten und Badeanst. (Pens. mit Z. 4 Mk.); Hirsch (Pens. mit Z. 4 Mk.); Löwe: Privatwohnungen. 2 Aerzte, 1 Apotheke in Triberg: Frequenz: 300.

e. Elz- und Glotterthal. Höllenthal und Wutachthal.

Waldkirch, gewerbreiche Amtsstadt mit 3700 Einw., 263 m., am nordwestlichen Fuss des Kandel (1243 m.) und im Thale der Elz, welche hier, von steilen Bergwänden eingeschlossen, nach Westen der Rheinebene zueilt. Die vielen Fabriken beeinträchtigen die Reinheit der Luft.

W. ist Endstation der Zweigbahn Denzlingen-Waldkirch (30 Min. Fahrzeit von Freiburg). — Unterkunft: 7 Gasthöfe (Löwe, Rebstock, Arche, Kastelburg etc.); Bad und Pension St. Margarethen (36 Z., Pens. mit Z. von 5 Mk. an). Aerzte: Dr. Vetter, Dr. Rothweiler, Dr. Weiland; 1 Apotheke.

Suggenthal, Bad mit schwacher Eisenquelle, 248 m, am linken Ufer der Elz mit schönen schattigen Anlagen in Waldnähe. Der Hochsommer ist hier ziemlich heiss, das Frühjahr und der Spätsommer aber sind angenehme Zeiten.

Von Ebst. Buchholz (Lin. Denzlingen-Waldkirch) 1/4 St., von Waldkirch 1/2 St. — Unterkunft: Das Bad hat 32 Z. und 20 Badezellen (Pens. mit Z. 4—6 Mk).

Glotterbad, kleines sehr bescheidenes Bad in einem nördlichen Seitenthälchen des Glotterthals, 413 m., mit einer Eisenquelle und in waldreicher Umgebung.

Von Ebst. Denzlingen (Lin. Offenburg-Freiburg) 1 1/2 St.

Sanct Märgen, Dorf mit 1100 Einw., welches mit seiner doppelthürmigen Kirche und seinen freundlichen weissen Häusern, 890 m., auf einer sonnigen Kuppe inmitten eines theilweise bewaldeten Hügellandes frei gelegen ist. Nirgends tritt der Wald nahe heran, so dass man nach verschiedenen Richtungen eine Viertelstunde braucht, ehe man sich im Schatten befindet. Von mehreren Punkten der Umgegend hat man überraschende Fernblicke auf die Höhen des Schwarzwaldes. Inmitten des Ortes einige schöne alte Linden. Erfrischendes Höhenklima für Leute, die bewegte Luft nicht zu scheuen haben.

Von Ebst. Kirchgarten zweimal tägl. Post, einmal über Buchenbach in $2^3/_4$ und einmal über St. Peter in $3^1/_2$ St. — Unterkunft: Die besten Gasthöfe sind Goldene Krone und Hirsch (in beiden Pens. mit Z. 4—5 Mk.). In der Pension Braun recht gute Z. ($1—1^1/_2$ Mk. tägl.): Gasthaus Rössle mit Brauerei für bescheidene Ansprüche. Arzt: Dr. Scheuk.

Hinterzarten, Kirchdorf mit 850 Einw. auf welligem Wiesenplateau, 885 m., am östlichen Ende des Höllenthalpasses. Die zerstreut liegenden Häuser folgen zumeist der Strasse von Oberhöllsteig ins Bärenthal. Windschutz durch Berge fehlt und das Klima ist deshalb recht frisch und anregend, am besten für blutarme, erschlaffte nervenschwache Personen geeignet. Vom Gasthof zum Adler gegen Süden am Friedhof vorbei ist man in 4 Min. im Tannenwald, etwas weiter ist es in westlicher Richtung bis zum Kirchwald. Nördlich auf der Strasse nach Breitnau zweigt sich ein schattiger Waldweg ab, der durch die Ravennaschlucht zum Gasthof Stern führt.

H. ist Ebst. der Lin. Freiburg-Neustadt, von Freiburg 2 St. Fahrzeit. — Unterkunft: Der beste Gasthof ist der Adler mit gut eingerichteter Depend. (29 Z. mit 48 B.), Veranda und Garten (Pens. mit Z. $4^1/_2$—6 Mk.). Andere bescheidenere Gasthäuser sind Schüler (Pens. mit Z. 3—4 Mk.) und Rössle (Pens. mit Z. 4—5 Mk.). Letzteres 8 Min. vom Bahnhof. Bei diesem das Gasthaus zur Linde. 2 Aerzte, 3 Apotheken in dem per Bahn 25 Min. entfernten Neustadt: Frequenz: 400.

Breitnau, Kirchdorf mit zersteut liegenden Häusern, 995 m., in freier luftiger Höhenlage. Vom Dorfe 2 Km. entfernt an der südlichen Lehne eines bewaldeten mit Ruhesitzen versehenen Hügels das für Luftkurgäste eingerichtete Gasthaus zum Löwen. Eine vortreffliche Fernsicht gewährt die nahe Weisstannenhöhe (1192 m.).

Von Ebst. Hinterzarten zweimal tägl. Privatomnibus zum Löwen in $^3/_4$ St. — Unterkunft: Der Gasthof mit Gärtchen am Hause (zu Steig gehörig) hat 18, z. Th. neue, aber sehr niedere Z. u. 1 Badez. (Pens. mit Z. 4—$4^1/_2$ Z., Kost gelobt). In Breitnau selbst Gasthaus zum Kreuz mit einigen Zimmern.

Waldau, hochgelegenes kleines Kirchdorf, 968 m., mit 350 Einw. in aussichtsreicher Umgebung (Lachenhäusle). Der Wald ist aber überall mehr als $^1/_4$ St. entfernt. Sehr anspruchsloser billiger Aufenthalt.

Von Ebst Neustadt der Höllenthalbahn 2 mal tägl. Post in 2 St. nach W. — Unterkunft in den beiden Gasthäusern: Taube und Sonne (Pens. mit Z. 4 Mk.). 2 Aerzte, 1 Apotheke in Neustadt.

Titisee, eine nur aus einigen Häusern und Höfen bestehende Ortschaft, 858 m., in reizender Lage am nördlichen Ende des 2 Km. langen und kaum 1 Km. breiten gleichnamigen Sees. Der ziemlich hohe Feuchtigkeitsgehalt der Luft erfordert bei Neigung zu Rheumatismen einige Vorsicht. Das Seewasser erreicht im Hochsommer eine Temperatur von 16—18° R. Die Seebäder sind dann sehr erfrischend. Die weitere Promenade längs des Seeufers ist leider durch den Widerspruch der angrenzenden Eigenthümer bis jetzt nicht ausführbar. Kahnfahrten und Angeln dienen häufig der Unterhaltung der Kurgäste.

T. ist Ebst. der Höllenthalbahn. — Unterkunft in drei guten Gasthöfen. Gegenüber dem Bahnhof befindet sich der Gasthof zum Bären. Er ist 5 Min. vom See entfernt, hat aber gegen Norden den Wald in unmittelbarster Nähe. Am See liegen das Schwarzwaldhotel mit grosser Terrasse und anstossenden Park (Pens. mit Z. 5—7 Mk.) und einige Minuten weiter das Hot. Titisee mit schattigem Garten und Totalansicht über den See (Pens. mit Z. 5—6 Mk.). Nächste Aerzte im nahen Neustadt.

Saig, kleines Pfarrdorf mit 500 Einw., welches östlich oberhalb des Titisees, 990 m., in der Einsenkung eines sonnigen Wiesenplateaus gelegen ist. Die Umgegend bietet Punkte mit ausgezeichneter Rundschau, aber der Wald, welcher übrigens mit guten Wegen und Sitzplätzen versehen ist, ist 10—15 Min. entfernt.

Von Ebst. Titisee steiler Fahrweg hinauf in ½ St., ebensoweit von Poststation Lenzkirch, womit auch Telephon-Verb. — Unterkunft im Gasthof z. Ochsen, berühmt durch gute Küche, mit neuerer Depend., 24 Z., 2 Badez. (Pens. mit Z. von 4½ Mk. an). Arzt: Dr. Honegger in Lenzkirch, woselbst auch Apotheke.

Friedenweiler, 904 m., in einem vom Klosterbach durchflossenen Thalkessel gelegen, ist ein freundliches Kirchdorf mit 300 Einw., dessen blanke rothe Ziegeldächer Zeugen der früher häufig stattgefundenen Brände sind. Der Ort erfreut sich nach allen Seiten durch bewaldete Höhen eines vorzüglichen Windschutzes und eignet sich recht gut für Katarrhalische und Rheumatiker. Unmittelbar beim Gasthof Friedenweiler führt ein Pfad in 3 Min. in den Wald und zu schattigen Sitzplätzen. Weitere Wege ziehen sich durch die umfangreichen fürstlich Fürstenbergischen Waldungen hin. Sehr schöne Kirche und daneben grosse Brauerei im ehemaligen Kloster, dessen Weier zu Gondelfahrten einladet.

Von Ebst. Neustadt Kariolpost 2 mal tägl. in 1 St. nach F. — Unterkunft: Gasthaus und Pension Friedenweiler mit Dep., 24 Z. u. Badez. (Pens. mit Z. 3—5 Mk.), Forellen im eigenen Teich: Krone. Privatwohnungen. 2 Aerzte (Dr. Bürkle, Dr. Stahl) und 3 Apotheken in Neustadt.

Steinabad (Steinamühle) liegt, 725 m., in einem von Nadelholzwaldungen ziemlich eng eingeschlossenen, sehr freundlichen, windgeschützten Wiesenthal. Schattige Fusswege laden nach allen Seiten zum Besuch des nahen Waldes ein, in welchem sich auch zahlreiche Ruheplätze befinden. Die Einrichtungen sind hier viel einfacher und anspruchsloser wie in dem benachbarten Boll und das Leben in Steinabad ist dementsprechend billiger. Badeanstalt für warme Bäder und Douchen und im Garten an der Steinach ein Schwimmbassin.

Von Bonndorf, welches mit den 3 Eb.-Stationen Weizen ($1^3/_4$ Fahrst.), Donaueschingen (4 Fahrst.) u. Neustadt $3^3/_4$ Fahrstunden) in regelmässiger Postverbindung steht, ist Steinabad nur 3 Km. entfernt. — Unterkunft: Kurhaus nebst Depend. mit 44 Z. (Pens. mit Z. $4^1/_2$—$5^1/_2$ Mk.). Billardzimmer, gedeckte Kegelbahn, altdeutsche Weinstube. 3 Aerzte: (Dr. Heinemann, Dr. Heise, Dr. Bürkle), 1 Apotheke in Bonndorf; Kurzeit: 1. Juni bis Ende Sept.

Bad **Boll**, nicht zu verwechseln mit dem gleichnamigen Ort bei Göppingen in Württemberg, liegt dicht beim Dorf Boll, eine Stunde von der badischen Amtsstadt Bonndorf (1600 Einw.) entfernt, im hochromantischen Wutachthal. Der schnell dahinströmende rauschende Fluss findet hier einen ziemlich weiten Thalkessel, welcher allseitig von reich bewaldeten Bergen eingefasst ist. Hierauf beruht bei namhaften Seehöhe, 620 m., der ausserordentlich vollkommene Windschutz des Ortes. Von der ebenen Promenade längs der Wutach führen ansteigende Wege auf die benachbarten Höhen und in die Buchen- und Tannenwaldung. Die Lieblichkeit der Gegend wird durch 2 Wasserfälle erhöht, von denen der eine nahe bei der Boller Burgruine in eine kühle Schlucht hinabfällt, ein zweiter 10 Min. unterhalb sich befindet. Obgleich meteorologische Beobachtungen noch fehlen, lässt der Reichthum an Wald und Wasser auf ein feuchtwarmes Sommerklima bei ausgesprochen reiner und windstiller Atmosphäre schliessen, ein Klima wie es Kranken mit chronischen Katarrhen besonders zusagt. Für Solche kommt auch die dort entspringende erdige Mineralquelle in Mitbetracht. Dieselbe wird durch Zusatz von Kohlensäure äusserst schmackhaft gemacht und kann deshalb auch bei Magenkatarrhen, bei Darmkatarrhen mit Neigung zu Diarrhöen und bei chronischem Blasenkatarrh in Gebrauch gezogen werden. Badeanstalt für warme Bäder, kalte und Wellenbäder im stark strömenden Wutachkanal.

Nach dem von Bad Boll eine kleine Stunde entfernten Bonndorf gelangt man von Ebst. Weizen (Lin. Immendingen-Waldshut) in 1¾, von Ebst. Donaueschingen (Lin. Offenburg-Singen) in 4, von Ebst. Neustadt) in 3¾ Fahrst. Von Weizen und Neustadt zweimal tägl., von Donaueschingen einmal tägl. Post-Verb. — Unterkunft: Die Einrichtung des Kurhauses entspricht allen Anforderungen der Hygiene. Es bietet mit Depend. etwa 100 vorzüglich eingerichtete Z. (Z. von 1½ Mk. an, Pens. 4 Mk. tägl.), Billard- u. Lesezimmer, Kanalisation, elektrische Beleuchtung. Terrasse mit Gartenanlage beim Hause. Künstliche Fischzucht, Gondelfahrten und Angelsport. Telephon mit Bonndorf. 3 Aerzte, 1 Apotheke in Bonndorf; Kurzeit: Mitte Mai bis Ende Sept.

f. Südlicher und südwestlicher Schwarzwald.

Der **Feldbergerhof,** 1279 m., ist die höchstgelegene Sommerstation des Schwarzwaldes. Er liegt in einer Einsenkung des Berges und ist gegen Nordwest durch die Bergspitze (1495 m.), gegen Nordost durch einen nahen bewaldeten Hügel einigermassen windgeschützt. Gutes Quellwasser. Bis jetzt ist der Gasthof mit seinem kunstvoll ausgestatteten Speisesaal und seiner reizenden kleinen Kapelle hauptsächlich ein behaglicher Unterkunftsort für Touristen, welche, auf den Sonnenaufgang erpicht, die Ruhe der Kurgäste auf das Empfindlichste stören. Ein gesonderter Neubau, der im Plane ist, wird dem Platz erst seine Bedeutung als Luftkurort, besonders für Nervenkranke, sichern.

Von Ebst. Titisee 2 mal tägl. Privatpost zum Feldbergerhof, 12 Km., in $2^3/_4$ St.; Telephon nach St. Blasien. — Unterkunft: Der Feldbergerhof hat einstweilen 30 Z. mit etwa 60 B. (Pens. mit Z. $4^1/_2$—5 Mk.). Er ist von Beginn des Sommers bis 20 Oct. geöffnet. Weiter abwärts ein von der Gemeinde Menzenschwand erbautes Wirtshaus mit 11 Z. Nächster Arzt u. Apotheke in Todtnau.

Menzenschwand am südlichen Fuss des Feldbergs, im reich bewaldeten Thale der Menzenschwander Alb, bietet in seinem Vorderdorf, 860 m., gute Gelegenheit zu längerem Aufenthalt.

Von St. Blasien zweimal tägl. Post in 1 St. — Unterkunft im Gasthof zum Adler mit 20 Z. und Badez. (Pens. mit Z. v. 5 Mk. an). Aerzte und Apotheke in St. Blasien.

Der **Schluchsee,** 904 m., von dunkler Farbe, fischreich, 4 Km. lang und kaum 1 Km. breit, ist von bewaldeten Hügeln umgeben, welche eine grosse Auswahl angenehmer Spazierwege gestatten. Der See, dessen Wasser sich auf 16—20° R. erwärmt, bietet gute Gelegenheit zu kühlen Bädern, zu Kahnfahrten und zur Fischerei. Gutes reichliches Trinkwasser und Warmbadeanstalt. Das gleichnamige Pfarrdorf mit 600 Einw. liegt nordöstlich etwa

50 Meter oberhalb des Sees, etwa 10 Min. von dessen Ufer entfernt. An der Südspitze des Sees, einige hundert Schritt vom Ufer, befindet sich in einem düstern ehemaligen Klostergebäude das Gasthaus Seebrugg mit Einrichtungen für See- und Warmbäder. Hier ist der Wald des westlichen Seeufers ganz nahe.

Von Ebst. Titisee, 16 Km., Post zweimal tägl. in 2¼ St. nach Schluchsee und ebenso in derselben Zeit von St. Blasien. — Unterkunft: Gasthaus zum Sternen, schönes Haus im Schweizerstil mit 75 Z. (Pens. mit Z. 5.50 Mk.). Bescheidener ist das Gasthaus zum Schiff. Auch Privatwohnungen; Gasthaus Seebrugg (Pens. mit Z. von 4 Mk. an). Arzt: Dr. Ponndorf im Sternen.

St. Blasien, Marktflecken mit 1200 Einw., 772 m., in dem gegen Südost geöffneten an den Seiten durch über 300 Meter hohe Berge geschützten Albthal, welches hier breit genug ist, um reichlich besonnt zu werden. Eine grossartige Spinnerei, dicht neben der schönen Kuppelkirche gelegen, wird meist durch Wasserkraft sonst mit einer durch Holzfeuerung bewegten Dampfkraft betrieben. Sie stört daher kaum die Reinheit der Luft, und hat nur insofern eine gewisse Bedeutung, als sie in ihren Zuleitungen viel Wasser aufsaugt und zum Schaden der landschaftlichen Schönheit die Zahl der freien Wasserläufe einschränkt. An den dicht bewaldeten Thalwänden zieht sich ein weitmaschiges Netz wohlgepflegter Spazierwege hin, welches mit seinen Ruheplätzen und Pavillons dem Ganzen das Aussehen eines herrlichen Waldparkes verleiht. Diese den Luftgenuss so sehr begünstigenden Umstände haben neben den hochentwickelten Unterkunftsverhältnissen dem Ort einen festbegründeten Ruf und eine stetig wachsende Zahl von Kurgästen verschafft. Die charakteristischen Eigenschaften der Höhe werden hier durch die Nähe umfangreicher von zahlreichen Quellen bewässerter Waldungen abgeschwächt. Die Luft, deren Temperatur im Sommermittel kaum 12° R. beträgt, bleibt immer ziemlich feucht und von gleichmässiger Wärme. Für Lungenkranke mit trocknem Katarrh, für Emphysematiker und in seinen sanft ansteigenden Waldwegen für manche Herzkranke ist St. Blasien ein bevorzugter Sommerkurort. Nervenkranken, welche der Ruhe bedürfen, ist die ländliche Stille, die Entfernung vom Geräusch des Eisenbahnverkehrs besonders zusagend.

Von Ebst. Titisee der Höllenthalbahn 2 mal tägl. Post über Schluchsee in 4½ St., v. Ebst. Waldshut (Lin. Basel-Constanz) einmal tägl. Post in 4½, von Ebst. Albbruck derselben Lin. 2 mal tägl. Post in 3¾ St. —Unterkunft: Das Hotel und Kurhaus St. Blasien ist musterhaft eingerichtet und enthält in 3 Gebäuden 150 gut ausgestattete Zimmer. Alle Räume können für die Uebergangsperioden von und zum Winter gut durchwärmt werden (Z. 1.50—4, Pens. 5 Mk.). Kurtaxe: wöch. 2 Mk. Wasserheilanstalt mit vortrefflichen Baderäumen (Warmes Bad 1.20, Fichtennadel-, Heissluft- u. Dampfbad 2, elektrisches Bad 3 Mk.). Hotelarzt: Dr. Tatzel. — Kurhaus des Dr. Haufe mit 70 B., grosser Terrasse, Wandelbahn, Veranda, Liegehalle für Freiluftkuren. Hauptgebäude, Villa und Depend. (Pens. mit Z. 6—8 Mk.). — Andere Hotels sind: Krone, Hirsch; Pension Malzacher, Pens. Wasmer (in beiden Pens. mit Z. 5—6 Mk.); Villa Romer und eine grössere Anzahl Privathäuser (Z. 1—2½ Mk. tägl.). Kurzeit: Das Kurhaus und die Haufe'sche Anstalt sind während des ganzen Jahres geöffnet.

Höchenschwand, kleines Pfarrdorf mit 400 Einw., 1010 m., auf schattenloser steriler Hochebene gelegen. Man braucht 8—10 Min., um in den Wald zu gelangen, der hier den einzigen Windschutz abgiebt. Die mittlere Sommertemperatur erreicht nur 11° R. Wenn auch im Juli und August das Thermometer selten unter 8° R. sinkt, so ist immerhin warme Kleidung für den Kurgast nothwendig, der überhaupt etwas wind- und wetterfest sein muss. Bei klarem Wetter erfreut sich der Ort einer berühmten Fernsicht auf die Alpenkette.

Von St. Blasien auf schöner stetig ansteigender Fahrstrasse zu Fuss oder Wagen in $1^1/_4$ St. hinauf. — Unterkunft: Hot. Höchenschwand mit 50 recht gut eingerichteten Zimmern (Pens. mit Z. 5—10 Mk.); Hirsch: Krone (einfach). Aerzte in St. Blasien.

Vordertodtmoos, als Markt- und Wallfahrtsort lebhaftes und viel besuchtes Kirchdorf mit 1500 Einw., 822 m., im oberen Wehrathal. An den Wänden des nach Süden geöffneten Thalkessels führen Spazierwege in die Höhe. Guter Windschutz, Waldnähe und annehmbare Verpflegungsverhältnisse haben den Ort zu einer Filiale von St. Blasien gemacht.

Von Ebst. Wehr (Lin. Basel-Schopfheim-Säckingen) zweimal tägl. Post in 3 St., von St. Blasien 3 St. — Unterkunft: Gasthof zum Adler mit Bädern (Pens. mit Z. 4.50 — 6 Mk.), Löwe (Pens. mit Z. 4—5 Mk.). Arzt: Dr. Pauli.

Schweigmatt, 800 m., Kurhaus am Südabhange der hohen Möhr, eines vom Feldberg gegen Süden zwischen Wehra- und Wiesenthal sich vorschiebenden Gebirgszuges. Es liegt mit der Front gegen Südwest und hat vor sich eine breite Terrasse mit Springbrunnen und prachtvoller Aussicht auf die schweizer Berge. Im Rücken des Gebäudes steigt man auf gut gehaltenen Wegen unmittelbar zum Wald in die Höhe, der nach Nordost einen sicheren Windschutz gewährt. Hier befinden sich Gartenanlagen mit einladenden Ruheplätzen, zu denen man auch direct aus dem ersten Stock des Hauses über eine Brücke gelangen kann. Das Trinkwasser ist höchst schmackhaft und stets kühl. Das Ganze macht einen recht günstigen

Eindruck und rechtfertigt vollkommen den schnell erworbenen Ruf.

Von Ebst. Hausen-Raitbach (Lin. Schopfheim-Zell) 3/4 St. Fahrzeit, doch muss man sich nach dieser Station einen Wagen vom Kurhaus bestellen. Von Ebst. Zell (Einsp. im Löwen für 5 Mk.) über Hausen in 1 St. Fahrzeit zum Kurhaus. — Unterkunft im Kurhaus nebst kleinem Logirhaus „Villa Hans", zusammen mit 65 B. (Z. 1—3, Pens. 3.50 Mk. tägl.), 2 Badezellen mit Douchebad. Ausserdem Privatwohnungen in den etwas tiefer liegenden Bauerhäusern, wie Haus Bühler, Haus Glatt etc. Wer nicht Gast des Kurhauses ist, zahlt 1 Mk. wöch. für Benutzung der Gartenanlagen. Aerzte: Dr. Brunner, Dr. Knoderer, Dr. Süttelin, alle 3 in Schopfheim, wohin Telephon-Verb.

Badenweiler, Flecken mit 600 Einw. am nordwestlichen Abhange des Blauen (1167 m.). Das vom Klemmbach durchströmte Weilerthal öffnet sich hier nach Westen, während nach Norden, Osten und Süden der Hintergrund von einem Halbkreis bewaldeter Hügel geschlossen wird. Von diesen geniesst man eine herrliche Fernsicht auf die Rheinebene und die Vogesen, während Rebenhügel und Obstplantagen den Vordergrund der Landschaft ausfüllen. Es sind 3 Stationen in verschiedener Höhenlage, an welchen Kurgäste sich niederlassen können. Die niedrigste und naturgemäss windgeschützteste ist Oberweiler, 342 m.; hier finden solche, die eine bewegte Atmosphäre meiden müssen, und für die sich das Bergsteigen verbietet, besonders im Frühjahr und Herbst ein sehr zuträgliches Asyl. Badenweiler selbst, 422 m., ist ein durch Reinheit der Luft, durch ein ausgesprochenes Waldgebirgsklima und durch behagliche Einrichtungen bevorzugter Luftkurort. Theils Eichen- theils Nadelholzwaldungen, von Fusswegen durchkreuzt, bedecken die naheliegenden Hügel. Von den Winden ist während des

Sommers, wie bei uns gewöhnlich, der Südwest der vorherrschende. Diesem Wind und dem reinen West ist Badenweiler zugänglich, gegen die übrigen Strömungen ist es durch Bergschutz mehr oder weniger gesichert. Die Nähe des dichten, sich weithin vorstreckenden Waldes übt auf die Gleichmässigkeit der Wärme und Feuchtigkeit ihren Einfluss aus. Das Wärmemittel der 3 Sommermonate ist 14° R., die täglichen Wärmeschwankungen betragen 5° R., die relative Feuchtigkeit zeigt 78 Procent. Sommerregen sind häufig, 47mal in den 3 Monaten, aber auch nach ergiebigen Regengüssen sind die Wege schnell wieder trocken. Gutes Trinkwasser liefert die vom Blauen herabkommende Wasserleitung. Milch und Milchpräparate sind in bester Beschaffenheit zu haben. Badenweiler hat vorzügliche Badeeinrichtungen, besonders 2 grosse Bassinbäder, ein geschlossenes (sog. Marmorbad) und ein offenes, in welchen die dort entspringende 21° R. warme Lauquelle zur Anwendung kommt. Für Kranke, welche an langwierigen Lungenkatarrhen oder Emphysem leiden, ferner zur Beschleunigung der Reconvalescenz nach entzündlichen Processen in den Athmungsorganen und für so manche, welche unter Mitbenutzung der Lauquelle rheumatische Beschwerden und Nervenübel bekämpfen wollen, ist Badenweiler eine sehr geeignete Station. Für Herzkranke, welche eine Terrainkur gebrauchen sollen, ist das Wegenetz der Umgegend zweckmässig eingerichtet. Steigen wir höher hinauf durch einen mächtigen Eichenwald, so erreichen wir in einer kleinen halben Stunde Hausbaden. Hier, 523 m., wo eine frischere Luft weht, verliert sich der reizmildernde Charakter des Klimas. Hier ist kein Asyl für Hustenkranke aber ein passender

Platz für solche, welche einer Anspannung des Stoffwechsels bedürfen und, entfernt von der geselligen Zerstreuung des Badelebens, in aller Stille sich sammeln und erholen wollen. Wer noch höhere, noch freiliegendere Punkte sucht, der kann in Bürgeln (657 m.), auf dem Sirnitzhof (991 m.) oder sogar auf dem Blauen (1167 m.) Pension finden.

Von Ebst. Müllheim (Lin. Karlsruhe-Basel u. Mühlhausen-Müllheim) Post 2mal tägl. in $1^1/_2$ St. nach Badenweiler, auch Omnibus u. Privatwagen. — Unterkunft: Gasthöfe u. Pensionen in Oberweiler: Pens. Venedey, Ochs, Wilder Mann u. a. — Gasthöfe u. Pensionen in Badenweiler: 2 grosse Hotels I. Ranges (Römerbad, Hot. Sommer) 4 kleinere (Saupe, Meissburger, Sonne, Levy); Pensionen: Bürck, Engler, Hügler, Pflüger, Sutter, Trautwein. Viele Privatwohnungen (Z. 6 bis 25 Mk. wöch., Pens. mit Z. von 4 Mk. an). Kurhaus mit Lesezimmer. Kurtaxe wöch. 2 Mk., für die Saison 1 Pers. 20, 1 Fam. 30—48 Mk. u. mehr. Bäderpreise: Marmorbad 1.50, das Dutz. 15; offenes Bad 1, das Dutz. 8—10 Mk. Aerzte: Dr. Neumann, Dr. H. Thomas, Dr. Kollmann, Dr. Leiser, Dr. Dommer, Prof. Weil; 1 Apotheke. Kurzeit: Anf. Mai bis Anf. Oct.; Frequenz: 4500.

Schwäbische Alb.

Zwischen dem in der Richtung von Genf nach Schaffhausen hinziehenden Juragebirge und den Kalkfelsen der Fränkischen Schweiz bildet die Schwäbische oder Rauhe Alb das Mittelglied. Sie ist auch die Wasserscheide zwischen Rhein und Donau. Nach Norden hin steil abfallend verflacht sie sich nach Süden dem Donauthale entgegen ganz allmählich. An ihrem südwestlichen Ende zieht die Grenze zwischen dem Schwarzwald und der Schwäbischen Alb der Neckar. Dieser anmuthige Fluss begleitet den nördlichen Fuss des Gebirges bis er sich gen Stuttgart immer milderen und üppigeren Gefilden zuwendet. Die mittlere Höhe des Gebirges beträgt nur

650 Meter, und zwar liegen seine höchsten Punkte in der Nachbarschaft des Schwarzwaldes (Oberhohenberg 1020, Schafberg 1026 m.), während es nach Nordosten zu immer niedriger wird. Aus den wein- und obstreichen Thälern erhebt sich eine Reihe stattlicher Kalkfelsen, welche oft mit dem schönsten Laubholze dicht bestanden sind. Andere bergen, ähnlich wie in der fränkischen Schweiz, als Dolomitfelsen sehenswerte Höhlen in sich oder werden von Burgen gekrönt, mit deren Namen wohlbekannte Sagen der Vorzeit oder wichtige Epochen unserer Geschichte innig verknüpft sind. Dabei ist die schwäbische Alb noch weit weniger besucht als der zum grossen Theil mit Fremden überschwemmte Schwarzwald und das Leben deshalb im Allgemeinen dort einfacher und billiger. Das 2 St. von Stuttgart entfernte auf dem Vorsprung einer Hochebene gelegene Lustschloss Solitude (497 m.) mit grossem Wildpark in der Nähe ist als Luftkurort in friedlicher Waldeinsamkeit sehr wohl geeignet, hat aber nur ein einziges Gasthaus, und dieses ist von Stuttgart aus vollständig in Anspruch genommen. Ein anderer Höhepunkt in unmittelbarer Nähe der Residenz, durch Zahnradbahn mit ihr verbunden, ist das Dorf Degerloch, 460 m., ein vortrefflicher Aussichtspunkt über die Alb und mit schönen Waldspaziergängen in nächster Nähe. Auch dieser Punkt hat bis jetzt nur lokale Bedeutung. Aber auch die übrigen Orte der Alb haben sich als Sommerstationen bisher keines weitreichenden Rufes zu erfreuen. Wir verzeichnen deren 5, nämlich nach der Seehöhe geordnet: Niedernau 370, Ditzenbach 442, Ueberkingen 450, Urach 462 und endlich Beuron 620 Meter. Letzteres, weitab im oberen Donauthal gelegen, ist, nach-

dem es jüngst erst dem Schienennetze eingefügt wurde, wohl dazu angethan auch in weiteren Kreisen bekannt zu werden.

Ueberkingen, württembergisches Dörfchen mit 500 Einwohnern, 450 m., am Abhange der Geislinger Alb und im Thale der fischreichen Fils. Durch Obstgärten führen Wege in den Wald und auf die benachbarten Höhen. Ein dort entspringender erdig-alkalischer Säuerling, der auch etwas Glaubersalz und Eisen enthält, wird gegen Katarrhe der Verdauungs- und Athmungsorgane getrunken und auch zu Bädern verwendet.

Von Ebst. Geislingen (Lin. Stuttgart-Ulm) 3.5 Km., Post in $^1/_2$ St. — Unterkunft im Bad mit 22 Z. (Pens. mit Z. 4 Mk.) und 11 Badezellen. Garten am Hause. 3 Aerzte, 2 Apotheken in Geislingen.

Ditzenbach, kleines Bad im oberen Filsthal, 442 m., in waldreicher Umgebung mit einem gasreichen, wohlschmeckenden erdig-salinischen Säuerling, der so wie das Ueberkinger Wasser gegen katarrhalische Beschwerden in Gebrauch ist.

Von Ebst. Geislingen 13 Km., Post 2mal tägl. in 2 St. — Unterkunft im Kurhaus mit 42 Z. (Pens. mit Z. $3^1/_2$—4 Mk.). Nächster Arzt: Dr. Braun in dem $^1/_4$ St. entfernten Deggingen, woselbst auch 1 Apotheke.

Urach, württembergische Oberamtsstadt mit 4000 Einwohnern, 462 m., im Ermsthal, ringsum von Bergen eingefasst, welche mit dichten Buchenwaldungen bekleidet sind. Diese reichen tief bis zur Thalsohle hinab, so dass man z. B. vom Bahnhofe nur wenige Schritte braucht, um an schattige und kühle Plätze zu gelangen. Die Sonne verschwindet abends schon früh hinter den Höhen und eine merkliche Abkühlung macht sich dann bemerkbar. Zur Herbstzeit sind Abendnebel ziemlich häufig. Nach allen Seiten bietet sich Gelegenheit zu lohnenden Ausflügen in die historisch so interessante Umgebung. Oestlich trifft man das Lenninger Thal mit der Teck, dem Beurener Fels und Hohenneuffen, südlich als Fortsetzung des Ermsthals das romantische Seeburger Thal, westlich kann man leicht Lichtenstein und den Hohenzollern besuchen. Dabei gute Verpflegung und Unterkunft und ärztliche Hülfe zur Hand.

Von Ebst. Metzingen (Lin. Stuttgart-Tübingen) führt eine Zweigb. durch das Ermsthal in 1/2 St. nach U. — Unterkunft in dem durch gute Küche bekannten Gasthof zur Post mit 24 Z. (Pens. mit Z. 4 1/2—6 Mk.) in einigen bescheidenen Gasthäusern (Krone mit berühmten Fleischwaaren, Fass, Adler) und in Privathäusern (Z. wöch. 5—8 Mk.). Aerzte: Dr. Camerer, Specialist für die Behandlung von Ernährungsstörungen (Gicht, Fettsucht, Diabetes etc.); Dr. Klüpfel, Pensionat für Nervenkranke (Pens. mit Z. 150—180 Mk. monatl.); 1 Apotheke.

Niedernau, kleines katholisches Pfarrdorf mit 450 Einwohnern am nordöstlichen Fuss der Alb. Das saubere Kurhaus, 370 m., mit seiner ausserordentlich geräumigen gedeckten Veranda, auf welcher man bei jedem Wetter seine Mahlzeiten einnehmen kann, liegt in einem Kessel des Katzenbachthals, dessen tannenbewachsene Lehnen von Spazierwegen durchzogen und reichlich mit schattigen Ruheplätzen versehen sind. In der Nähe entspringen mehrere erdige Säuerlinge, welche zum Theil etwas Bittersalz und Eisen enthalten und daher bei Blutarmuth mit träger Verdauung anwendbar sind. Trink- und Badekur, auch Sool-, Fichtennadel-, elektrische und Moorbäder. Die Ruhe des recht freundlichen Platzes wird an akademischen Feiertagen (Sonntags und Donnerstags) häufig durch zahlreichen Besuch von Tübingen her für manche angenehm unterbrochen, für andere empfindlich gestört.

N. ist Ebst. der Lin. Stuttgart-Tübingen-Horb, von Tübingen 30 Min. Fahrzeit. — Unterkunft: Das Badhotel, 1¼ Km. vom Bahnhof, hat 100 Z. (Z. 1—2.80, Pens. 3.75—5.20 Mk. tägl.). Bäder 0.90—1.80 M. 4 Aerzte, 2 Apotheken in der kaum 10 Min. entfernten Ebst. Rottenburg, sonst die Tübinger Aerzte. Kurzeit: 1. Mai bis 1. Oct.; Frequenz: 850.

Beuron, kleines hohenzollernsches Pfarrdorf mit kaum 100 Einw. aber mit höchst stattlichem Benedictiner-Kloster, 630 m., in dem durch landschaftlichen Reiz ausgezeichneten oberen Donauthal und zwar in einem allseitig windgeschützten weiten Thalkessel, an dessen nördlichem Saum der Fluss sich hinschlängelt. Am rechten Ufer liegen in einiger Entfernung vom Fluss und auf einer etwas erhöhten Terrasse die Wohnhäuser. Die Flussnebel beschränken sich zumeist auf die Früh- und Abendstunden der Aequinoctialzeiten. Die Thalwände, an denen Fusswege in die Höhe führen, sind mit dichten Nadelholzwaldungen bekleidet, zwischen denen hier und da weisse Flächen des Jurakalks hervorschauen. Die höchst malerische Strecke des Thals bis gegen Sigmaringen hin ist von Beuron aus mit Leichtigkeit zu besuchen. Die früher hier vorhandene Molkenkuranstalt ist längst eingegangen.

B. ist Ebst. der Lin. Sigmaringen-Tuttlingen (strategische Bahn), von Sigmaringen ¾, von Tuttlingen ½ St. Fahrzeit. — Unterkunft in 2 Gasthöfen (Pelikan). Nächster Arzt (Dr. Dannemann) in Mühlheim a. D.

III. Das Voralpen- und Alpengebiet.

Das nordöstlich vom Böhmer und Bayrischen Wald nordwestlich von der Schwäbischen Alp begrenzte Vorland der Alpen stellt eine von der Donau aus allmählich bis zum Fusse des Hochgebirges ansteigende Hochebene dar. Sobald diese von der Frühlingssonne kräftig durchwärmt wird, stürzen von Süden her kalte Bergwinde in die durch die emporsteigenden Luftschichten aufgelockerte Atmosphäre, Winde, die um so eisiger sind, wenn etwa Frühjahr- oder Herbstschnee auf dem Kamme des Gebirges lagert. So kommt es zu jenen plötzlichen Temperatursenkungen, derenwegen München, Linz und unter ähnlichen Verhältnissen auch Wien verrufen sind. Bei fortschreitender Sommerwärme hört diese abkühlende Wirkung der Alpen auf und das ganze Plateau wird so stark erwärmt, dass man gezwungen ist an die kühlen Alpenseen hinaufzupilgern, um der Ueberhitze aus dem Wege zu gehen. Denn auch in den Vorbergen der Bayrischen und Tiroler Alpen begegnen wir klimatischen Stationen, welche denen des deutschen Waldgebirges analog sind, vegetations- und wasserreiche Gegenden, herrliche Bergseen im Schatten erfrischender Wälder.

Die gewaltigen Gebirgsketten, welche als Central- und Ostalpen von den Ufern des Genfersees bis gegen Wien sich erstrecken, stellen eine Wetterscheide von grösster Bedeutung vor und bergen in terrassenförmigem Aufbau eine ausserordentliche Menge hervorragender Luftkurorte. Im Allgemeinen finden wir überall eine mittlere Hauptkette von krystallinischem Gefüge und als Nebenketten Kalkalpen, welche durch tiefere Einschnitte oder durch flacheres Terrain mehr oder weniger deutlich davon getrennt sind. Ausserdem befindet sich längs des ganzen nördlichen Saumes der Alpen ein Hügelland, welches aus dem unter dem Namen Molasse bekannten grauen feinkörnigen Sandstein oft bis zu stattlicher Höhe sich aufbaut. Der Reichthum atmosphärischer Niederschläge füllt an den Nordabhängen jene grossen Wasserbecken, welche, von Waldungen umgeben, die anmuthigsten Sommersitze der nach Kühlung lechzenden Städter abgeben. Bisweilen kommen die Flüsse aus bedeutenden Höhen und haben den Anfang ihres Laufes in Hochalpenthälern, welche in einer Höhe von 1500—1800 Meter Ortschaften und Kuranstalten aufweisen. Zu diesen Regionen, den berufensten Vertretern des Höhenklimas, gelangen wir zumeist, wenn wir uns mit den klimatischen Sommerkurorten der Schweiz zu beschäftigen haben.

1. Süddeutsches Voralpengebiet.

Der Bodensee.

Die gewaltige Fläche dieses 60 Km. langen und 14 Km. breiten fischreichen Sees befindet sich 398 Meter über dem Meere. Als Anhängsel kommen gegen Nordwest der Ueberlinger, gegen West der Zeller oder Untersee in Betracht. Häufig von Winden gepeitscht und stark bewegt, verleiht der Bodensee seinen Küsten eine Art von Seeklima. Nord- und Südwestwinde, bisweilen zum Sturm sich steigernd, bringen häufigen Regen; am verrufensten für die Schifffahrt ist der von Süden hereinbrechende Föhn. Am gefährlichsten wird er, wenn er, wie häufig im Spätherbst von Nebeln begleitet ist. Regelmässige Seebrisen vermitteln die Reinheit und Frische der Luft, doch bringt die freie Einwirkung der Sonne an manchen Uferpunkten, z. B. in Konstanz und Bregenz hohe Temperaturen hervor. Im Allgemeinen ist das nach Süden schauende flache deutsche Ufer wärmer, als die Abhänge der dem Norden zugewandten Gestade der Schweiz. Dagegen hat man nun an zahlreichen Stellen die Gelegenheit sich durch Seebäder zu erfrischen. Das Seewasser erwärmt sich von 16—22° R., und ist die einmal erreichte Temperatur nicht so häufigen Schwankungen unterworfen wie in den kleineren Seen. Eine Stunde unterhalb Rheineck tritt der Rhein in den See, um seine gelblichgraue Fluth in dessen grünen Spiegel zu klären und ihn in voller Reinheit bei Konstanz zu verlassen. Selten nur ereignet es sich, dass die durch Schneeschmelzen bedingte Steigung und Uferüberschreitung des Sees sich bis in die Sommermonate hinein verlängert, wo dann der feuchte Ufersaum den Aufenthalt nicht räthlich erscheinen lässt. Unter den Seeweinen von sehr verschiedener Güte ist der Meersburger der geschätzteste. An vielen Uferstellen wird man von Stechfliegen (Bremsen) heftig verfolgt. Besser als Salmiakgeist dient dagegen eine zehnprocentige Karbolsäurelösung, welche jeder bei sich führen sollte, weil mehrmaliges Betupfen hiermit den Stich baldigst unschädlich macht.

Die den See umgebenden Berge bestehen aus Molassesandstein, nach Osten zu aus dem Mischmasch der Nagelfluh. Auch auf ihre Höhen hinauf reicht die reine Seeluft; auch sie stehen unter dem Einfluss des Bodenseeklimas, aber durch Berg und Wald ist die Luft kühler, wogegen ihnen wiederum die Gelegenheit zu Seebädern abgeht. Hier haben wir 3 Orte zu verzeichnen, auf deutschem Boden Heiligenberg, auf österreichischem den Pfänder und auf dem der Schweiz Heiden.

a. Uferstationen.

Ueberlingen, alte Reichs-, jetzt badische Kreishauptstadt mit 4000 Einw. am Ueberlinger See, dem nordwestlichsten Theil des Bodensees, 410 m., mit vorzüglicher Gelegenheit zum Luftgenuss und zu Seebädern. Gegenüber dem städtischen Badhotel, welches einen bis an den See reichenden schattigen Vorgarten besitzt, öffnen sich die städtischen Parkanlagen. In diesen führen sauber gehaltene Wege zu Ruhesitzen und zu lieblichen Aussichtspunkten. Das Hotel hat auch eine eigene Seebadeanstalt, grösser und angenehmer aber sind die 7 Minuten entfernten beiden grösseren städtischen Anstalten, zu welchen eine Platanenallee hinführt. Es sind dies 3, für die Geschlechter getrennte, grössere Schwimmbassins mit zahlreichen Auskleidezellen. Während die umliegenden Höhen mit ihren Fernblicken über See und Berge Gelegenheit zu abwechselnde Fusspartien geben, sind auch die Bootfahrten zum gegenüberliegenden Ufer recht unterhaltend. Die beim Badhotel entspringende, als eisenhaltiges Wasser bezeichnete Mineralquelle, ist ohne Bedeutung.

U. ist Dampfschiffstation, v. Konstanz 1½ St. Fahrzeit; v. Ebst. Stockach (Lin. Ulm-Radolfzell) Post in 2 St. — Unterkunft: Badhotel (Pens. mit Z. vom 1. Mai bis 15. Juni und nach dem 10. Sept., 4.60—5 Mk., vom 15. Juni bis 10. Sept. 5—6 Mk., warme Bäder 0.80—1.50 Mk.); Löwe mit Gärtchen am See, Krone, Schiff, Engel, Adler etc. Bäder im städt. Seebad 20 Pf. Aerzte: Dr. Holzhauer, Med. R. Bauhofer, Dr. Lachmann, Dr. Kaiser, Dr. Waldschütz: 1 Apotheke.

Friedrichshafen, württembergisches Städtchen mit 3100 Einw., 400 m., in einer fruchtbaren gegen Nord und

Ost von einer Hügelreihe begrenzten Ebene, hat eine mittlere Sommerwärme von 14° R. Schattige Alleen und in der Nähe befindliche Waldungen gewähren einigen Schutz gegen Ueberhitze. Ausser den beiden für die Geschlechter getrennten Seebadeanstalten, existirt eine Anstalt für warme und eine zweite für warme und Heissluftbäder.

F. ist Endstation der Lin. Ulm-Friedrichshafen u. Dampfschiffstation (von Lindau u. Konstanz je $1^1/_2$ St.) — Unterkunft: 9 Gasthöfe (Deutsches Haus, Krone, König v. Württemberg, 3 Könige, Rauch etc.) u. viele Privatwohnungen. Aerzte: Dr. C. Schmid, Hofr. Dr. Faber, Dr. Leibold, Dr. Jehle; 1 Apotheke. Kurzeit: Mitte Mai bis Ende Sept.

Lindau, bayrische Stadt mit 5400 Einw., 398 m., auf einer dem Ufer nahe liegenden und durch eine Brücke und den Eisenbahndamm damit verbundenen Insel in freundlichster Lage mit schattigen Anlagen und mit gut eingerichteten Seebadeanstalten. Der lebhafte Dampfschiffverkehr nach allen Stationen des Sees gewährt eine grosse Auswahl lohnender Ausflüge. In der Nähe von Lindau befindet sich Bad Schachen, nächst Ueberlingen wohl die angenehmste Station am See. Es besteht aus 3 nebeneinanderstehenden, durch geschlossene Holzgalerien miteinander verbundenen, mit der Front dem Seeufer zugewandten Häusern, hinter denen ein schöner schattiger Garten mit gedeckter Kegelbahn gelegen ist. Auch zwischen den Wohngebäuden und der sauberen Seebadeanstalt giebt es in Lauben angenehme Sitzplätze. Ein erdiger etwas Eisen führender Säuerling wird innerlich und in Bädern gegen Skropheln und Blutarmuth angewendet. Angelsport und Kahnfahrten sind hier sehr beliebt.

Vom Schachenbad $^3/_4$ St. entfernt liegt auf einer Halbinsel der kleine Ort Wasserburg mit vortrefflicher Aussichtsterrasse, schönem Garten, guter Pension und Gelegenheit zu See- und warmen Bädern.

Lindau ist Eb.- und Dampfschiffstation, v. München $5^1/_4$—$8^1/_4$, v. Augsburg $4^3/_4$—$8^1/_2$ St. Fahrzeit. — Unterkunft in 9 Gasthöfen (Bayerischer Hof, Reutemann, Greiner, zur Krone, Helvetia, Lindauer Hof etc.) und in Privatwohnungen (Auskunft durch den Gemeinnützigen Verein). Aerzte: Dr. Volk, Dr. Mayr, Dr. Heckenberger, Dr. Kimmerle; 2 Apotheken. — Bad Schachen ist 40 Min. von Lindau entfernt; Omnib.-Verbind. zweimal tägl. (80 Pf.), Pens. 24—30 Mk. wöch., Seebad 20, warmes Bad 70 Pf., Aerzte in Lindau. — Wasserburg ist $1^1/_4$ St. von Lindau entfernt, womit Omnib.- und Dampfschiffverb. Pens. Hornstein (Pens. mit Z. 5 Mk.) —

Rorschach, lebhafter Handelsplatz mit 6000 Einw., 398 m., ist der Mittelpunkt und der bedeutendste der schweizer Seebadeorte. Die hübschen Spazierwege, welche in mässiger Steigung an dem obstreichen Rorschacher Berg bis zum Rossbühel sich emporziehen, begünstigen Rorschach als Luftkurort. Hierzu kommt der Reichthum des Schiffsverkehrs und gute Seebadeanstalten. Auch sind Einrichtungen für Heissluftbäder, Heilgymnastik und Massage vorhanden. Die nächste Station der Bodensee-Gürtelbahn, nur $^1/_2$ St. von Rorschach, ist Horn, wo sich eine grosse Seebadeanstalt befindet, ein passender Aufenthalt für solche, welche Ruhe und Einsamkeit suchen.

Als Dampfschiffstation ist R. von Friedrichshafen und Lindau in je 1, von Bregenz in 1 St. 20 Min. zu erreichen. Ausserdem ist R. Ebst. der Lin. Konstanz-Rorschach-Chur. — Unterkunft in zahlreichen Hotels (Anker, Hirsch, Schaefle, Bodan, Seehof etc.). 5 Aerzte. — Kurhaus in Horn mit schönem Garten (Pens. 6 fr. tägl.).

Konstanz, Hauptstadt des badischen Seekreises mit 15000 Einw., 400 m., mit warmem Sommerklima (mittl. Temp. 14° R.). Gute Badeanstalten am See, dessen Temperatur selten 18° R. überschreitet. Zwischen Hafen und

Dominikanerinsel die schattigen Anlagen des Stadtgartens. Das Trinkwasser stammt aus artesischen Brunnen.

K. ist Eb.- und Dampfschiffstation. — Unterkunft in zahlreichen Gasthöfen (Inselhotel, Halm, Hecht, Badischer Hof, Barbarossa, Bodan, Falke etc.) und in Privathäusern. Im Konstanzer Hof Heilanstalt für Nervenkranke, Arzt Dr. Gg. Fischer. Ausserdem 15 Aerzte, 3 Apotheken; Kurzeit: 15. Juni bis 15. Sept.

Radolfzell, badisches Städtchen mit 2350 Einw., 400 m., am Zeller- oder Untersee mit warmem Sommerklima und einer guten Seebadeanstalt.

R. ist Eb.- und Dampfschiffstation, von Schaffhausen 1, von Konstanz $1/2$ St. Fahrzeit. — Unterkunft: in 5 Gasthöfen (Schiff, Krone, Sonne, Post, Lamm) und in Privathäusern. Aerzte: Dr. Weinzierl (Heilanst. mit Dampf-, Sool- und Fichtennadelbädern), Dr. Mader.

b. Bergstationen.

Heiligenberg, badischer Marktflecken mit 750 Einw., mit Schloss und Park des Fürsten von Fürstenberg, welcher bei Anwesenheit des Besitzers dem Publikum von 2—4 Uhr geöffnet ist. Mit der beträchtlichen Seehöhe. 728 m., verbindet sich ein sehr waldreiches Hügelland, Gut gehaltene Wege führen, theils nördlich in den Thiergarten theils gleich östlich vom Schloss und in westlicher Richtung gegen Alt-Heiligenberg zu, in den Wald und können dort weithin fortgesetzt werden. Ruhesitze trifft man an vielen Punkten, oft, wie auf Bellevue, mit entzückenden Aussichten über den See und auf die bayrischen, tiroler und schweizer Alpen. Badeanstalt und Milchkur.

Von Ebst. Pfullendorf (Lin. Altshausen-Aulendorf) Post einmal tägl. in $1^1/_4$ St. (Wagen 12. Mk.); von der Bodensee-Dampfschiff-Station Meersburg Post 2 mal tägl. über Salem in

$3^1/_4$ St.; von Ueberlingen im Wagen (15 Mk.) in 2 St. — Unterkunft: Gasthof zum Adler und Post (Pens. mit Z. $4^1/_2$ bis 5 Mk.) und Winter'sche Bierbrauerei (Pens. mit Z. 4 bis $4^1/_2$ Mk.) Aerzte: Dr. Th. Ramsperger, Dr. A. Ramsperger; 1 Apotheke.

Der **Pfänder** oberhalb Bregenz am östlichsten Theile des Bodensees, 1060 m., ein Berg mit prachtvoller Rundschau und ausgesprochenem Höhenklima, trägt ziemlich auf höchster Spitze ein auch für längeren Aufenthalt gut eingerichtetes Gasthaus. Gegen Nordost von dem freistehenden Gebäude erhebt sich der in 5 Min. ersteigbare bewaldete Gipfel des Berges. Dieser gewährt dem Hause ziemlichen Schutz und in seinem Gehölz versteckt befinden sich windstille Sitzplätze. Eine etwas unterhalb des Gasthofes befindliche Quelle liefert gutes Trinkwasser.

Von Bregenz zum Pfänder hinauf führen mehrere Fusswege, welche $1^1/_2$—$2^1/_2$ St. beanspruchen. Der gute Fahrweg (Wagen 9 fl.) führt über den Gebhardsberg und über den Pfarrort Fluh, wo auch Erfrischungen zu haben sind. Auch sind Maulesel zum Reiten vorhanden. Von der Weinstube des Besitzers Kinz (Kinzbäck) in Bregenz geht eine Telephon-Verb. zum Gasthaus. Auch kann man von dort aus sein Gepäck hinaufbefördern lassen. Als Botenlohn für Telegramme vom Hotel nach Bregenz zahlt man 1 fl. — Unterkunft: Das Gasthaus, früher wegen hoher Preise in Verruf, verdient diesen Vorwurf jetzt nicht mehr. Es hat 35 recht gute hohe Zimmer und breite Corridore; nur die Scheidewände zwischen den Zimmern sind recht dünn. Ein Badezimmer ist vorhanden. Pens. mit Z. $3^1/_2$, für Kinder $2^1/_2$ fl. Aerzte in Bregenz; Kurzeit: Mitte Mai bis Anf. Oct.

Heiden, Dorf im Kanton Appenzell mit 3500 Einw., auf einem sonnigen windgeschützten Plateau oberhalb des Bodensees, 806 m., welches vorzügliche Aussichten nach den bayrischen Bergen, dem Schwarzwald, dem Bregenzer Wald und in die Schweiz hinein eröffnet. Eine Parkanlage ersetzt den mangelnden Waldesschatten, da man erst in 10 Min. das Gehölz erreicht. Ausser vorzüglichen Ziegenmolken bekommt man verschiedene künstliche Mineralwässer. Im Quellenhof befindet sich eine gute Badeanstalt. Als Sommerstation für Erholungsbedürftige besitzt Heiden einen alten Ruf.

Von Rorschach Bergbahn, 7 Km., 5mal tägl. in ca. 1 St. -- Unterkunft in 8 Gasthöfen (Freihof, Schweizerhof, Sonnenhügel, Pens. Weiss, Löwe, Paradies etc.) und in Privathäusern (Pens. durchschnittl. $5^1/_2$—$8^1/_2$ fr.). Kurtaxe: die Pers. 1.20 fr. Aerzte: Dr. Altherr, Dr. Beck, Dr. Leuch; Kurzeit: Mitte Mai bis Ende Sept.: Frequenz: 2000.

Das Allgäu und Oberbayern.

Wir wenden uns jetzt zu den nördlichen Abhängen der bayrischen Alpen, indem wir, vom Bodensee ausgehend, unsern Weg von Westen nach Osten fortsetzen. Dabei begegnen wir in dem von den Allgäuer Alpen hinabsteigenden Thal der Iller 3 bemerkenswerthen Orten: Immenstadt, Sonthofen und Oberstdorf. Weiter östlich fortschreitend stossen wir sodann auf eine ganze Reihe von Bergseen, welche in einer Seehöhe von 500—1000 m gelegen sind und meist einen sehr lieblichen, bisweilen einen mehr ernsten Charakter haben. Viele von ihnen bieten zu Seebädern gute Gelegenheit. Dem Salzkammergut uns nähernd finden wir kräftige Soolquellen, als deren Vertreter wir Reichenhall, Berchtesgaden und Traunstein kennen lernen. Tölz hat einige schwache Jodsodaquellen, Kohlgrub eine Eisenquelle, die sonst hier und dort benutzten natürlichen Mineralquellen sind von untergeordneter Bedeutung.

Nach ihrer Seehöhe ordnen wir die Orte wie folgt: Brannenburg 473, Reichenhall 474, Aibling 480, Oberaudorf 482, Prien 532, Ammersee 540, Marquartstein 540, Traunstein 560, Empfing 570, Berchtesgaden 570, Würmsee 583, Siegsdorf 595, Kochelsee 596, Seeon 600, Niederaschau 616, Adelholzen 640, Staffelsee 648, Ruhpolding 664, Tölz 670, Garmisch 692, Reit im Winkel 696, Miesbach 710, Partenkirchen 722, Immenstadt 730, Kainzenbad 730, Tegernsee 732, Sonthofen 738, Schliersee 775, Walchensee 790, Oberstdorf 812, Kreuth 828, Bayrischzell 860, Kohlgrub 870, Mittenwald 920, Barmsee 936, Badersee 952 m.

Immenstadt, Stadt mit 2950 Einw., 730 m., am Steigbach nahe beim Einfluss der Konstanzer Ach in die Iller und am Fusse des Immenstädter Horns (1540 m.) und des aussichtsreichen Grünten (1740 m.). Der Ort ist reizend gelegen und hat die anmuthigsten Umgebungen. Von hier aus dringt man leicht mit der Zweigbahn über Oberstdorf in das Allgäu vor. Badeanstalten in der Ach und in dem 1/2 St. entfernten Alpsee.

I. ist Ebst., von München 4, von Lindau 2 St. Fahrzeit. — Unterkunft in 5 Gasthöfen: Kreuz oder Post (wegen guter Küche im besten Ruf), Hirsch, Engel, Traube, Drei Könige, und in Privatwohnungen. Aerzte: Dr. Utzschneider, Dr. Ucherek.

Sonthofen, Marktort im Allgäu mit 3100 Einw., 738 m., im weiten Wiesenthal der Iller freundlich gelegen. Anstalt für kalte und warme Bäder mit Schwimmbassin.

S. ist Ebst. der Lin. Immenstadt-Oberstdorf, von Immenstadt 30 Min. Fahrzeit. — Unterkunft in 6 Gasthöfen (Deutsches Haus am Bahnhof, Engel, Adler, Krone, Hirsch, Ochs). Aerzte: Dr. Schaflitzl, Dr. Auer, Dr. Hartmann; 1 Apotheke.

Oberstdorf, grosser bayrischer Marktort mit 1800 Einw. im Allgäu, 843 m., dessen Häuser grösstentheils einige zusammenhängende Strassen bilden, übrigens aber im grünen Wiesenthale sich ausbreiten. Dieses nach Nordwest geöffnete sehr weite Thal wird von 3 Bächen, der Trettach, Stillach und Breitach bewässert, welche $^1/_2$ St. weiter abwärts sich zur Iller vereinigen. Auf diesem wasser- und vegetationsreichen Terrain ist der Feuchtigkeitsgehalt der Luft und die Menge der Niederschläge gross, so dass die klimatischen Bedingungen denen von Kreuth sehr nahe stehen. In socialer Beziehung unterscheidet sich dagegen Oberstdorf von dem eben genannten Ort wesentlich durch seine naturwüchsigen, einfachen und billigen Verhältnisse. Die nächste Umgegend ist schattenlos, aber die vielen zwischen den Allgäuer Bergen in das Oberstdorfer Thal einmündenden Seitenthäler gestatten eine grosse Auswahl abwechselnder schattiger Promenaden. Unbeschreiblich schön liegt, 100 Meter höher als der Ort selbst, mitten im Walde und mit den herrlichsten Durchblicken, der Freibergsee. Vom Orte $1^1/_4$ St. entfernt befindet sich das kleine Schwefelbad Tiefenbach (835 m.); ein anderer nahe gelegener Punkt ist die Walserschanze (Schanzl) an der österreichischen Grenze, wo man einen guten Ungarwein haben kann. Rüstige Fusswanderer gehen in das Dieterbachsthal bis zum Hölltobel, in die Birgsau oder besteigen das Nebelhorn, Partien, welche sämmtlich reich sind an überraschenden Blicken auf das umgebende Hochgebirge. Uebergangsstation nach Davos. Wannen- und Schwimmbäder. Milch- und Molkenkur.

Von Ebst. Immenstadt (Lin. Kempten-Lindau) führt eine Zweigb. 6mal tägl. in $1^1/_4$ St. nach O. — Unterkunft: Gasthof z. Mohren mit Gesellschaftshaus (Pens. 4.50 Mk.) Sonne mit Biergarten, Hirsch, Löwe, Stern (am Bahnhof) u. a. Auskunft über Privatwohnungen und Pensionen ertheilt der Verschönerungsverein. Arzt: Dr. Reh.

Der **Ammersee,** 540 m., 16 Km. lang und 6 Km. breit, hat ziemlich flache Ufer und ist im Vergleich mit anderen oberbayrischen Seen durch landschaftliche Schönheit nicht besonders ausgezeichnet. Eine regelmässige Dampfschiffverbindung findet zwischen den einzelnen Uferorten statt. Der bedeutendste derselben ist der Marktflecken Diessen mit 1200 Einw. am südwestlichen Uferrand. Der Wald ist etwa $^1/_2$ St. entfernt. Hier können im See, dessen Wasser sich auf 15—17° R. erwärmt, Bäder genommen werden.

Von Ebst. Grafrath (Lin. München-Buchloe) 20 Min. bis zum gleichnamigen Ort. Von hier mit Dampfboot auf der Amper in $^1/_2$ St. nach Stegen und von dort weiter in $1^1/_4$ bis 2 St. nach Diessen; oder von Ebst. Wilzhofen (Lin. München-Peissenberg) 2mal tägl. Post in $1^3/_4$ St. nach Diessen. — Unterkunft in 2 Gasthöfen (Post, Gattinger) und in Privatwohnungen. Badeanstalt mit Schwimmbad für Herren und Damen (25 Pf.). Aerzte: Dr. Höber, Dr. Herb; 1 Apotheke.

Der **Würmsee** oder **Starnberger See,** 583 m., 21 Km. lang und $4^1/_2$ Km. breit, von der Würm durchflossen, ein See, dessen Ufer mit freundlichen Ortschaften reich besetzt und durch lebhaften Dampfschiffverkehr miteinander verbunden sind, ist ein sehr beliebter Sommeraufenthalt. An vielen Stellen kann man im See, dessen Wasserwärme im Hochsommer zwischen 15 und 20° R. schwankt, baden. Die beliebtesten Stationen am linken westlichen Ufer sind Feldafing mit 360 Einw. und Tutzing mit 1200 Einw., beide vom Ufer aus in die Höhe steigend und mit aussichtsreichen schattigen Spaziergängen in der Nachbarschaft. Am rechten östlichen Ufer treffen wir Leoni mit der benachbarten Rottmannshöhe, Allmannshausen und Ammerland.

Von München bis Starnberg Eb. in 1 St. 5. Min.; von

hier per Dampfboot bis Leoni 15, bis Ammerland 40 Min. Auf der Eb. (Lin. München-Murnau-Partenkirchen) braucht man bis Feldafing 1½ St., bis Tutzing 10 Min. mehr. — Unterkunft: In Feldafing Strauch's Hot. von altem Ruf, Hot. Neuschwanstein und Privathäuser: in Tutzing das Gasthaus am See und das zur Eisenbahn (in beiden Pens. mit Z. 5—6 Mk.), ausserdem einige kleinere Gasthäuser und Privatlogis; in Leoni Gasthof Leoni mit Pens. Schimon (Pens. mit Z. 5 Mk.); in Ammerland Vorder- und Hinterwirth. Aerzte in Tutzing und Starnberg.

Der **Staffelsee,** 648 m., 3 Km. lang und 2 Km. breit, hat eine waldreiche Umgebung. Plötzliche Temperatursenkungen sind im Hochsommer häufig. Der See hat Zuflüsse von eisenhaltigen Quellen, so dass man den Seebädern eine Eisenwirkung zuschreibt, auch dient ein erdiges Eisenwasser zur Trink- und Badekur. Gute Gelegenheit zu Kahnfahrten.

Von Ebst. Murnau (Lin. München-Partenkirchen) 10 Min., vom Marktflecken Murnau (1650 Einw.) 30 Min. zum See. — Unterkunft im Stahlbad mit grosser Terrasse, 50 Z. (Z. 2 bis 5, Pens. 4 Mk. tägl.), in der Badeanst. Stahl-, Fichtennadel-, Sool- und Moorbäder: Schwimmbad. Aerzte: Dr. St. Asam, Dr. W. Asam; Kurzeit: 15. Mai bis 1. Okt.

Kohlgrub, Dorf mit 900 Einw., 820 m., am nördlichen Fuss des Hörnlesgebirges und in 10 Min. Entfernung auf schattenloser Hügellehne, 870 m., das Bad Kohlgrub mit einer grösseren Anzahl gasarmer alkalisch-erdiger Eisenquellen. Zu Trink- und Badekuren (auch Eisenmoor- und Fichtennadelbäder) werden dieselben hauptsächlich gegen Frauenkrankheiten in Gebrauch genommen.

Von Ebst. Murnau 13 Km., Post 2 mal tägl. in 1¾ St. — Unterkunft im Badhotel (Z. von 7 Mk. wöch. an, Pens. ohne Z. 4—4½ Mk. tägl.). Kurtaxe: 3, Bäder 1.20—2.50 Mk. Arzt: Dr. Paster; Kurzeit: 1. Mai bis 1. Okt.; Frequenz: 800.

Partenkirchen, Marktflecken mit 1550 Einw., 722 m.,

am südöstl. Fusse des Eckenberges und im Thale des Kankerbaches, der sehr bald, mit der Partnach sich vereinigend, zur Loisach geht. Die Lage ist eine vorzüglich windgeschützte. Im Süden und Südosten erheben sich schirmend das Wetterstein- und Karwandelgebirge und der von Norden her zwischen Ecker- und Kramerberg eindringende Wind belästigt hauptsächlich die westliche Wand des Loisachthals und berührt Partenkirchen selbst nur in geringem Maasse. Den lauen Westwinden ist das Thal geöffnet, doch sind dieselben niemals besonders heftig. In den Frühstunden zwischen 7 und 9 Uhr weht in der Regel ein kühler Bergwind, der dann in den Vormittagsstunden vom Nord oder Nordost abgelöst wird. Nachmittags etwa zwischen 4 und 5 Uhr ist die Zeit der Windstille; nach 5 bis in die Abend- und Nachtstunden stellt sich dann ein sanfter Südwind ein. Bei dieser fast stetigen aber sehr mässigen Bewegung der Atmosphäre bleibt die Luft rein und erfrischend. Der Mai ist kühl und regenreich; im Juni tritt auf den Höhen die Schneeschmelze und bei vorherrschendem Westsüdwest tagelanger Regen ein. Der Juli ist warm und gewitterreich, während im August, September und bis zur Mitte des October constante Witterung bei heiterem Himmel das Gewöhnliche ist. Ende October stellt sich der erste Schnee auf den Bergen ein. Die Vorzüge dieses nach allen Richtungen für den Wanderer in der herrlichsten Lage befindlichen Alpenthals haben stets einen sehr starken Zustrom von Fremden zur Folge und führen im Hochsommer sehr gewöhnlich Ueberfüllung herbei. Dann sind Unterkunft und Verpflegung mangelhaft und der Aufenthalt wird unruhig.

P. ist Endstation der Lin. München-Murnau-Partenkirchen,

von München $4^1/_4$ St. Fahrzeit. — Unterkunft in 6 Gasthöfen (Stern, Post, 3 Mohren etc.), mehreren Pensionen (Schweizerhaus, Bavaria etc.) und in vielen Privatwohnungen. (Pens. mit Z. überall 5—6, Z. 1 Mk. tägl.). Mehrere Badeanstalten. Arzt: Dr. Erdt.

Garmisch, oberbayrischer Ort mit 1700 Einw., 692 m., im Loisachthale in sehr freundlicher Lage. Die Luft ist hier bemerkenswerth bewegter und kühler wie in Partenkirchen, der Aufenthalt ländlicher und stiller als in jenem Nachbarorte.

G. ist Ebst. der Lin. München-Murnau-Garmisch-Partenkirchen. — Unterkunft in zahlreichen Gasthöfen und Pensionen: Zum Husaren (Pens. $4^1/_2$—5 Mk.), Lamm (Pens. $3^1/_2$ Mk.), Traube, Kainzenfranz (Pens. $3^1/_2$—6 Mk.), Tutzinger Hof, Pension Villa Sophia etc. und in Privatwohnungen; Badeanstalten. Arzt: Dr. Hiemer; 1 Apotheke.

Der **Badersee** am Fusse der Zugspitze, 952 m., ist so klein, dass er fast ein Teich genannt werden könnte und zeigt eine so lichtgrüne Färbung wie man sie sonst nur am Rande von Gebirgsseen beobachtet. Er hat eine sehr constante Temperatur von etwa 8° R., so dass er im Winter nicht zufriert, im Sommer aber zum Baden zu kalt bleibt. Die reine Bergluft, der gute Windschutz, die vollständige Stille und Waldeinsamkeit, die prachtvollen bis zum Fusse der Zugspitze sich erstreckenden Nadelholzwaldungen machen den Ort für Reconvalescenten, Ueberbürdete und Erholungsbedürftige zu einem zweckmässigen Asyl. Kahnfahrten.

Von Ebst. Garmisch, womit Telephon-Verb., 2 St., Omnibus 2mal tägl. in 1 St. (Einsp. 6, Zweisp. 10 Mk.). — Unterkunft: im Hotel Badersee mit 35 Z. (Pens. mit Z. $5^1/_2$—7 Mk.); Bäder und Douchen im Hause. Nächster Arzt in Garmisch; Kurzeit: 15. Mai bis Ende Sept.

Kainzenbad, kleiner Ort mit 160 Einw. und einem

Kurhaus, 730 m., am südöstlichen Ausgang des Partnachthals, rings von Gartenanlagen und weiterhin von Waldungen umgeben. Der Sommer hat ein Temperaturmittel von 13.8 R., ziemlich viel Feuchtigkeit (75 %) und häufige Regentage. Vor heftigen Winden geschützt ist der Ort doch nicht schwül, weil der regelmässige Nachmittagswind aus dem Loisachthal Kühlung verbreitet. Es entspringen dort eine Schwefelnatriumquelle, 2 alkalische jodhaltige und 2 Eisenquellen, welche in Verbindung mit Milch- und Molkenkuren und mit Fichtennadelbädern in Anwendung kommen. Wer eine höhere und frischere Lage vorzieht findet auf der zum Kainzenbad gehörigen Alm am Eck („Eckbauer"), 1363 m., an einem wegen seiner prachtvollen Rundschau berühmten Punkte, ein Gasthaus mit 7 Zimmern.

Von Ebst. Partenkirchen 20 Min. — Unterkunft in der Kuranstalt mit 4 Häusern u. 70 B. (Kurtaxe 10 Mk.). Arzt: Dr. Behrendt; Sommer- und Winterkur.

Der **Barmsee,** 936 m., am Fusse des Krottenkopfs ist nächst dem Badersee der höchstgelegene See Oberbayerns. Er ist fischreich und hat eine sehr constante Temperatur, welche im Hochsommer 18—20° R. erreicht. Seebäder sind deshalb hier sehr beliebt. Der See ist von Wald umrahmt, und auf der Ostseite in der Nähe des auf einer Höhe gelegenen Gasthofs befinden sich parkartige Anlagen mit guten Wegen und Ruhesitzen. Schöner stiller Aufenthaltsort im Waldgebirgsklima.

Von Partenkirchen zum Barmsee 2 St. (Omnib.-Verb.), von Mittenwald $1^1/_2$, von Walchensee $2^1/_4$ St. — Unterkunft in Moeb's Gasthof mit Veranda und Balcons, 200 m. vom See entfernt (Pens. 30—40 Mk. wöch.). Badeanstalt im See mit Herren- und Damen-Schwimmbassin. Nächster Arzt in Mittenwald.

Mittenwald, altes interessantes Städtchen mit 1750 Einw. an der Isar, 920 m., und am Fuss des Karwendelgebirges, berühmt durch seine Geigen-, Guitarren- und Zithermacher. Die ansehnliche Seehöhe, der Windschutz durch steil emporsteigende Felswände, die Nähe angenehmer Waldungen in der romantischen Umgebung und endlich die gute Unterkunft und Verpflegung bedingen die Vorzüge dieses Ortes. Badeanstalt mit Schwimmbassin im Lainthal.

Von Ebst. Partenkirchen, 25 Km,, 2mal tägl. Post in $3^3/_4$, von Ebst. Zirl (Lin. Innsbruck-Buchs) 2mal tägl. Post in $4^1/_2$ St. — Unterkunft in 4 Gasthöfen: Post (mit schöner Veranda), Strodl mit Badeanstalt (Pens. mit Z. $3^1/_2$—6 Mk,), Traube u. Villa Neuner u. in Privathäusern. Arzt: Dr. A. Mayer.

Der **Walchensee,** 790 m., 7 Km. lang und 5 Km. breit, in sehr schöner Lage hat an seinem Ufer 2 Ortschaften, welche sich zu längerem Aufenthalt und zum Gebrauch von Seebädern gut eignen. An der nördlichen Spitze des Sees liegt Urfeld, von wo längs des westlichen Ufers ein herrlicher Waldweg in $^3/_4$ St. nach Dorf Walchensee führt. Im Aufstieg zum Herzogenstand (1756 m.), der von hier auf bequemem Reitweg in $2^1/_2$ St. erreicht werden kann, stösst man nach $^1/_2$ St. mitten im Walde auf einen Pavillon mit einer entzückenden Aussicht.

Von Ebst. Murnau bis Urfeld $4^1/_2$, von Ebst. Penzberg und von Ebst. Partenkirchen je 6 St. — Unterkunft: In Urfeld im Gasthaus zum Jäger am See oder im Logirhaus beim Fischer, in Walchensee in der Post (Pens. 4 Mk.).

Der **Kochelsee,** 596 m., wird gegen Süden vom Heimgarten, dem Herzogenstand und Jochberg umschlossen; gegen Norden, wo er die Loisach aufnimmt, geht er in den Rohrsee über, an welchen sich ausgedehnte Moose anschliessen. An seinem Ostufer, in geringer Entfernung vom Pfarrdorf Kochel mit 800 Einw., nur 15 Meter oberhalb des Sees liegt Bad Kochel. Hier entspringt eine Quelle, welche etwas Glaubersalz und doppelt kohlensaures Natron enthält. Dieselbe wird zu Trink- und Badekuren benutzt, ausserdem Sool-, Fichtennadel- und Moorbäder.

Von Ebst. Penzberg Omnib. in $1^3/_4$, von Ebst. Tölz in $2^1/_2$ St.; von Ebst. Murnau hat man $2^1/_2$ St. — Unterkunft in den 2 Gebäuden des Kurhauses mit 60 Z. (Z. 10—30 Mk. wöch., Pens. 4—5 Mk. tägl.). Arzt: Dr. Angermayer im nahen Schlehdorf; Kurzeit: 1. Mai bis 1. Oct.

Tölz, Städtchen mit 4000 Einw. in höchst malerischer Lage, 670 m., am rechten Isarufer gelegen, besitzt ein frisches anregendes Sommerklima. Die mittlere Sommertemp. ist 13.5° R., die Feuchtigkeit der Luft ist mit 62 Procent so niedrig, dass Tölz den trockenen Kurorten zugezählt werden muss. Die Luft ist stetig etwas bewegt, die Abende sind meist frisch, die Nächte werden durch den aus Südost oder Südwest einfallenden Lokalwind abgekühlt. Niederschläge sind häufig, doch ist der Kalkboden nach solchen schnell wieder trocken. Tölz gegenüber am linken Ufer des überbrückten Flusses liegt das Bad Krankenheil mit 4 Jod, Natron und Schwefel haltigen Quellen, welche vorzüglich gegen Skropheln und Frauenkrankheiten in Gebrauch sind.

Tölz ist Ebst. der Lin. München-Holzkirchen-Tölz, von München $2^1/_2$ St. Fahrzeit. Vom Bahnhof ist Tölz 12, Bad Krankenheil 20 Min. entfernt; Omnib.-Verbind. — Unterkunft: in Tölz: Bürgerbräu, Post, Kolberbräu, Bruckbräu u. a.; in Krankenheil: Kurhotel (Pens. ohne Z. $4^1/_2$ Mk.), Hot. Artmann, Diebold, Blomberg, Spenger, Villa Emilia, $^1/_4$ St. entfernt Zollhaus u. a. m. Kurtaxe: 1 Pers. 7, 1 Fam. 10 bis 15 Mk., 1 Jodbad 2 Mk. Aerzte: Hofr. Dr. Edelmann, Dr. Höfler, Dr. Streber, Dr. Letzel; 1 Apotheke; Kurzeit: 15. Mai bis 1. Oct.; Frequenz: 3000.

Der **Tegernsee,** 732 m., berühmt wegen seiner landschaftlichen Reize, ist 8 Km. lang und 3 Km. breit. Im Norden bei Gmund hat er in der Mangfall seinen Abfluss, seine Zuflüsse erhält er von der Weissach, der Rottach und von einer Anzahl kleiner Bäche, welche von den hohen bewaldeten Vorbergen herabstürzen. Auf den vom Aalbach, vom Kamme des Kreuzbergs, dem See zugeführten Schuttmassen ruht am östlichen Ufer das Dorf Tegernsee mit seinen 1350 Einw. Ausser dieser Ortschaft dienen Egern, Rottach und Schwaighof, sämmtlich am Südende des Sees, als Sommerstationen. Am östlichen und südlichen Ufer ist das Klima am mildesten. Dort gedeiht zwar kein Wein aber doch Spalierobst. In Abwinkel und Wiessee am westlichen Ufer, welches dem Nordost ausgesetzt ist, bleibt der Schnee oft noch liegen, wenn am östlichen Ufer der Frühling bereits im vollen Gange ist. Hier ist die Sommertemperatur im Mittel 12.2° R. Die Feuchtigkeit ist jedenfalls ziemlich hoch und der Sommer hat 57 Regentage. Tegernsee hat gutes etwas kalkhaltiges Quellwasser. Krankheiten der Constitution, wie Skropheln und Tuberkulose sind selten, häufig aber entzündliche Krankheiten und insbesondere Rheumatismen, begleitet von Herzleiden und Gelenkaffectionen. Beim Baden im See ist Vorsicht erforderlich, da dessen Wasser auch im Hochsommer durchschnittlich nur eine Wärme von 13—14, selten bis 16° R. erreicht. Vorzügliches Bier in der Schlossbrauerei.

Von Ebst. Gmund bis Tegernsee 5 Km., Post 3mal tägl. in $^1/_2$ St. — Unterkunft in Tegernsee in 4 Gasthöfen (Post, Guggemoos, Tegernseer Hof, Steinmetz) und in vielen Privathäusern; in Egern bei Bachmair; in Rottach bei Scheurer und in Schwaighof (kleines Schwefelbad) bei Obermayer. Aerzte: Dr. Karl Theodor, Herzog in Bayern, Hofr. Dr. Rosner, Dr. Ott, Dr. Zenker; 1 Apotheke.

Kreuth, Kuranstalt, 828 m., ausgezeichnet durch staubfreie, reine, kühle und feuchte Luft und durch gute Einrichtungen zur Aufnahme von Kurgästen, liegt in einem rings von Bergen eingeschlossenen Alpenthal, dessen Seitenwände sich bis 1000 Meter und darüber erheben und an den unteren und mittleren Partien mit Nadelholz, Buchen und Ahorn reich bekleidet sind. So wird das nach seiner Höhenlage dem Kurort zukommende Bergklima durch massige Waldungen abgeschwächt. Die Temperatur des Sommers ist im Durchschnitt Morgens 10 — 12, Mittags 16—18, Abends 14—15, Nachts 9—10° R. Stärkere Tagesschwankungen sind nur bei trockener Witterung bemerkbar, im Allgemeinen aber durch den durchschnittlich hohen Feuchtigkeitsgrad der Luft ausgeschlossen. Im Hauptthal ist ein Lokalwind von Bedeutung, welcher Morgens von 9—10 Uhr von Norden her, Abends als Süd- und Westwind sich bemerkbar macht. Von den höher gehenden Winden wirkt der Ost erfrischend, der Nord und Nordost bringt Kälte, der West und Südwest Regen, der Nordwest ist oft von Schneefall auf den hochgelegenen Abhängen begleitet. Der Süd hat bisweilen die erschlaffende Wirkung des Scirocco und führt Gewitter und Hagelschlag mit sich. Das waldige Terrain Kreuth's bedingt neben einer dampfreichen Atmosphäre häufige Niederschläge. Der Mai, wo noch viel Schnee auf den Bergen liegt, ist für eine Kur in Kreuth zu kühl, der Juni ist sehr schön aber regenreich, der Juli und die erste Hälfte des August haben neben vielen warmen Tagen auch die meisten Gewitter. Von Mitte August bis Mitte September ist andauernd gutes Wetter vorherrschend. Nur sinkt dann Morgens und Abends die Temperatur schon häufig auf

5—6° R. Neben dem Luftgenuss werden Milch, Molken, Kumys, Kräutersäfte, die schwache Schwefelquelle „zum heiligen Kreuz“ und zu Bädern die Rosenheimer Mutterlauge und Fichtennadelbäder kurgemäss in Gebrauch gezogen.

Von Ebst. Gmund, 15 Km., Post 3mal tägl. über Tegernsee in 2½ St. — Unterkunft im Kurhaus mit fast 200 Z. (Z. tägl. 1—4, Wirthstafel 1.50—3 Mk.). Bei der im Hochsommer sehr gewöhnlichen Ueberfüllung des Kurortes sind Vorausbestellungen zeitig an die Badedirection Kreuth bei Tegernsee zu richten. Kur- u. Musiktaxe: 1 Pers. wöch. 3, 1 Fam. 5—7 Mk. Bäder: 0.80—1.30 Mk. Arzt: Hofr. Dr. May; Kurzeit: 1. Juni bis 15. Sept.; Frequenz: 800.

Miesbach, Marktflecken mit 2400 Einw. im Schlierachthal, 710 m., am Eingang in das Hochgebirge und in freundlicher Umgebung. Schwimm- und Badeanstalt, durch die Schlierach gespeist, und Anstalt für Dampf-, Moor-, Fichtennadel- und künstliche Mineralbäder.

M. ist Ebst. der Lin. München-Schliersee, von München 2 St. Fahrzeit. — Unterkunft: 5 Gasthöfe (Waizinger mit grossem Garten, Post, Greiderer, Wendelstein, Alpenrose) und Privathäuser. Aerzte: Dr. Ott, Dr. Frank, Dr. Kühn; 1 Apotheke.

Der **Schliersee,** 775 m., nur 3 Km. lang und 2 Km. breit, hat in seiner Mitte die kleine unbewohnte Insel Wörth. An seinem nordöstlichen Ende, am westlichen Fusse des Rhonbergs und nach allen Seiten windgeschützt, liegt das gleichnamige Pfarrdorf, welches mit seinen frei in Gärten stehenden Schweizerhäuschen einen ganz ländlichen Eindruck macht. Die Luftwärme ist etwa dieselbe wie in Tegernsee (Sommermittel 12.1° R.), das Seewasser erreicht aber Temperaturen von 16—18° R., so dass die Seebäder viel benutzt werden. Auch Kahnfahrten sind sehr beliebt. Eine unangenehme Seite sind die nahen Zementöfen.

Von München führt die Eb. in 2½ St. nach Schliersee. — Unterkunft in 6 Gasthöfen (Post, Seehaus, Seerose, Wagner, Hot. am Freudenberg etc.) u. in Privatwohnungen am Ort selbst und in dessen Nähe. 3 Aerzte, 1 Apotheke in dem ¼ St. entfernten Miesbach.

Bayrischzell, Dorf mit 420 Einw., 860 m., in einem Thalkessel am südlichen Fuss des Wendelsteins (1839 m), welcher gewöhnlich von hier aus bestiegen wird. Die hierdurch herbeigezogenen zahlreichen Touristen bringen lebhaftes Treiben in den sonst stillen Ort.

Von Ebst. Schliersee, 15 Km., 2mal tägl. Post in 2 St. — Unterkunft in 2 Gasthäusern (Wendelstein u. Post) und in Bauernhäusern. Arzt: Dr. Schuster.

Aibling, Marktflecken mit 2300 Einw., liegt, 480 m., am Fusse eines den nördlichen Rand der Hochalpen begleitenden Hügelzuges. Die sauberen Häuser mit ihren Sprüchen an den Mauern und Blumen an den Fenstern verleihen dem Ort ein überaus freundliches Aussehen. Beim Ludwigsbad befindet sich ein schön angelegter mit schattigen Sitzplätzen versehener Garten, und daran anstossend der grosse öffentliche Park, durch welchen der fischreiche Glonbach fliesst. Die mittlere Sommertemperatur ist 14° R. Die Abendkühle bei Sonnenuntergang erfordert Vorsicht in der Bekleidung. In der Nähe befinden sich ein ausgedehntes Moorlager und 3 erdige Eisenquellen, welche sämmtlich zu Bädern benutzt werden. Auch sind Bäder mit der Rosenheimer (Reichenhaller) Soole, Fichtennadelbäder und kalte Bäder im Glonbach gebränchlich. Die Skrophelkrankheit, Rheumatismen und Frauenkrankheiten sind häufige Gegenstände der Behandlung.

A. ist Ebst. der Lin. München-Holzkirchen-Rosenheim, von München $2^1/_4$ St., von Rosenheim 20 Min. Fahrzeit — Unterkunft in 5 Gasthöfen (Ludwigsbad mit Kurgarten, Kurhotel Duschl, Jahannisbad, Hot. Wittelsbach, Schuhbräu) und in vielen Privatwohnungen. Bäder: Soolbad 1, Fichtennadelbad $1^1/_2$, Moorbad 2 Mk. Aerzte: Dr. Gchwändler, Dr. Krebs: 1 Apotheke.

Brannenburg, freundliches Dorf mit 450 Einw., 473 m., im breiten Innthale und am südöstlichen Fuss des Wendelsteins, bis zu welchem die zerstreut liegenden Häuser sich ziemlich $^1/_2$ St. weit hinaufziehen. Auf der Höhe liegt eine berühmte Bierwirthschaft mit ergötzlichen Wandmalereien der Münchener Maler. Von deren Veranda hat man einen vortrefflichen Blick auf das Innthal und das Kaisergebirge, während man hinter dem Hause unter schattigen Kastanien der Ruhe pflegen kann. Eine noch weitere Aussicht gewährt die $^1/_4$ St. entfernte Margarethenkapelle.

B. ist Ebst. zwischen Rosenheim u. Kufstein. — Unterkunft im Wirthshaus am Bahnhof oder beim Schlosswirth im Dorf. Auch Privatwohnungen. Aerzte: Dr. Glasser, Meyerl.

Oberaudorf, Dorf mit 850 Einw., 482 m., im Innthal, am südlichen Fuss des Wendelsteins und im Angesicht des Kaisergebirges. Eine Auswahl genussreicher Ausflüge (zum Weber an der Wand, zur Gfaller-Mühle, zum Tatzelwurm) begründen die Beliebtheit dieser Sommerfrische.

O. ist Ebst. der Lin. Rosenheim-Kufstein. — Unterkunft in 3 Gasthäusern (Zum Brünnstein, Hofwirth, Niederauer) u. in Privatwohnungen. Arzt: Dr. Ziegler: 1 Apotheke.

Prien, Dorf mit 1650 Einw., 532 m., durch eine Dampftrambahn nur 10 Min. vom Chiemsee entfernt, bietet in einem gesunden Klima gute Gelegenheit zur Luftkur.

Gegen Nordwest erreicht man auf schattigen Wegen eine grosse mit Ruhebänken versehene Buchenwaldung, durch welche Pfade zu hübschen Aussichtspunkten („Salmers schönste Aussicht") führen. In bequemster Weise kann man von Prien die verschiedenen Stationen des Chiemsees und Niederaschau besuchen.

P. ist Ebst. der Lin. Rosenheim-Salzburg. — Unterkunft in 4 Gasthöfen: Hotel Chiemsee mit schattigem Vorgarten und Veranda und mit Bädern, nur durch die Nähe der Eb. etwas geräuschvoll; Hotel zur Kampenwand mit Terrasse und schöner Aussicht (Pens. mit Z. von 5 Mk. an); Kronprinz; Ostermeier. Arzt: Dr. Schmitz, 1 Apotheke.

Niederaschau, Dorf mit 670 Einw., 616 m., am Prienfluss und am Fuss der Kampenwandhöhe. Die sauberen Häuser liegen auf einem wellenförmigen Terrain, von welchem aus man nach allen Seiten die anmuthigsten Fusswege einschlagen kann. In 20 Min. Entfernung trifft man Schloss Hohenaschau, zu dessen Füssen sich ein vortreffliches Gasthaus befindet, und wo sich ebenfalls schnell eine im Hochsommer meist überfüllte Sommerstation entwickelt hat. Meteorologische Angaben fehlen, aber das Aussehen der Kinder, welche von Gesundheit strotzen, spricht am dentlichsten zu Gunsten des Klimas.

Von Ebst. Prien (Lin. Rosenheim-Salzburg) 10 Km., Zweigbahn durch das Prienthal in 35 Min. nach N. — Unterkunft in Niederaschau: Rest's Gastwirthschaft am Bahnhof; Hofwirth (Pens. von $3^1/_2$ Mk. an): Zur Kampenwand, u. Privatwohnungen. In Hohenaschau: Gasthof zur Burg mit Veranda und Garten u. Privatwohnungen. Arzt: Dr. Neumüller.

Seeon, ehemaliges Benedictinerkloster, jetzt Kurort und Bad, 600 m., auf einer kleinen Insel des dem Chiemsee benachbarten Seeoner Sees. Hübsche Gartenanlagen, nahe Wege in den prächtigen Buchenwald, herrliche Aussichtspunkte (wie der Hohenberg und das sogenannte „Kanapee"), gesunde hohe Wohnräume, wie man sie kaum sonstwo wiederfindet, machen Seeon zu einem sehr angenehmen Sommeraufenthalt. Der See behält während des ganzen Sommers so hohe Temperaturen, dass man täglich darin baden kann. Auch Kahnfahrten und Angelsport sind sehr beliebt. An der nördlichen Seite der Insel befindet sich in einem Schacht eine schwache alkalische Kochsalzquelle mit etwas Gehalt an Kohlensäure und Schwefelwasserstoff. Man benutzt sie zur Trinkkur und in Bädern gegen Verdauungsschwäche und Blasenkatarrh. Ziegenmolken.

Von Ebst. Endorf (Lin. München-Salzburg) Postomnib. in 4½ St., Wagen (9½ Mk.) beim Bade vorher zu bestellen. Von Seebruck, Dampfschiffstation an der Nordspitze des Chiemsees, schöne Fahrstrasse in 1 St. nach S. (Wagen 5½ Mk.). — Unterkunft im Klostergebäude mit 50 hohen sehr geräumigen Zimmern, und breiten Corridors. (Pens. mit Z. 5 bis 7 Mk.). Fischen und Kahnfahrten unentgeltlich. Arzt: Dr. Lottner in Trostberg; Kurzeit: 15. Mai bis Ende Sept.; Frequenz: 200.

Marquartstein, Dorf mit 550 Einw., 540 m., im Thale eines reissenden Gebirgswassers, der Ache, da wo diese, aus den Bergen hervortretend, sich nördlich der Ebene zuwendet. Die Felsbildung ist im hohen Grade malerisch. Die östliche Thalwand bildet ein steil abfallender tannenbewachsener Berg, auf dessen Vorland, von einer Nuss- und Obstbaumplantage bedeckt, oben das alte Schloss thront, während weiter unten die zerstreuten meist schweizerartigen Häuschen des Ortes gelegen sind. Am linken westlichen Ufer der Ache ist man in wenig Minuten in einem hohen Eichenwald, dessen Unterholz aus jungen Tannen besteht. Die wenigen Häuser am linken Ufer des Flusses heissen, einschliesslich des Bahnhofs,

Loikshausen. Reine Waldgebirgsluft, ländliche Ruhe und gute billige Verpflegung sind die lobenswerthen Eigenschaften dieses Ortes.

M. ist Endstation der Zweigbahn Uebersee-Marquartstein (Fahrzeit 30 Min.). — Unterkunft in 3 Gasthäusern. Bedeutend das beste ist „Führers Oberwirth" mit guter Depend. u. ca. 20 Z. (Z. von 0.80 Mk. an, Mittagstisch 1 Mk.); sehr bescheiden sind das Gasthaus zum Prinzregent u. die Alpenrose. Auch Privatwohnungen. Nächste Aerzte: Dr. Kaindl in Grassau, Dr. Deisenhofer in Uebersee.

Reit im Winkel, kleines bayrisches Dorf mit 310 Einw. nahe der österreichischen Grenze, 696 m., auf weitem Thalboden gelegen. Nach Norden lehnt sich der Ort an eine steile Felswand, gegen Ost, Südost und Süd wird das Thal von bewaldeten Hügeln begrenzt, gegen Südwest erheben sich in der Ferne die majestätischen Höhen des Kaisergebirges. Die nächste Umgebung ist schattenlos; man muss erst bis zur Eckkapelle hinaufsteigen, um in den Wald zu gelangen. Reit im Winkel ist bei reiner Bergluft in beträchtlicher Seehöhe ein sehr billiger Aufenthalt für Anspruchslose.

Von Ebst. Marquartstein Postomnib. in 2 St. 40 Mtn., v. Ebst. St. Johann (Lin. Wörgl-Bischofshofen) $3^1/_2$, von Ebst. Kufstein $4^1/_2$ St. — Unterkunft beim Oberwirth (25 B.; Z. 0.60—0.80 Mk.) und beim Unterwirth. Arzt: Dr. Oberweiler.

Adelholzen (Wildbad Adelholzen), Weiler, 640 m., am südwestlichen Abhange des Reitnerberges und in Waldnähe. Die 3 schwachen erdig-alkalischen Quellen werden in Trink- und Badekuren vorzugsweise gegen chronischen Magenkatarrh, Rheumatismen und gichtische Anlage in Anspruch genommen. Milch- und Molkenkuren, Kräutersäfte, Moor-, Dampf- und Fichtennadelbäder.

Von Ebst. Bergen (Lin. Rosenheim-Salzburg) Omnib. in $^1/_2$ St. nach A., von Ebst. Traunstein 2 St. — Unterkunft:

Kurhaus mit aussichtsreicher Terrasse und 4 dazu gehörigen Logirhäusern (Pens. mit Z. 5 Mk.) und Privatwohnungen (Villa Schmid, Zottmayr, v. Holzschuher). Arzt: Dr. Siegl; Sommer- und Winterkur: Frequenz: 800.

Traunstein, Stadt mit 5400 Einw., 650 m., auf einem Abhang am linken Ufer der Traun. In einiger Entfernung stösst man auf weithin sich erstreckende Fichtennadelwaldungen. Die mittlere Sommertemperatur ist 12.5° R. Ausser der Reichenhaller Soole, welche hierher geleitet ward, benutzt man eine alkalisch-erdige Kochsalzquelle. In dem neuen Kurhaus hat man Sool-, Stahl-, Schwefel-, Fichtennadel-, Moor- und Kastendampfbäder.

T. ist Ebst. der Lin. Rosenheim-Salzburg. — Unterkunft in 9 Gasthöfen: Höllbraukeller, Hot. Wiespauer, Post, Prantl, Traube, Weisses Bräuhaus etc. und im Kurhaus mit 36 Z. (Pens. 4—7 Mk. tägl., Bäder 0.70—2 Mk.) und grossem Garten. Aerzte: Dr. Gessele sen. u. jun., Dr. Ammann, Dr. Leonpacher, Dr. Wolf; 1 Apotheke; Kurzeit: 1. Mai bis Ende Sept.; Frequenz: 600.

Empfing (Aempfing), kleines Bad in freundlicher Lage am linken Ufer der Traun, 570 m., mit Traunstein durch einen schattigen Spazierweg, der am Flusse hinführt, verbunden. Gegen Westen ist das Bad durch einen mit Buchen besetzten Höhenzug geschützt, gegen Nordost durch Fichtenwaldungen, die man in $^1/_4$ St. erreicht und in denen man seine Spaziergänge weithin fortsetzen kann. Eine erdig-alkalische Quelle von geringem Kohlensäuregehalt wird zu Trink- und Badekuren benutzt. Sool-, Fichtennadel- und Moorbäder in der sauberen Badeanstalt.

Von Ebst. Traunstein nach E. 20 Min. — Unterkunft im Kurhaus mit 25 Z. (Z. 1.20—1.70, Bäder 0.60—2 Mk.). Arzt: Dr. Leonpacher; Kurzeit: 10. Mai bis Mitte Sept.

Siegsdorf, kleines Dorf am Zusammenfluss der rothen und weissen Traun, 595 m., mit hübscher Umgebung. In

1 St. erreicht man Maria-Eck, ausgezeichnet durch den prachtvollen Blick über die Ebene bis zum Chiemsee. Eine schwache erdig-alkalische Quelle, ähnlich der von Adelholzen, wird zu Bädern verwendet. Ausserdem Sool-, Fichtennadel- und Moorbäder.

Von Ebst. Traunstein 3 mal tägl. Postomnib. in 1 St. — Unterkunft in 2 Gasthäusern (Post, Grübel; Badevilla von G. Bauer) in einigen anderen Villen und in zahlreichen Privatlogis. Arzt: Dr. Liegl im nahen Alzing.

Ruhpolding, grosses Dorf mit 1800 Einw., 664 m., an der Einmündung der Urschlauer Ache in die Traun mit guter Gelegenheit zu anmuthigen Spaziergängen aufwärts in die Flussthäler und auf die benachbarten Höhen.

Von Ebst. Traunstein 14 Km., Post einmal tägl. in 2 St. — Unterkunft im Gasthaus zur Post und in Privatwohnungen. Arzt: Dr. Pauer.

Reichenhall, Städtchen mit 3500 Einw., 474 m., am rechten Ufer der Saalach in einem etwa 6 Km. breiten und 8 Km. lagen Thalbecken, welches von 1300 bis 1900 Meter hohen Bergen allseitig begrenzt wird. Gegen Osten ist es der Untersberg, gegen Südosten das Lattengebirge, gegen Süden das Müllnerhorn, im Westen und einigermaassen gegen Nord das Staufengebirge, durch welches der Windschutz des Ortes bedingt wird. Das Klima zeichnet sich durch grosse Gleichmässigkeit im Gange der Wärme aus. Die mittlere Sommertemperatur ist 13.7°R., die Feuchtigkeit beträgt 75.7 Procent. Vom April bis September hat Reichenhall 79 Regentage, wovon 17 auf den Juni fallen, ein Monat, der deshalb häufig die Geduld der Kurgäste auf die Probe stellt. Die Regenhöhe übertrifft die von Berlin und Frankfurt um über das Doppelte. Indessen hat der Boden einen Untergrund von Kies und ist deshalb schnell wieder trocken. In Bezug auf Waldnähe steht Reichenhall hinter andern klimatischen Sommerkurorten bedeutend zurück, aber durch die Anlage schattenspendender Alleen, Promenaden und Gärten hat man viel gethan, um diesem Uebelstande abzuhelfen. Auch giebt es an den Abhängen des Kirchholzes einen Waldbestand. Die Luft ist überall von erfrischender Reinheit und besonders geeignet zur Luftkur ist der Aufenthalt an dem über 700 Meter langen und 20 Meter hohen Gradirhaus. Dasselbe hat eine von Ostsüdost nach Westnordwest laufende Richtung, so dass man im Schatten desselben, in den ringsum befindlichen Anlagen, zu jeder Tageszeit lustwandeln oder ausruhen kann. In vielen Restaurants sind Vorrichtungen getroffen, um auch die Mahlzeiten im Freien halten zu können. Reichenhall ist ausserdem eines unserer kräftigsten Soolbäder. Unter den 20 Soolquellen sind die wichtigsten die Edelquelle und die Karl-Theodorquelle. Ihre Mischung dient unter dem Namen „Edelsoole“ zur Herstellung der Bäder. Von sonstigen Kurmitteln trifft man noch Molken, Kefir, Kräutersäfte (für deren Herstellung Reichenhall einen besonderen Ruf besitzt), Fichtennadelbäder (aus dem Extract der Legföhre bereitet), Fluss- und Wellenbäder, eine Wasserheilanstalt und eine Anstalt für Heilgymnastik. Für Lungenkranke sind Inhalationssäle zur Behandlung mit zerstäubter Soole und Latschendämpfen und Vorrichtungen zur Einathmung verdichteter Luft vorhanden. Reichenhall ist auch als Terrainkurort für Herzkranke eingerichtet worden. Es besitzt eine vorzügliche Trinkwasserleitung und ist vollständig kanalisirt.

R. ist Ebst. der bei Freilassing (Lin. München-Salzburg) nach Berchtesgaden abzweigenden Bahn, von München 4, von Salzburg 1 St. Fahrzeit. — Unterkunft: Zahlreiche Hotels

I. Ranges (Burkert, Achselmannstein, Maximiliansbad, Louisenbad, Marienbad etc.) u. II. Ranges (Post, Russischer Hof, Löwe, Goldener Hirsch etc.), ferner zahlreiche Pensionen und Privatlogis; im Hochsommer meist überfüllt. Kurtaxe: 1 Pers. 15, jedes weitere Familienglied 5, Kinder unter 10 J. 2 Mk. Soolbad 1.20 Mk. Aerzte: Hofr. v. Liebig, Hofr. Pachmayr, Hofr. Rapp, Hofr. Schmid, Dr. Bulling, Dr. Harl, Dr. Mund, Dr. Goldschmidt, Dr. Cornet, Dr. Loeb, Dr. Brunnhuber, Dr. Marschall: 1 Apotheke. Kurzeit: 16. Mai bis 1. Oct.: Frequenz: 6000.

Berchtesgaden, oberbayrischer Marktflecken mit 2000 Einw. im südöstlichsten in das österreichische Gebiet einschneidenden Zipfel des Landes. Es ist ein, rings von Bergen umgebener, auf welligem Terrain befindlicher Thalkessel, 570 m., am südlichen Abhange des Unterbergs, auf welchem der Ort sich ausbreitet. In landschaftlicher Beziehung bekanntlich durch die Nähe des Hochgebirges ein Glanzpunkt Oberbayerns hat Berchtesgaden in klimatischer Hinsicht die Eigenthümlichkeit, dass man in seiner Umgebung in sehr verschiedener Höhenlage, von 500 bis zu 1000 Meter, Unterkunft findet. Das Sommermittel ist mit 11.6° R. beträchtlich niedriger wie das von Reichenhall, dem es bezüglich der Feuchtigkeit und Niederschlagsmengen gleichsteht. Dass man bei Streifereien durch die Umgegend auch auf „Verbotene Wege" stösst, ist für einen Luft- und Terrainkurort sehr unpassend. Die aus den Salzwerken des Unterbergs herabgeleitete kräftige Soole wird kurgemäss verwendet, ausserdem Fichtennadel- und Moorbäder; Flussbäder in dem $^1/_4$ St. entfernten Gernerbach.

B. ist Ebst., von Reichenhall $1^1/_4$ St. Fahrzeit. — Unterkunft in 23 Gasthöfen, theils I. Ranges (4 Jahreszeiten mit schöner Terrasse, Garten und Bädern, Bellevue, Leuthaus, Neuhaus, Watzmann, Deutsches Haus, Salzburger Hof, Eisenbahnhotel), theils II. Ranges (Goldener Bär, Löwe, Triembacher etc.). Ausserdem 18 Pensionen (Berghof, Federmann, Schwabenwirth, Wenig, Waldvogt) und über 100 Privatlogis im Orte selbst oder in 1/4 bis 1/2 St. Entfernung. Schöne stille Lage in Schönau und auf dem Obersalzberg. Soolbäder 80—120 Pf. Aerzte: Dr. Hacker, Dr. Sartorius; 1 Apotheke; Kurzeit: Mitte Mai bis October; Frequenz: 3000.

2. Oesterreichisches Voralpen- und Alpengebiet.

Die nordöstlichen Ausläufer der Ostalpen reichen bis an die Donau und stellen hier ein flaches Hügelland dar. Sie bestehen in ihrem nördlichsten Zuge aus Sandstein (Wiener Wald), der nach Süden zu allmählich in Kalkstein und weiter in die Grauwackenmassen des Semmering übergeht.

Die Centralkette der deutschen Alpen theilt sich in der Gegend von Klagenfurt in 2 Arme, einen nördlichen und einen südlichen, zwischen denen das Grazer Becken sich ausbreitet. Mit diesem steirischen Bergland werden wir, von Osten nach Westen fortschreitend uns zunächst zu beschäftigen haben. Von dem Radstädter Tauern entspringen, mitten aus dem Urgebirge, Enns und Mur, beide von breiten Bergzügen begleitet. Zu ihnen gesellen sich, ebenfalls mit allen Reizen des Waldgebirges ausgestattet, Salza und Mürz. Wir wenden uns ferner an die Nordabhänge der steirischen und Salzburger Alpen, welche wir von Maria Zell bis Kitzbüchl verfolgen. Eine lange Reihe werthvoller Orte eröffnet sich drittens zwischen Klagenfurt und Franzensfeste, wenn wir durch das Thal der Drau uns in das Pusterthal begeben. Eine besondere Betrachtung erfordert dann das Innthal mit einem Abstecher über den Brenner, bis wir endlich im Vorarlberg wieder den

Bodensee und die Schweiz erreichen. Das Klima dieser Orte ist einerseits dasselbe wie das der bayrischen Voralpen, andrerseits aber gelangen wir in Lagen von 1200 Meter Seehöhe und mehr. Hier stossen wir schon auf diejenigen Eigenthümlichkeiten des Höhenklimas, welche wir später am schärfsten ausgeprägt in der Schweiz wiederfinden.

In socialer Beziehung hat das österreichische Land seine Eigenthümlichkeiten. Während man in den deutschen Bergen allmählich mehr und mehr die schweizer Pensions-Einrichtungen angenommen hat, ist diese Verpflegungsart in den österreichischen Alpen nicht üblich. Man erhält wohl auf längere Zeit Wohnung, aber man zahlt jede Mahlzeit, die man zu sich nimmt. Das hat seine Vorzüge und seine Nachtheile, je nachdem, aber die Guldenscheine fliegen auf der Speisekarte schneller davon als deutsches und schweizer Geld in der Pension.

a. Südostabhang der steirischen Alpen.

Ehe wir den Semmering überschreiten, haben wir Reichenau's zu erwähnen. Alle übrigen Luftkurorte liegen jenseits der Passhöhe. Dem steirischen Hügelland verleiht die Nähe der grossen ungarischen Ebene ein Klima mit continentalem Anstrich. Daher ist der Sommer oft heiss und trocken, der Herbst aber meist von langer Dauer, angenehm warm und heiter. Unter den zahlreichen Mineralquellen Steiermarks finden wir zwei, Gleichenberg und Tobelbad, welche als klimatische Sommerkurorte von Werth sind; besonders aber gab der Reichthum der Berge an vortrefflichem Quellwasser zur Entstehung einer ganzen Reihe von Wasserheilanstalten Veranlassung. Diese, im Waldgebirge gelegen, sind zugleich als geeignete Sommerstationen in Betracht zu ziehen. Bezüglich der Seehöhe dieser Orte ergiebt sich folgende Reihe: Gleichenberg 290, Tobelbad 330, Eggenberg 380, Frohnleiten 430, Fürstenhof 480, Reichenau 487, Radegund 735, Mürzzuschlag 688, Semmering 1000 Meter.

Reichenau, Kurort in Nieder-Oesterreich am Fusse des Semmering, 486 m., im windgeschützten Kessel des Schwarzauthals, hat eine um etwa 2° R. kühlere Sommertemperatur wie Wien, von wo aus es sehr häufig als Sommerfrische benutzt wird. Das am linken Ufer der Schwarzau befindliche Rudolfsbad ist eine Wasserheilanstalt, in welcher auch Heilgymnastik, Elektricität, Fichtennadel-, Sool- und Moorbäder, sowie Diät- und Molkenkuren im Gebrauch sind.

Von Ebst. Payerbach der Semmeringbahn Omnibus in ½ St. zum Kurort. — Unterkunft in mehreren Gasthöfen (Fischer, Anker, Waisnix) in Villen u. Privathäusern. Arzt: Dr. Thomas; Kurzeit: 1. Mai bis Ende Sept.; Frequenz: 250.

Der **Semmering** hat auf seiner Höhe mehrere Gehöfte, welche oberhalb der Station, 1000 m., am Abhange des Kartnerkogels gelegen sind. Hübsche Gartenanlagen befinden sich ganz in der Nähe; in einiger Entfernung gelangt man in Nadelholzwaldungen,

Von Wien erreicht man mittelst Eb. den Semmering in 2¾ St. — Unterkunft in 3 Hotels: Südbahnhotel, 15 Min. von der Ebst. mit 2 Depend. und mehrere Villen, 150 Z. (Z. 1—4 fl. tägl.); Hotel Panhans: Gasthaus zum Erzherzog Johann 20 Min. vom Bahnhof an der alten Semmeringstrasse. Arzt: Dr. Morawetz aus Mürzzuschlag.

Mürzzuschlag, steirischer Marktflecken, 688 m., am Fusse des Semmering und an der Einmündung des Fröschnitzbaches in die Mürz in einem ziemlich breiten und reich bewaldeten Thale. Die Sommertemperatur ist mit 13.3° R. fast $2^1/_2$° kühler wie die von Wien. Gegen Nord und Ost steht der Ort unter dem Windschutz des Hochgebirges. Eine bedeutende Eisen- und Holzindustrie macht die Gegend ziemlich unruhig. In der Wasserheilanstalt kommen auch Massage, Heilgymnastik und Elektricität in Anwendung. Die vielen mehr oder weniger ansteigenden Waldwege hat man nach Oertel'scher Methode markirt. Gutes Trinkwasser.

M. ist Ebst. der Lin. Wien-Graz, von Wien 3 St. Fahrzeit. — Unterkunft in 10 Gasthöfen (Adler, Erzherzog Johann, Post etc.), im Kurhaus mit Nebengebäuden (Z. 2—10, Pens. 12 fl. wöch.) und in Villen und Privathäusern (Z. 5 fl. wöch.); Kurtaxe: die Pers. 3 fl., Bäder jeder Art 4 fl. wöchentl.; Arzt: Dr. Ertl; Kurzeit: Mitte Mai bis Ende October.

Fürstenhof (früher Steinerhof), Weiler und Wasserheilanstalt in Steiermark, 480 m., an der Verbindung des Mürzthals mit dem Thörlthal in einem weiten rings von Laub- und Nadelholzwaldung eingefassten Thalkessel. In der Nähe ein Eisenhammer.

Von Ebst. Kapfenberg (Lin. Wien-Graz) 10 Min. — Unterkunft im Kurhaus mit 70 Z. (Pens. mit Z. und Kur 3.60—7.50 fl. tägl.). Aerzte: Dr. Czerwinski, Dr. Kupferschmied; Kurzeit: Sommer- und Winterkur.

Frohnleiten, steirischer Marktflecken mit 600 Einw., 430 m., am rechten Ufer der Mur emporsteigend und inmitten eines weiten von bewaldeten Höhen umschlossenen Thalkessels. Die Wasserheilanstalt liegt an der Hauptstrasse des Orts, in welcher eine Allee von Kastanien und Linden sich hinzieht. Hammerwerke.

F. ist Ebst. der Lin. Wien-Graz (von Wien 5, von Graz $^3/_4$ St. Fahrzeit. — Unterkunft in mehreren Gasthöfen (Stadt Strassburg, Austria, Fleischer) und im Kurhaus mit

20 Z. (Wochenpreis für Z., Kost und Kur ca. 23 fl.): Arzt: Dr. Seeliger. Sommer- und Winterkur: Frequenz: 300.

St. Radegund, steirisches Kirchdorf, 735 m. auf quellenreichem Terrain am südöstlichem Fuss und unter dem Schutz des Schöckel (1437 m.). In der Nähe Nadelholzwaldungen. Mitten im Ort die Wasserheilanstalt, in welcher auch Heilgymnastik, Massage und Diätkuren zur Anwendung kommen.

Von Ebst. Graz Omnib. in $2^1/_4$ St., von Ebst. Gleisdorf (Lin. Graz-Feldbach) 3 Fahrst. — Unterkunft in 23 Kurhäusern und Villen (Pens. mit Z. und Kur 18—24 fl. wöch.): Kurtaxe: 1 Pers. 4, 1 Fam. 7—9 fl. und mehr. Arzt: Dr. Novy: Kurzeit: 1. April bis 15. Nov.: Frequenz: 900.

Eggenberg, steirische Wasserheilanstalt westlich von Graz und mit diesem durch eine schöne Kastanienallee verbunden. Sie liegt, 380 m., in einer Nische des gegen Westen emporsteigenden Waldgebirges und unmittelbar hinter dem gräflich Herbersteinschen Schloss, dessen Park den Kurgästen geöffnet ist. Neben der Wasserkur werden dort Massage, Fichtennadel- und elektrische Bäder angewendet.

E. ist von Graz $^1/_2$ St. entfernt und mittelst Wagen oder Omn. in 15—20 Min. zu erreichen. Unterkunft im Kurhaus mit 50 Z. (Z. 5—14, Kost 14—17, Bäder 4, ärztl. Honorar 4 fl. wöch.) und in einer neben dem Kurhaus befindlichen Pension. Arzt: Dr. Ballmann: Sommer- und Winterkur.

Tobelbad, steirischer Kurort, 330 m., in einem vom Tobelbach durchflossenen, von Nadelholzwaldungen umsäumten lieblichen Thal. Zwei Lauquellen von 20 und 23° R. werden zu Bassin- und Wannenbädern verwendet. Ausserdem Kiefernadelbäder, Molken- und Traubenkuren.

Von Graz (11 Km.) 1 Fahrst. bis T., von Ebst. Premstätten (Lin. Graz-Köflach) $^1/_4$ Fahrst. — Unterkunft im Kurhaus mit 60 Z. u. im Gasthaus zum Königsbrunn. Kurtaxe:

1 Pers. 5 fl.; Bäder 0.20—0.80 fl. Aerzte: Dr. A. Blumauer, Dr. Waldhäusl; Kurzeit: 1. Mai bis 15. Oct.; Frequenz: 700.

Gleichenberg, steirischer Marktflecken, 290 m., in einem ausserordentlich anmuthigen Thalgrund, der durch das östlich hart vorüberziehende Waldgebirge und dessen Ausläufer so weit abgeschlossen ist, dass er nur nach Osten und Südosten frei sich öffnet. Die gleichmässige Temperatur (Sommermittel 14.9° R.), die stets nur sanft bewegte und feuchte Luft (rel. Feuchtigkeit 76 %) bedingen den ausgesprochen reizmildernden, beruhigenden Charakter des dortigen Sommerklimas. Unterstützt wird die Wirkung desselben durch die Natur der 5 dort entspringenden alkalisch-muriatischen Quellen, besonders der Ems nahe stehenden Constantins- und Emmaquelle. Diese werden gegen Krankheiten der Athmungsorgane, hauptsächlich gegen chronische Katarrhe mit gutem Erfolg angewendet, während bei Blutarmuth von der eisenhaltigen Klausenquelle Gebrauch gemacht wird. Nächstdem Milch-, Molken- und Kefirkuren, Fichtennadel- und Soolzerstäubung zur Inhalation; pneumatische Kammern.

Von Ebst. Purkla (Lin. Spielfeld-Radkersburg) 2 Fahrst. (Einsp. 3, Zweisp. 4.50 fl.); von Ebst. Feldbach (Lin. Graz-Stuhlweissenburg Post in 1 St. 20 Min. nach G. (Einsp. 2 fl. 20 Kr., Zweisp. 3 fl. 30 Kr.). — Unterkunft: 10 Gasthöfe und 90 in Gärten liegende Villen. (Z. 1—4 fl. tägl., vom 1. Juli und nach Ende August 25 % billiger). Kurtaxe: 1 Pers. 10, 2 Pers. 16 fl. u. s. w. Aerzte: Dr. Dr. Clar, Höffinger, Hönigsberg, Kaufer, Zavori, Brühl, Rauch, Bulikowski, Fischer, Kentzler, Ziffer, Szigeti, Baxa; 1 Apotheke. Kurzeit: 1. Mai bis Ende Oct.; Frequenz: 4000.

b. Nordabhänge der steirischen und Salzburger Alpen.

Vom westlichen Fuss des Wiener Waldes ausgehend streifen wir den südlichen Abhang der Mariazeller

Alpen und gelangen in das Thal der Enns. Weiterhin gegen Westen treten wir in das Thal der Traun und dringen so in das Salzkammergut vor. In diesem erhebt sich eine Kette dolomitischer Kalkalpen, welche nordwärts vom krystallinischen Tauerngebirge dieses eine grosse Strecke begleitet. Zwischen seinen Höhen, unter denen der Schafberg (1780 m.) besonders hervorragt, liegen an vielen Stellen Seen von ausserordentlicher Schönheit. Einzelne darunter, wie der Hallstätter See, sind so tief zwischen hoheu Bergen eingebettet, dass es ihnen selbst im Sommer an der für einen Kurort nothwendigen Besonnung fehlt. In landschaftlicher Beziehung hat man mit gutem Recht das Salzkammergut die österreichische Schweiz genannt. Hier im Flussgebiete der Traun ruhen auch die Salzschätze Oesterreichs, welche in Aussee und Ischl zu hervorragenden Soolbädern geführt haben. Indem wir von Salzburg aus dem Laufe der Salzach bis in das Pinzgau hinein folgen, gelangen wir schliesslich an den Fuss der Kitzbüchler Alpen und damit bis an die bayrische Grenze. Bezüglich der Seehöhe finden wir folgende Ordnung: Gmunden 425, Kammersee 465, Ischl 470, Mondsee 480, St. Wolfgangsee 550, Unken 550, Wildalpen 600, Admont 640, Wolfsegg 640, Lofer 640, Aussee 650, Kitzbühel 735, Zell am See 754, Waidring 780, Mariazell 860, Fuscher Bad 1140 Meter.

Mariazell, steirisches Städtchen, 860 m., in einem weiten Kessel des hier hochmalerischen Salzathals und in reizender Umgebung, welches sich sehr wohl zur Sommerfrische eignet. Doch ist der Ort zu Anfang Juli und in der zweiten Hälfte des August von Wallfahrern überfüllt und dann sehr unruhig.

Von Ebst. Mürzzuschlag (Lin. Wien-Bruck) Zweigb. in $^3/_4$ St. nach Neuberg, von wo 2mal tägl. Post in 7 St. nach M. (Zweisp. in 4 St. für 10 fl.); von Ebst. Bruck Post 2mal tägl. in 8 St. nach M. — Unterkunft in den sehr zahlreichen Gasthäusern (Adler, Post, Weintraube, Löwe etc. etc.).

Wildalpen, steirischer Ort, 600 m., an der Vereinigung des Wildalpenbachs mit der Salza, in der Nachbarschaft ansehnlicher Höhen, wie im Südwesten des Hochschwab (2280 m.), und mit lohnenden Ausflügen nach allen Richtungen.

Von Ebst. Gross Reifling (Lin. Amstetten - Salzthal) 4 Fahrst. (Einsp. 6 fl.). — Unterkunft im Gasthof zum Alpenjäger.

Admont, Marktflecken im Ennsthal mit 900 Einw., 640 m., eine der wegen ihrer vortrefflichen Lage beliebtesten Sommerfrischen Steiermarks. Das weite grüne Thal ist nur nach Westen zu frei geöffnet, wird aber übrigens ringsum von über 2000 Meter hohen Bergen eingefasst, deren Beleuchtung im Abendroth oft von wunderbarer Wirkung ist. Grossartige Bibliothek im Benedictinerstift. Schwimm- und Badeanstalt.

A. ist Ebst. der Lin. St. Valentin-Villach. — Unterkunft in 6 Gasthöfen (Post, Buchbinder, Wölzenberger etc.) mit guter billiger Verpflegung.

Aussee, steirischer Marktort mit 1500 Einw., 650 m., in einem 2—3 St. langen und ebenso breiten, schön bewaldeten, von der Traun durchflossenen Kesselthal. Bei Mark Aussee vereinigen sich die vom Altausseer-, Oeden- und Grundelsee herkommenden Traunbäche zum eigentlichen Traunfluss. Die jene Bäche begleitenden Uferhöhen bilden ein coupirtes Terrain, auf welchem in anmuthiger Weise die Häuser und Villen des Ortes ausgestreut sind. Weiterhin sind die Thalwände bis zu den Sennhütten hinauf dicht mit Nadelholz bestanden. Thalabwärts treffen wir Buchen, Eschen, Ulmen und Nussbäume und die Häuser selbst sind meist von einzelnen Baumgruppen umgeben. In unmittelbarer Nähe des Kurhauses befindet sich eine Parkanlage. Ein Kranz hoher Kalkberge hält heftige Winde, besonders Nord und Ost, zurück. Entsprechend der Meereshöhe, der Nähe der Seen und der üppigen Vegetation ist die mittlere Sommertemperatur mit 12.2° R. ziemlich niedrig, die relat. Feuchtigkeit mit 77—81 % ziemlich hoch. Sommerregen sind häufig, doch ermöglichen gut angelegte Fusswege das Spazierengehen auch bald nach reichlichen Niederschlägen. Bei trockenem Wetter verhindert die überall vorhandene Humusschicht die Belästigung durch Kalkstaub. Die sehr reine, wenig bewegte, relativ kühle und mässig feuchte Luft lässt das Sommerklima Aussee's angemessen erscheinen, wo es sich darum handelt Reizzustände der Lungen oder des Nervensystems zu beseitigen. Hierzu kommt die Benutzung einer recht kräftigen 24procentigen Soole. Ausserdem Milch- und Molkenkuren, Kräutersäfte, Sooldampf- und Fichtennadelbäder. Gutes Quellwasser.

A. ist Ebst. der Lin. Attnang-Ischl-Steinach. Der Bahnhof ist 20 Min. vom Orte entfernt. (Wagen 1½ fl.!) — Unterkunft: 8 Hotels (Erzherz. Johann, Post, Badhotel Elisabeth, Neuper etc.); Kuranstalt Alpenheim. Zahlreiche Villen und Privatwohnungen (diese meist nur für die ganze Saison und zu hohen Preisen). Kurhaus mit Lesezimmer, Speisesaal und Wandelbahn. Kur- u. Musiktaxe: die Pers. 5½ fl. Aerzte: Dr. Dr. Favarger, Graf, Schreiber, Sittmoser, Veth; 1 Apotheke; Kurzeit: 15. Mai bis 1. Oct.

Ischl, grosser Ort mit 8700 Einw., 470 m., inmitten des seereichen Salzkammerguts zwischen der Traun und der Ischl gelegen, hat ein mildes feuchtwarmes Klima (mittlere Sommertemperatur 14° R.). Es besitzt mehrere Kochsalztrinkquellen und eine 24procentige Soole, welche in den mannichfachsten Badeformen Anwendung findet. Heissluftbäder, Sooldampfbäder, Soolinhalationen, Fichtennadel-, Moor- und künstliche Mineralbäder. Seine hauptsächlichste Wirksamkeit entfaltet Ischl gegen die Skrophelkrankheit und den chronischen Katarrh. Zur mechanischen Behandlung Herzkranker hat man es mit den zur Terrainkur geeigneten Vorrichtungen versehen. In anderer Beziehung ist Ischl ein mit allen Hülfsmitteln für gesellige Unterhaltung ausgestattes Luxusbad.

I. ist Ebst. zwischen Gmunden und Aussee. — Unterkunft: 11 Gasthöfe (Kaiserin Elisabeth, Bauer, Post, goldenes Kreuz etc.) und viele Privathäuser. Kurtaxe: 1 Pers. 8 fl., Musiktaxe 3 fl. Aerzte: Dr. Dr. Kaan, Heinemann, Stieger, Hertzka, Pfost, Schütz, Reibmayr, Mayer; 1 Apotheke. Kurzeit: 1. Juni bis 30. Sept.; Frequenz: 4500.

Der **St. Wolfgang-** oder **Ober-See,** 550 m., 12 Km. lang und 2 Km. breit, dessen Uferstationen als Ausgangspunkte für die Besteigung dns Schafberges im Sommer meist überfüllt sind, bietet 2 Punkte, welche unter Benutzung der Seebäder auch zu längerem Aufenthalt dienen: Strobl am Ostende des Sees und St. Wolfgang an dessen nördlichem Ufer.

Von Ischl Zweigbahn nach Strobl in $^{1}/_{2}$ St. — Unterkunft in Strobl im Hotel am See mit hübschem Garten zwischen See und Ufer und 2 Schwimmbädern für beide Geschlechter, in St. Wolfgang in 2 Hotels (Peter, Drassl), ebenfalls mit guter Seebade-Anstalt.

Gmunden, Stadt im Salzkammergut mit 6600 Einw., 425 m., am Ausfluss der Traun aus dem Traunsee. Dieser smaragdgrüne fischreiche See, welcher 12 Km. lang und fast 4 Km. breit ist, giebt der Landschaft ihren hauptsächlichsten Reiz. Seine Ufer sind durch den regelmässigen Wechsel von Berg- und Thalwind gut ventilirt. Der in den Vormittagsstunden von Süd her wehende Wind wird um die Mittagszeit vom Nordwind abgelöst, der seinem Gegner am Abend wieder Platz macht. Die Morgen und Abende sind überhaupt frisch nnd nach Gewittern finden oft starke Temperatursenkungen statt. Bisweilen erhebt sich föhnartig aus Südwest der „Viechtauer Wind“ und setzt das Wasser des Traunsees in stürmische Bewegung. Eine schattige Promenade, die sogenannte Esplanade, zieht sich am westlichen Ufer hin. An sie schliessen sich gefällige Anlagen, und von diesen aus führen mancherlei Wege zu Aussichtspunkten und Erfrischungsorten in verschiedener Entfernung. Gmunden ist durch seine reizende Lage, durch seine milde feuchtwarme Luft und durch behagliche Einrichtungen der angesehenste Luftkurort des Salzkammerguts. Gutes Trinkwasser liefort die sog. „Heiligenbrunn-Wasserleitung“. Zu Soolbädern wird die 23procentige Ebenseer Soole benutzt. Ausserdem werden in den 4 Badeanstalten Fichtennadel-, Dampf- und elektrische Bäder verabfolgt. Ferner existirt eine Wasserheilanstalt, ein Inhalationssaal für zerstäubte Soole und eine pneumatische Kammer. Einen besonderen Reiz haben endlich die Bäder im Traunsee, wofür 2 Schwimmanstalten vorhanden sind. Molken und alle fremden Mineralwässer sind zu haben.

Gmunden ist Ebst. der Lin. Altnang-Ischl und Endstat. der Zweigb. Lambach-Gmunden. — Unterkunft in 10 Gasthöfen (Bellevue, Austria, Goldenes Schiff, Krone, Mucha etc.) und in vielen Privathäusern. Kur- u. Musiktaxe: 1 Pers. 6, jede weitere Pers. derselben Fam. $1^1/_2$ fl. mehr. Arzt: Dr. Wolfsgruber und 3 weitere Aerzte: 2 Apotheken. Kurzeit: Anf. Juni bis Ende Sept.; Frequenz: 1500.

Wolfsegg, oberösterreichisches Kirchdorf, 640 m., am südöstlichen Abhange eines Hügels, der von einem Ausläufer des Hausrucks gebildet wird. Auf der höchsten Spitze dieses Hügels liegt (720 m.) das Schloss des Grafen St. Julien. Von hier aus umzieht ein bewaldeter Höhenrücken im Halbkreis das Thal. Gleich oberhalb des Ortes führt am Schloss vorbei eine Nussbaumallee in den dichten Tannenwald und von hier aus kann man Stunden weit in dem aus Tannen, Buchen und allerhand sonstigen Bäumen gebildeten Gehölz fortschreiten, und hat dabei nach beiden Seiten entzückende Ausblicke auf das Hochgebirge. In der Nähe interessante Kohlenbergwerke. Schwimmbad in dem 20 Min. entfernten Kohlgrub.

Von Ebst. Maning-Wolfsegg (Lin. Attnang-Schärding) 2mal tägl. Post in 20 Min. nach W., Einsp. 1 fl. — Unterkunft in 3 Gasthöfen (Hüttl zur Post mit 12 Z. und ca. 20 B., die Z. in der I. Etage hoch und geräumig; Köblinger; Schachinger) und in 8 Privathäusern (Z. 15—36 fl. monatl.) 1 Arzt.

Der **Kammer-** oder **Attersee,** 465 m., 20 Km. lang und $2^1/_2$ Km. breit, bietet in mehreren seiner durch den Dampfbootverkehr miteinander verbundenen Stationen gute Gelegenheit zur Luftkur und zum Gebrauch von Seebädern. Das Wasser des Sees wird im Laufe des Sommers von 14—20° R. warm. Es ist in Unterach stets wärmer wie in Kammer. Neben den Seebädern sind Angelfischerei und Bootfahrten sehr beliebt.

Von Ebst. Vöcklabruck (Lin. Salzburg-Linz) Zweigb. in 33 Min. nach K., von Ischl nach Weissenbach $1^3/_4$ Fahrst. (Einsp. 4.50, Zweisp. 8.20 fl.). — Unterkunft und Lokales: a. Kammer. Das Hotel und Seebad Kammer ist ein langgestrecktes 2stöckiges Gebäude mit 81 hohen Zimmern in vorzüglicher Lage (Z. 1.50 fl. tägl.). Unmittelbar an dieses Hotel schliesst sich ein grosser Park mit schönen alten Bäumen, besonders Linden. Auch im Schloss sind Wohnungen. 5 Min. vom Hotel das Seebad. 2 andere Gasthäuser sind der Hofwirth (Z. von 60 Kr. an) und Weissmann's Gasthaus zur blauen Traube mit schattigem Garten gegenüber. Auch der 1/4 St. entfernte aussichtsreiche Mittendorfer Keller hat einige Z. für Kurgäste. Privathäuser und Villen. 1 Arzt. — b. Attersee. 1 Hotel mit 70 Z., sehr sonnig gelegen, und Privathäuser (Z. 60—100 fl. pro Saison). Gegen Norden gelangt man von hier in 10 Min. durch eine Lärchenpflanzung zu dem aus Buchen und Tannen gebildeten schönen Wald am südlichen Abhang des Buchberges. Arzt: Dr. Kalteis. — c. Nussdorf. Einige bescheidene Gast- und Privathäuser. — d. Weissenbach. Hier ist das stattliche Hotel zur Post mit 5 Depend. (Z. 80 Kr.—3 fl., Pens. 1 fl. 70 Kr. tägl.). Die steilen nadelholzbewachsenen Felswände treten sehr nahe an das Ufer. Schöner Weg in das Weissbachthal oder am See entlang nach Burgau. — e. Unterach hat 2 Gasthöfe: Goldenes Schiff und Post und ausserdem viele Privatwohnungen Die am Seeufer zum Kaiserbrunnen führende Kaiserin Elisabeth-Allee besteht aus ganz jungen Bäumen und ist vollständig schattenlos. 1 Wundarzt.

Der **Mondsee** in Oberösterreich, 11 Km. lang und 2 Km. breit und, 480 m., in malerischer Lage, besitzt in dem an seinem nordwestlichen Ende gelegenen gleichnamigen Kirchdorf (1500 Einw.) eine gern besuchte Sommerfrische mit gut eingerichteten Seebädern. Vom Landungsplatz der Dampfschiffe führt eine Lindenallee in einigen Minuten zum Ort, der mit seinen zusammenhängenden Häuserreihen ein fast städtisches Gepräge hat. Eine reizende Promenade ist der Helenenweg, der durch eine junge Buchenwaldung am rauschenden Bach in die Höhe führt. Doch braucht man 1/4 St., ehe man den Wald erreicht, der überhaupt nach allen Seiten ziemlich weit entfernt ist. Wer regelmässig baden will wohnt am besten im Hotel Königsbad, in dessen unmittelbarer Nähe sich die beiden Badeanstalten befinden. Vom Orte sind diese 1/4 St. entfernt.

Von Ebst. Vöcklabruck (Lin. Salzburg-Linz) führt eine Zweigb. in $^1/_2$ St. nach Kammer. Von hier geht in $1^1/_4$ St. das Dampfboot nach Unterach und weiter ein Omnib. in $^1/_2$ St. zur Dampfschiffstation See am Mondsee, von wo 4mal tägl. ein Dampfboot in 1 St. zum Ort Mondsee hinüberfährt. Von Ebst. Strasswalchen (Lin. Salzburg-Linz) 2mal tägl. Omn. in $2^3/_4$ St. nach Mondsee. — Unterkunft in den 4 Gasthöfen des Orts (Post, Krone, Traube, Adler), im Hotel Königsbad am See (Z. in den Hotels 1 fl. tägl.) und in Privatwohnungen. 2 Aerzte; Badeanstalt für Warmbäder, Sool- und Fichtennadelbäder.

Zell am See, Marktflecken im Pinzgau, 754 m., am Fusse der als Aussichtspunkt hochberühmten Schmittenhöhe, bietet sehr mannichfaltige Ausflüge zu Fuss und im Boot und gute Bäder in dem kleinen nur 4 Km. langen und kaum $1^1/_2$ Km. breiten See.

Z. ist Ebst. der Lin. Bischofshofen-Wörgl. — Unterkunft in 10 Gasthöfen (Kaiserin Elisabeth; Böhm in bester Lage und mit schattigem Garten, Pens. von 3 fl. an; Krone; Lebzelter; Bodingbaur etc.) und in Privathäusern. 2 Aerzte, 1 Apotheke

Fuscherbad (Sanct Wolfgang), 1140 m., Kur- und Bade-Anstalt oberhalb des Dorfes Fusch unter Aufsicht der Landesregierung Salzburg. Die reine Höhenluft, guter Windschutz, vorzügliches Trinkwasser (Augenquelle, Fürstenquelle), ein kleiner hinter den Wohngebäuden gelegener Waldpark und die reizenden Umgebungen bedingen die Beliebtheit dieses Sommerkurortes.

Von Ebst. Bruck fährt man in 2 St. nach dem Bade (Wagen 8 fl.). — Unterkunft in 2 Gasthäusern (Weilguni, Fuscher Hans). Kurtaxe: 2—3 fl. Arzt aus Zell am See; Kurzeit: 1. Mai bis 30. Sept.; Frequenz: 1000.

Lofer, Dorf im Salzkammergut im Saalachthal, 640 m., in grossartiger Alpenlandschaft und mit reicher Auswahl an Spazierwegen auf die umgebenden Höhen.

Von Ebst. Reichenhall 28 Km., Post in 4 St.; von Ebst.

Saalfelden 25 Km., Post in $3^1/_2$ St.; von Ebst. St. Johann 25 Km. Unterkunft in 3 Gasthäusern (Post, Bräu, Zum Schweizer).

Unken, Dorf im Salzkammergut an der Saalach, 550 m., nahe der bayrischen Grenze und in prachtvoller Landschaft. Drei hier und in der Nähe entspringende Quellen mit sehr geringen Gehalt an Kalk und Glaubersalz kommen in mehreren Badehäusern (Bad Unken, Schultbad, Oberrain) zur Anwendung.

Von Reichenhall 19 Km., Post zweimal tägl. in 3 St. — Unterkunft in 2 Gasthäusern (Post, Lamm).

Waidring, Dorf im nordöstlichen Tirol, 780 m., in einem ziemlich weiten von Wald umschlossenen Thalkessel. Gut markirte Wege führen in die Umgegend, so der sanft ansteigende Pfad zur „Quelle“ und ein fast ebener zum Pillersee mit seinem krystallhellen Bache. Die freundlich stille Lage abseits der grossen Strasse macht Waidring zu einem geeigneten Platz für anspruchslose Ruhebedürftige. Vorzügliches Trinkwasser.

Von Ebst. St. Johann (Lin. Wörgl-Bischofshofen) 15 Km., Post tägl. in $1^3/_4$ St. — Unterkunft im Gasthaus zur Post mit Veranda und schönen hohen Zimmern. Billiges Leben bei einfacher Verpflegung.

Kitzbühel, Städtchen in Tirol mit 3000 Einw., 737 m., an der Kitzbühler Ache. Die weitere Umgebung ist reich an schönen Aussichtspunkten, in der Nähe fehlt es an schattigen Spazierwegen.

K. ist Ebst. der Lin. Salzburg-Wörgl. — Unterkunft in 7 Gasthöfen (Post, Hinterbräu, Rössl, Stern etc.) und in einzelnen Privathäusern.

c. Das Thal der Drau und das Pusterthal.

Die Eisenbahnlinie, welche bei Marburg beginnend sich durch Kärnten und Tirol bis nach Franzensfeste erstreckt, führt uns an 2 Bergseen vorüber, am Wörther und Millstätter See, beide zu längerem Aufenthalt wohl geeignet. In Villach wird dieser Schienenweg von der von Leoben nach Pontafel führenden Bahn gekreuzt. Von diesem Knotenpunkt aus erreichen wir leicht einige wichtige Höhenstationen der Umgegend. Bei Lienz öffnet sich das Pusterthal. In seiner ostwestlichen Richtung und bei ansehnlicher Breite erhält dasselbe eine sehr ausgiebige Besonnung. Dadurch kommt es, dass trotz der bedeutenden Höhenlage von 800—1200 Metern dieses Thal im Hochsommer oft recht warm ist, wie es schon die frühzeitige Fruchternte und das üppige Gedeihen des Mais uns erkennen lässt. Nach der Höhenlage geordnet kommen folgende Orte in Betracht: Wörther See 440, Villach 500, Millstätter See 580, Lienz 680, Tarvis 750, Mühlbach 774, Bruneck 825, St. Leonhard 1102, Niederdorf 1140, Innichen 1166, Toblach 1204, Cortina 1219, Neu Prags 1325, Flattnitz 1390, Höhlenstein 1407, Schluderbach 1442 Meter.

Der **Wörther See** in Kärnten, 16 Km. lang und 2 Km. breit, 440 m., dessen Wasser im Sommer eine Temperatur von 16—21° R. erreicht, hat an seinen Ufern eine ganze Reihe von Plätzen, welche Seebäder besitzen und sich zum Sommeraufenthalt eignen. Solche Orte sind Loretto, Maiernig, Reifnitz, Maria Wörth u. a., am meisten besucht sind aber Pörtschach am nördlichen Ufer und Velden am Westende des Sees. Der Wald ist überall in der Nähe und besonders bieten die schön bewaldeten Vorberge der Karawanken Gelegenheit zu hübschen Ausflügen. Angeln und Bootfahrten gewähren Unterhaltung. Pörtschach hat eine besonders milde gegen Nordwinde geschützte Lage.

Pörtschach ist Eb.- und Dampfschiff-Station. — Unterkunft in 4 Hotels (Wahliss mit 7 dazu gehörigen Villen, Werzer, Lyro, Seehotel) und vielen Privatwohnungen. Zwei Schwimmbassins, Hydrotherapie. Arzt: Dr. Leopold. — Velden ist ebenfalls Eb.- und Dampfschiffstation. Unterkunft in 6 Gasthöfen (Wrann, Ulbing, Glaser etc.) und vielen in Gärten liegenden Villen (Z. 1—2 fl. tägl.). 1 Arzt, 1 Apotheke; 2 Badeanstalten.

Villach, alte Stadt, die zweitgrösste Kärntens, mit 6100 Einw., welche, 500 m., am Saume des zwischen Drau- und Gailthal sich weit öffnenden Thalkessels gelegen ist. Hübsche Spaziergänge nach dem Federauner Park, dem Faaker See und nach Ruine Finkenstein. Das in der Nähe befindliche „Warmbad Villach“ hat eine Lauquelle von 24° R., welche in Bassin- und Wannenbädern, letztere in einfacher Weise erwärmt, benutzt wird.

V. ist Kreuzungspunkt der Eb.-Linien St. Michael-Pontafel und Marburg-Franzensfeste. — Unterkunft in 4 Gasthöfen (Post, Tarmann, Moser, Fischer). 6 Aerzte, 2 Apotheken. Warmbad Villach, mit Eb. 10 Min. von der Stadt, hat 35 Z. (Z. 0.70--1.70 fl.).

St. Leonhard, Kirchdorf und Alpenkurort in Kärnten, 1002 m., in einem tief eingeschnittenen nach Nordosten geöffneten, nach Westen durch bewaldete Hügel abgeschlossenen Thal. Eine grosse Anzahl ebener oder sanft ansteigender schattiger und mit Ruhesitzen versehener Fusswege gehen vom Kurhause aus. Einzelne Punkte, wie der „Wipfel“ oder die drei „Himmel“, gewähren überraschende Fernsichten auf das Karawankengebirge und das herrliche Vorland. Lärchen und Tannen bilden den Wald. In Kärnten und Steiermark ist St. Leonhard eine der beliebtesten Sommerstationen, aber auch von Wien und weiterher stellen sich Gäste ein. Vortreffliches nur

5° R. warmes Quellwasser. Badeanstalt mit 12 Wannen auch für Fichtennadelbäder.

Von Ebst. Feldkirchen (Lin. Bruck-Villach) Post tägl. in 3 St. (Einsp. 3, Zweisp. 6 fl.). — Unterkunft in den 4 Kurhäusern mit 66 Z. (Z. 0.60—1.20 fl., Mittagstisch 76 Kr.); Kurtaxe: 1 fl.

Flattnitz (Fladnitz), Höhenkurort in Kärnten, 1390 m., auf einem wellenförmigen etwa $^1/_2$ St. breiten Wiesenland, welches von allen Seiten von 200—300 Meter hohen mit Lärchen und Föhren bewachsenen Bergzügen umgeben ist. In der Sohle ziehen sich ziemlich ebene, nicht immer trockene Wege durch das vom Flattnitzbach bewässerte Thal. Vorzügliches Trinkwasser, gute Milch und Butter, im Uebrigen höchst einfache Verpflegung zu den billigsten Preisen.

Von Ebst. Friesach (Lin. Bruck-Villach) 5 Fahrst. (Einsp. 7—8 fl.). — Unterkunft im Gasthause des Joh. Kothmüller (18 Z. mit 40 B., Z. 0.50, Mittagstisch 0.30 fl.).

Tarvis (Trevisa), grosse aus Unter- und Ober-Tarvis bestehende Marktgemeinde mit 2700 Einw., 750 m., in frischer prachtvoller Lage und mit vielen anmuthigen Spazierwegen und lohnenden Ausflügen in die Umgegend. Badeanstalten für warme, Fichtennadel- und elektrische Bäder.

T. ist Ebst. der Lin. Villach-Pontafel, Haltestelle in Ober-Tarvis. — Unterkunft: In Unter-T. 4 Gasthöfe (Teppan, Sterweiss, Moritsch, Ochse); in Ober-T. 6 Gasthöfe (Bahnhofhotel, Schnablegger, Mörtl, Gelbfuss, Fillafer, Holler). 2 Aerzte, 1 Apotheke.

Der **Millstätter See**, 580 m., ist 12 Km. lang und 1—1$^1/_2$ Km. breit und wird von ziemlich steilen bewaldeten Bergen allseitig eingeschlossen. In der Mitte des nördlichen Ufersaums, wo die Berge etwas zurücktreten, liegt von prachtvollen alten Linden beschattet das Pfarrdorf Millstatt. Ueber dem südlichen Seeufer erscheint hier oberhalb des Waldes die Karawankenkette. Der fischreiche See, dessen Wasser sich im Sommer bis auf 16 bis 19° R. erwärmt, gewährt gute Gelegenheit zum Baden (2 Badeanstalten) und Angeln und zu Kahnfahrten. Gutes Trinkwasser.

Von Ebst. Spital (Lin. Villach-Franzensfeste) 2mal tägl. Postomn. (60 Kr.) in 2 St. Einsp. 2 fl. — Unterkunft in 5 Gasthöfen (Seevilla, Burgstaller, Post, Deffner, Rainer).

Lienz, tiroler Stadt mit 2800 Einw., 680 m., in der Nähe des Einflusses der Isel in die Drau hat reizende Umgebungen und kann auch als Terrainkurort benutzt werden. Der Schiessstand, die Venediger Warte, Bad Leopoldsruhe, Amlach, der Tristacher See, Bad Jungbrunn und viele andere nahe und ferne Orte bieten dem Luftkurgast eine reiche Auswahl von Wanderzielen.

L. ist Ebst. der Lin. Villach-Franzensfeste. — Unterkunft in 6 Gasthöfen (Post, Weisses Lamm, Adler etc.) und in Privathäusern.

Innichen, Kirchdorf und Sommerfrische in Tirol in schöner Lage, 1166 m., an der Quelle der Drau und der Einmündung des Sextenthals in das Pusterthal. In Entfernung von $^3/_4$ St. liegt aufwärts im Sextenthal, 1332 m., das vielbesuchte „Wildbad Innichen" mit 2 Schwefelquellen und einer glaubersalzhaltigen Eisenquelle. Dies Bad Innichen ist bei recht bedeutender Seehöhe ein höchst reizender stiller Waldaufenthalt mit den einladendsten Spaziergängen in die Umgegend.

I. ist Ebst. der Lin. Franzensfeste-Villach. Vom Ort zum Bad $^1/_2$ Fahrst. — Unterkunft im Ort I. in 6 Gasthöfen (Bär, Adler, Stern, Rössl, Sonne, Saxonia). In allen diesen Pens. von $2^1/_2$ bis 5 fl. tägl. — Im Wildbad I. Z.

35 Kr. bis 2 fl., Mittagstisch 90 Kr. 1 Arzt im Hause; Kurzeit: 1. Juni bis Ende Sept.; Frequenz: 300.

Toblach, 1204 m., der höchstgelegene Punkt der Pusterthalbahn und zugleich die Wasserscheide zwischen Drau und Rienz hat als Eintrittsort in das südwärts gelegene Ampezzothal Bedeutung, ist aber in seiner wenig windgeschützten Lage zum Luftkurort kaum geeignet.

Das **Ampezzothal** ist wegen der grossartigen Bilder, welche die wunderbar geformten Kalkalpen, die grünen Seen, die eigenthümliche Umgebung, in uns hervorrufen, das stete Ziel einer grossen Touristenschaar. Manche davon machen an einer der 3 Stationen: Landro (Höhlenstein) 1407 m., Schluderbach 1442, Cortina 1219 m. eine längere Rast. Wer einen mächtig umstimmenden Eindruck auf das Gemüth beabsichtigt, für den kann unter Umständen der überwältigende Eindruck dieser Naturscenen recht wohlthätig sein. Das Thal hat Vormittags von 10—11 und Abends 1 bis 2 Stunden vor Sonnenuntergang starke Luftströmungen. Die Luft ist dann rein aber sehr kühl. Zwischendurch kommen hohe Temperaturen vor, oft sogar noch am späten Abend nach Sonnenuntergang. Lei Landro und Schluderbach ist etwas Wald in der Nähc, der bei Cortina dagegen fehlt.

Von Ebst. Toblach Poststellwagen nach Cortina in 4 St. Ein Wagen von Toblach nach Landro $2^1/_2$ u. 5, nach Schluderbach 3 u. 5, nach Cortina 10 u. 16 fl. — Unterkunft. In Landro Gasthof zur Post; in Schluderbach Hotel Ploner; in Cortina 6 Gasthöfe (Aquila Nera, Croce Bianca, Hot. Cortina Vittoria, Stella d'Oro, Anker.).

Niederdorf, tiroler Marktflecken im Pusterthal mit 1800 Einw. Trotz der bedeutenden Seehöhe, 1140 m., ist der Ort im Sommer recht warm. Dies kommt daher, weil er am Fuss der gegen Süd gerichteten Thalwand frei zwischen Aeckern und Wiesen gelegen, den Sonnenstrahlen stark ausgesetzt ist. Der gute Ruf von Niederdorf beruht deshalb auch weniger auf klimatischen Vorzügen als auf der vortrefflichen Küche, welche „bei der Emma im Adler“ geführt wurde. Kühler, weil in Waldnähe, ist das nahe Weiherbad (Pens. Moser) und das $^1/_2$ St. entfernte Bad Maistadt mit einem Säuerling.

N. ist Ebst. der Lin. Franzensfeste-Villach. — Unterkunft in 3 Gasthöfen (Adler, Post, Bräu) und in vielen Privatwohnungen.

Neu-Prags (Möselbad), 1325 m., dem Dorfe St. Veit gegenüber auf der andern Seite des Pragser Baches, ist eine bevorzugte Sommerfrische Tirols. In einer kleinen Stunde erreicht man hier auf schönem Wege den krystallhellen Pragser Wildsee.

Von Ebst. Niederdorf Fahrstr. in $1^3/_4$ St. — Unterkunft einfach gut im Gasthof.

Bruneck, tiroler Pfarrdorf mit 1800 Einw., 825 m., an dem von Norden herkommenden in die Rienz mündenden Ahrnbach ist die meist besuchte Station des Pusterthals. Die Hauptstrasse, der frühere Stadtgraben, ist mit Kastanien besetzt. Von hier führen gute, vom Verschönerungsverein angelegte, mit Ruheplätzen versehene Wege zu den bewaldeten Hügeln, welche den Ort umgeben. Den Vorwurf zeitweiliger sommerlicher Ueberhitze theilt indessen Bruneck mit anderen Plätzen des Pusterthals. Auch das nahe Lorenzen und das als Standquartier für Bergtouren so beliebte Taufers, 864 m., im Ahrnthale, 15 Km. von Bruneck, werden als Sommerfrischen benutzt. Zwei Badeanstalten.

B. ist Ebst., $1\frac{1}{2}$ St. Fahrzeit von Franzensfeste. — Unterkunft: 11 Gasthöfe (Post, Stern mit Lesekasino, Krone, Hirsch, Hot. Bruneck, Niederbacher etc.) und Privatwohnungen. 4 Aerzte.

Mühlbach, ansehnlicher Tiroler Marktflecken, 774 m., am Eingang ins Pusterthal und an dem hier in die Rienz mündenden Valserbach. Hübscher Spazierweg nach dem kleinen gegenüberliegenden Bad Bachgart.

M. ist Ebst., von Franzensfeste 15 Min. Fahrzeit. — Unterkunft in 2 Gasthäusern (Sonne, Linde).

d. Das Innthal und der Brenner.

Der Inn verlässt Oesterreich und betritt das bayrische Gebiet unterhalb Kufstein. Wir wollen ihm von der österreichischen Grenze an aufwärts auf seinem Wege durch Tirol nachgehen, dem er hinfort bis zum Finstermünzpass angehört. Wir müssen dabei unser Augenmerk auf 2 seitwärts gelegene Seen richten: auf den kleinen Walchsee und auf den grösseren Achensee. Sodann werfen wir einen Blick in das Zillerthal und machen von Innsbruck einen Abstecher über den Brenner. Endlich folgen wir der Arlbergbahn bis Landeck, um von hier aus dem Inn bis Prutz das Geleit zu geben. Nach der Seehöhe geordnet ziehen wir folgende Orte in Betracht: Brixlegg 513, Jenbach 560, Zell im Zillerthal 570, Walchsee 670, Oetz 820, Achensee 920, Gossensass 1060, Brennerbad 1326, Obladis 1380 Meter.

Der **Walchsee** in Tirol, 670 m., in freundlicher Umgebung ist ein kleiner fischreicher See mit einer Miniatur-Insel. Er hat zur Sommerzeit warmes weiches Wasser und eignet sich gut zu Bädern, zur Angelfischerei und zu Kahnfahrten. Der gleichnamige kleine Ort gewährt einen einfachen, stillen und sehr billigen Aufenthalt.

Von Ebst. Oberaudorf (Lin. Rosenheim-Kufstein) $2^1/_2$ St. — Unterkunft in 2 Gasthäusern (Fischerwirth zugleich Post, Kramerwirth) und in einigen Bauerhäusern.

Brixlegg, Marktort mit 800 Einw. auf dem rechten Innufer an der Mündung des Alpbachs in den Inn, 513 m., bekannt durch seine den Oberammergauern verwandten Passionsspiele, wird gleich dem benachbarten Städtchen Rattenberg gern zu längerem Sommeraufenthalt benutzt. Reich mit Lärchen bewachsene abgerundete Hügelkuppen, wie das Mariahilfbergl u. a., erheben sich in der Nachbarschaft und laden zu bequemen Spaziergängen ein. Bad Mehrn, Reith und das ganze obere Alpbachthal sind zu weiteren lohnenden Ausflügen vorzüglich geeignet.

B. ist Ebst. der Lin. Rosenheim-Innsbruck. — Unterkunft: In Brixlegg 4 Gasthöfe (Wolf am Bahnhof, Hirsch oder Judenwirth mit Veranda und schattigem Garten, Herrenhaus, Vogl) und Privatwohnungen (Z. 30—40 Kr. tägl.). In Rattenberg 4 Gasthöfe (Stern, Ledererbräu etc.). 2 Aerzte: 1 Apotheke in Rattenberg.

Zell im Zillerthal, tiroler Dorf mit 1200 Einw., 570 m., in reizender Lage. Der Gerlosbach ergiesst sich hier in den Ziller, der den Ort in 2 Hälften theilt. Das Thal ist breit und gut besonnt, die Umgegend reich an anmuthigen Ausflügen.

Von Ebst. Jenbach bis Z. $5^3/_4$ Fahrst. (Einsp. $6^1/_2$ fl.). — Unterkunft in zahlreichen Gasthäusern (Post, Bräu mit Lesezimmer und Biergarten, Welschwirth, Daviter etc.). Pens. mit Z. überall 2—3 fl. tägl.

Jenbach, 560 m., grosses gewerbreiches tiroler Dorf mit 1400 Einw., am linken Ufer des Inn auf einer Terrasse oberhalb des Bahnkörpers gelegen, ist ein sehr bequemer

Mittelpunkt für Ausflüge nach dem Achensee und dem Zillerthal. In nächster Umgebung hat der Verschönerungsverein sich die Anlegung von Wegen und Anpflanzungen angelegen sein lassen. Der untere Theil des Ortes ist, weil unter dem Einfluss der Hochöfen und Hammerwerke stehend, weniger günstig.

J. ist Ebst. der Lin. Kufstein-Innsbruck und Ausgangspunkt für die Achenseebahn. — Unterkunft: Von den 3 Gasthöfen ist das von Pfretzschner zum Bräu mit schöner Veranda oberhalb des Dorfes das bestgelegene (Pens. 2—3 fl.). Das Hotel Toleranz mit 2 Depend. liegt nahe dem Bahnhof, das Gasthaus zur Post inmitten des Ortes. Ausserdem Privatwohnungen. 1 Arzt, 1 Apotheke.

Der **Achensee**, 920 m., hat eine Länge von 9, eine Breite von nur 1 Km. Er wird von hohen Gebirgszügen umschlossen und dies, in Verbindung mit der dunkelblauen Färbung der Wasserfläche, verleiht der Landschaft, besonders in ihrem nördlichen Abschnitt, einen melancholischen Charakter. Bei anhaltendem Regenwetter ist der Aufenthalt dann geradezu unerträglich. Die Temperatur des Seewassers erreicht auch im Hochsommer nur etwa 12° R., daher der See mehr zu Wasserfahrten als zum Baden benutzt wird. Mit Jodeln und Zitherspiel wird am Achensee viel Unfug getrieben. Am Seeufer ziehen sich angenehme Spazierwege hin.

Von Ebst. Jenbach Zahnradbahn in $^3/_4$ St. nach Seespitz am südlichen Seeende. Von hier geht 6 mal tägl. das Dampfboot in $^3/_4$ St. über den ganzen See. Von Tegernsee fährt man in 5, von Kreuth in $3^1/_2$ St. bis zum Nordende des Sees. Unterkunft: Am nördl. Ende des Sees Mayer's Gasthof und die Scholastica mit schöner Veranda am See; 20 Min. davon am östlichen Ufer das Hot. Achenseehof. Weiter südl. liegt am westlichen Seeufer die Pertisau mit dem dem Benedictinerstift Viecht gehörigen Fürstenhaus, dem Hot. Stephanie und einigen Privatwohnungen. Die weite Lichtung dieses grünen Vorlandes sticht bedeutend ab gegen die engen hohen Seeufer bei der Scholastica. Dafür giebt es hier wenig Schatten, viel Mücken und im Fürstenhaus an Fasttagen kein Fleisch.

Das **Brennerbad** in Südtirol, 1326 m., befindet sich nahe der Passhöhe und besitzt 2 stoffarme Lauquellen mit einer Temperatur von $18^1/_2{}^0$ R. Das von Ostnordost nach Westsüdwest streichende Thal ist öfters lebhaften Windströmungen ausgesetzt. Die eine der beiden Thalwände, die nach Südost schauende, ist sehr steil und ganz unwegsam, während an der gegen Nordwest gekehrten Fusswege durch hochstämmige Lärchenwaldungen zu Ruheplätzen führen. Ein ansteigender Weg, den man für die Oertel-Kur empfohlen hat, geht am Brennersee vorüber nach dem 8 Km. entfernten Brennerpass (1362 m.), wo für Sommergäste ebenfalls ein gutes Gasthaus bereit steht.

Von München erreicht man die Passhöhe des Brenners mittelst Eilzug in 6 St. — Unterkunft im Brennerbad im Sterzinger Hof mit 300 B. (Z. $1^1/_2$, Mittagstisch 1.20 fl.). Auch in den Badehäusern, in denen die Quelle auf 26—28° R. erwärmt wird, befinden sich einige Z. Auf der Brennerhöhe das Brenner-Posthaus (Pens. mit Z. $2^1/_2$—$3^1/_2$ fl. tägl.).

Gossensass, tiroler Pfarrdorf am Eisack, 1060 m., im Sommer von Luftkurgästen meist überfüllt und sehr gut geeignet für solche, welche steigen, und weitere Touren auf die umgebenden Höhen unternehmen können, und welche dabei auf gute Verpflegung einiges Gewicht legen.

G. ist Ebst. zwischen Innsbruck und Franzensfeste, $6^3/_4$ St. Fahrzeit von München. — Unterkunft im Hotel Gröbner mit Veranda und 80 Z. und mehreren Dependancen (Pens. mit Z. 3 fl. tägl.).

Oetz, kleines tiroler Pfarrdorf mit 400 Einw. an der Oetzthaler Ache, 820 m., und am Fuss des Acherkogels. Der Ort lehnt sich dicht an die nordöstliche Thalwand.

Zu seinen Füssen erstreckt sich in ziemlicher Breite ein Wiesenland bis zur Ache, an deren linkem Ufer das Thal in einer hohen Bergwand abschliesst. So fehlt es nicht an genügender Besonnung. Das Klima ist trotz der ansehnlichen Seehöhe ein mildes, wie schon die Maisfelder bekunden. Ein lieblicher Waldweg führt entweder direct oder über Kohlstatt in $^3/_4$ St. zum Piburger See, dessen Wasser sich auf 16—18° R. erwärmt. Hier werden Seebäder genommen und Kahnfahrten angestellt. Eine grosse Auswahl vom Verschönerungsverein gangbar gemachter Wege ermöglichen den Besuch der überaus reizenden Umgebungen.

Von Ebst. Oetzthal (Lin. Innsbruck-Bludenz) Postomn. 2 mal tägl. in ca. $1^1/_2$ St. (40 Kr.) nach Oetz (Einsp. 1.80 fl.). — Unterkunft in 3 Gasthöfen: Zum Kassl und Post, das ansehnlichste, ist recht gut eingerichtet. Grosse gedeckte Veranda mit vorzüglichem Quellwasser, viel norddeutsche Gäste, deutsche Zeitungen, Pens. mit Z. 2.20—2.50 fl.: Grüner, Gasthof zum Alpenverein; Stern, sehr bescheiden. Seebäder 10 St. 1 fl. Nächster Arzt in Sauters oders Umhausen.

Obladis, Kuranstalt im Oberinnthal, 1380 m., am Fusse des Schönjochls, ausgezeichnet durch landschaftlichen Reiz und gesunde Lage. Man geniesst von dort eine prachtvolle Aussicht in das Kaunser Thal bis Kaltenbrunn und auf den gegenüberliegenden Gletscher. Gut gehaltene Waldwege führen in sanfter Steigung nach beiden Seiten hin. Zur Trink- und Badekur benutzt man den dort entspringenden erdigen Sauerbrunnen. Für brustkranke Reconvalescenten ist Obladis gut geeignet, und es wird deshalb von Meraner Kurgästen im Hochsommer gern aufgesucht.

Von Ebst. Landeck (Lin. Innsbruck-Bludenz) 2 mal tägl. Post in 1 St. bis Prutz; von hier Reitweg in 1 St. bis Ladis und Fussweg in einer weiteren halben St. bis Obladis (Sesselträger 1.50, Esel 1.60 fl.). Von Meran Post bis Ried in 15 St., von hier steiler schattenloser Weg in 1½ St. zum Kurort. — Unterkunft im Logir- u. Badehaus mit 80 Z. (Z. 0.50—1 fl., Kost 2 fl. tägl.). 2 Aerzte: Kurzeit: 15. Juni bis 15. Sept.

e. Vorarlberg.

Der Vorarlberg, dieser früherhin durch einen Bergriegel gleichsam abgetrennte und an die Schweiz verwiesene Landestheil, ist durch jenen grossartigen Tunnel, der Inn und Rhein miteinander verbindet, an das übrige Oesterreich angeschlossen worden. Hier treffen wir die zur Luftkur geeigneten Orte ziemlich abseits der von Landeck zum Bodensee führenden Eisenbahn. Weil sie weniger zugänglich und deshalb weniger gesucht sind, wie die unmittelbar im Bahnnetz befindlichen Sommerstationen Tirols, so haben sie sich inmitten einer grossartigen Umgebung einen ländlichen Charakter bewahrt und verdienen gerade deshalb alle Beachtung. Wir heben 4 Orte hervor: Andelsbuch 610, Schruns 686, Schwarzenberg 695, Mellau 735 Meter.

Schruns, grosses Pfarrdorf mit 1400 Einw., der Hauptort des Montavoner Thals, 686 m., liegt im nordöstlichen Winkel eines weiten Thalkessels in einer Bucht, in welcher das romantische Silberthal sich öffnet. Die von Wiesenland gebildete weite Thalsohle ist allseitig von hohen zumeist bewaldeten Bergen eingefasst. Einen vorzüglichen Ueberblick über das ganze Thal gewährt das ½ St. entfernte Klösterle Gauenstein. Der Ort selbst, dessen Häuser meist in Obstgärten liegen und überall reichen Blumenschmuck zeigen, macht einen sehr freundlichen Eindruck. In südöstlicher Richtung führt eine Kirschallee auf steilem Pfad in 10 Min. zum Wald, der sonst nirgends besonders nahe ist. Ein andrer nach einiger Zeit schattiger Weg geht an der rauschenden Litz entlang in das Silberthal.

Von Ebst. Bludenz (Arlbergbahn) 2mal tägl. Stellwagen in 2 St. nach S. (Einsp. 3.60 fl.). — Unterkunft in 6 Gasthöfen: Löwe, der älteste, mit beschränkten Räumlichkeiten; Taube mit breiter Veranda in 2 Etagen, schattigem Biergarten u. 31 Z.; Gasthof, Bad u. Pension Stern 12 Z. mit 20 B. u. 4 sauberen Badezellen. Pens. mit Z. in allen diesen $2^1/_2$—3 fl. An der Bludenzer Strasse Pens. Gauenstein, kleines sauberes Haus. 1 Arzt.

Schwarzenberg, Kirchdorf mit 1100 Einw. im Bregenzer Wald am Fusse des Hochälple, 695 m., auf einem welligen Wiesenterrain, welches sich in mehrfache von rauschenden Bächen durchflossene Thäler und Schluchten öffnet. Hier und da, wie im nahen Brandwäldle, im Buchwäldle, in dem 12 Min. entfernten idyllisehem Blaserwald gewähren stattliche Baumgruppen Schatten, doch fehlt es an ebenen Spazierwegen. Eine schöne Rundsicht hat man von der nahen Angelikahöhe. Das Trinkwasser ist reines kühles Quellwasser. Im sogenannten Stahlbade tritt eine stark nach Schwefelwasserstoff riechende Quelle hervor.

Von Ebst. Schwarzach (Lin. Bregenz-Dornbirn) Post über Alberschwende u. Egg in 5 St. nach S. — Unterkunft in 5 Gasthäusern, wovon das beste der Hirsch ist. Einfacher sind Post oder Lamm, Adler, Kreuz, Taube. 1 Arzt (Besitzer des Hirsch). Bäder in 7 sauberen Zellen des „Stahlbads" 30 Kr.

Andelsbuch, Dorf im Bregenzer Wald, 610 m., auf weiter, ebener, baumloser Wiesenfläche. Nur bei der Pension des Dr. König trifft man eine kleine schattige Gartenanlage. Von allen Seiten von hohen Bergen eingefasst ist diese Thalfläche nur nach Norden und Nordosten zu frei geöffnet. Vom Ort 10 Min. östlich befindet sich das Stahlbad mit einem erdigen Eisensäuerling und mit einer nach den Grundsätzen des Pfarrers Kneipp eingerichteten Wasserheilanstalt.

Von den Ebstn. Dornbirn u. Schwarzach Post 2mal tägl. in 3¾ St. nach A. — Unterkunft in den Gasthäusern zur Traube, bei der Wwe. Metzler (beim Bad) und in der Pension des Dr. König.

Mellau, Dorf im Vorarlberg, 735 m., in einem der schönsten Thäler des Bregenzer Waldes, welches gegen Süden durch hohe Felswände geschlossen wird, ein stiller freundlicher Waldort in frischer Bergluft.

Von den Ebstn. Dornbirn und Schwarzach 6, von Schwarzenberg 2¼ Fahrst. — Unterkunft in 3 Gasthöfen (Bär mit Stahlbad, Sonne, Adler.)

3. Die Schweiz.

Zwischen den beiden Hauptgebirgszügen der Schweiz, dem Jura und den eigentlichen Alpen, befindet sich ein Mittelgebirge, welches, an das Hochgebirge sich anlehnend, verschiedene Höhenstufen und ebenso viele klimatische Zonen darstellt. Was die Temperaturverhältnisse der Schweiz betrifft, so rechnet man auf 212 Meter Steigens eine Wärmeabnahme von 1° R. Es ist daraus ersichtlich, dass es sich in den höheren Regionen hier schon um erhebliche Differenzen im Wärmemittel der Ebene gegenüber handelt. Ausserdem kann die Nähe von Gletschern oder Schneefeldern eine Temperaturerniedrigung zur Folge haben. Bei stärkerer Verdünnung der Luft, wie wir sie etwa bei 1500 Meter Höhe antreffen, entspringt andrerseits daraus eine neue Wärmequelle, dass die Sonnenstrahlen in dieser verdünnten Luft eine weit kräftigere Wirkung entwickeln.

In dem Kampf zwischen den vom Nordpol südwärts vordringenden und den unter dem Aequator aufsteigenden und nordwärts abströmenden Luftschichten spielt die colossale Gebirgsmauer der Alpen eine wichtige Rolle. An ihr verdichten sich die über den atlantischen Ocean herantreibenden warmen und feuchten Luftmassen zu allererst, geben in Folge dessen reichliche Niederschläge an die Südseite ab und bringen gleichzeitig einen Theil der dort lagernden Schneemassen zur Schmelzung. So entstehen im Frühjahr jene massenhaften Regengüsse und das stürmische Anschwellen der Flüsse, unter denen die Lombardei und das südliche Frankreich so sehr zu leiden haben. Von den in der Schweiz auftretenden Winden ist der unter dem Namen des Föhn bekannte Südwind der verrufenste. Vor seinem Eintritt erscheint die Atmosphäre wie verdichtet, die Gebirge sind wie in Nebel gehüllt, oder aber sie treten scharf und deutlich hervor. Während das Thermometer steigt, fällt das Barometer sichtlich. Menschen und Thiere werden matt und hinfällig. In verschiedener Höhe fängt dann der Wind an dahin zu brausen, oft mit einer Gewalt, welche die Bäume entwurzelt und die Fahrzeuge der Schiffer auf den sonst friedlichen Landseen zertrümmert. Häufig ist der Föhn von Regenwetter gefolgt. Die Bise, ein eisiger Nordost, welcher zwischen dem Berner Oberland und den Abhängen des Jura zum Genfersee vordringt, ist zur Sommerzeit wenig bemerkbar. Ueberdies hat jede Bergspitze, jeder Höhenzug, jeder Abhang und jedes Thal Lokalwinde aufzuweisen, welche für den klimatischen Werth der einzelnen Orte von Bedeutung sind. Bei einem so vielgestaltigen Terrain, wie wir es in der Schweiz antreffen, zeigen überhaupt schon ganz nahe liegende Punkte oft deutliche klimatische Differenzen. Man kann indessen mit Rücksicht auf gewisse feststehende meteorologische Unterschiede, auf die Vegetation und auf die am menschlichen Organismus beobachtete Wirkung vom praktischen Gesichtspunkt 3 Regionen unterscheiden. Die erste, die Hügelregion, geht von 250—800 Meter und umfasst den allgemein bebauten Theil der Schweiz, die Ufer ihrer Seen, welche mit einem Kranz freundlicher Ortschaften und Villen eingefasst sind und die Abhänge und Hügel, welche sich am Saume des Wasserspiegels erheben. Bis zu diesen Höhen, von welchen herab oft stattliche Asyle dem Luftkurgast winken, reicht auch der Wallnussbaum und die Kastanie. Die 2te Region, die Bergregion, umfasst (etwa von Uetliberg bis Churwalden reichend) die auf Höhen von 800—1200 Meter befindlichen Orte. Hier ist die Auswahl schon geringer, aber es ist immer noch eine stattliche Schaar gastlicher Plätze, die sich uns bieten. Laub- und Nadelhölzer von kräftigem Wuchs verbreiten sich in mässiger Ausdehnung über diesen Bezirk, welcher zumeist den zwischen dem Hochgebirge und dem Jura gelegenen Mittelgebirge angehört. Indessen unterscheiden sich die Orte dieser Bergregion durch stärkere Wirkung von den gleich hoch gelegenen der deutschen Mittelgebirge. Dies scheint darauf zu beruhen, dass die Luftströmungen auf einem so mächtigen aus Berg und Thal zusammengesetzten Erhebungsgebiet kräftiger stattfinden, ferner aber darauf, dass das deutsche Mittelgebirge in gleichen Höhen weit dichter mit Wald bedeckt ist als die schweizer Berge. Endlich gelangen wir in die dritte, in die eigentliche Alpenregion, deren bewohnte Plätze, Bergspitzen und Hochalpenthäler, sich in einer Höhe von

1200—1800 Meter befinden. Hier wo selbst die Nadelhölzer nur spärlich und oft verkrüppelt auftreten, kommt das Höhenklima in voller Stärke zur Wirkung und zeigt sich als eines unserer mächtigsten Heilmittel.

Was die Schweiz besonders auszeichnet und ihre Benutzung zu Kurzwecken sehr begünstigt, ist der Unternehmungsgeist, das Geschick und die Ausdauer, vermöge deren der Schweizer bis zu den höchsten Punkten hinauf seine Gasthäuser wohnlich und behaglich einzurichten gewusst hat. Nirgends anderswo ist das Pensionswesen so allgemein und in so gut geregelter Weise durchgeführt, so dass man für einen verhältnissmässig geringen Preis durchschnittlich gute Wohnung und Kost erhält. Zum Morgenkaffee wird allerdings in der Schweiz mehr Honig verzehrt, als die ganze Welt hervorbringt, d. h. der berühmte Alpenkräuterhonig ist häufig nur ein aus Mehl und und Sirup hergestelltes Kunstproduct, an dem sich viele Leute den Magen verderben. Von der grossen stets noch wachsenden Zahl der schweizer Luftkurorte können wir nur solche anführen, denen eine hervorragende Bedeutung zukommt und die daher auch von Deutschland her besucht zu werden pflegen. Die Kurzeit für die Schweiz dauert von Anfang Juni bis Mitte September. Für die Monate Juni und September sind die Pensionspreise in der Regel um 1—2 fr. niedriger als für den Juli und August.

In der Schweiz entspringen eine ziemliche Anzahl von Heilquellen; folgende darunter an Orten, die auch lediglich ihres Klimas wegen aufgesucht werden. Erdige Wässer (Kalkwässer): Weissenburg, Eisenwässer: Gontenbad, St. Moritz; Schwefelwässer: Gurnigel, Lenk,

Le Prese, Stachelberg, Schimberg, Auch ist die Schweiz reich an Wasserheilanstalten in klimatisch günstiger Lage. Die bedeutendsten davon sind: Albisbrunn, Brestenberg, Buchenthal, Champel sur Arve, Giessbach, Mammern, Schönbrunn, Schöneck, Zuoz.

a. Nordostschweiz.

Auf das schweizerische Ufer des Bodensees haben wir schon früher (S. 227) einen Blick geworfen und dabei über Rorschach und Heiden berichtet. Wir haben jetzt nur noch die am Untersee gelegene Wasserheilanstalt Mammern zu erwähnen. Das Appenzeller Land, welches sich südwärts vom Bodensee ausbreitet, hat ein ausgesprochenes Waldklima. Nur ist hier der klimatische Factor nicht eine massige Bewaldung soudern vielmehr ein üppiges Wiesenland mit weit hinaufreichenden Matten. Haben doch grosse Rasenflächen eine ganze ähnliche klimatische Wirkung wie der Wald. Die unteren Luftschichten über denselben sind kühler und feuchter und in so hohem Grade dampfreich, dass sie auch der Umgegend höhere Grade von Feuchtigkeit mittheilen. Und auch Wolkenbildung und der Regen werden durch diese grossen Weidenplätze annähernd in derselben Weise wie durch Wälder begünstigt. Ein feuchtwarmes Sommerklima ist daher vorherrschend. Zur Beihülfe gegen trockne Katarrhe dient noch ein anderer Umstand. Wir befinden uns im Mutterlande der Molkenkuren, die sich von hier aus in zahlreicher Nachkommenschaft über die übrige Schweiz und über ganz Deutschland verbreiteten, und deren wichtigste Vertreter wir ausdrücklich erwähnen müssen. Viele darunter, wie Heinrichsbad (775), Jacobsbad (869 m.),

Waldstatt (823m.), Rosenhügel (856 m.) benutzen neben den Molken eine erdige Eisenquelle.

Der Züricher See, 40 Km. lang, 3—4 Km. breit, 409 m., ist an seinen sanft ansteigenden Ufern mit Landhäusern bedeckt. Hier kann man an vielen Punkten Seebäder nehmen und sich mit Gondelfahrten belustigen. Wer frischere Luft sucht geht nach Albisbrunn oder mit der Bergbahn nach dem Uetliberg hinauf. Eine Reihe freundlicher Stationen treffen wir ferner an den Ufern des kleinen Walensees. Von hier aus machen wir dann einen Abstecher in das Klönthal und nach Stachelberg. Nach der Seehöhe geordnet haben wir folgende Reihe: Mammern 407, Wädenswyl 410, Weesen 430, Murg 430, Walenstadt 430, Buchenthal 500, Albisbrunn 645, Stachelberg 665, Walzenhausen 675, Obstalden 680, Heinrichsbad 775, Appenzell 780, Weissbad 820, Uetliberg 870, Gontenbad 884, Gais 934, Richisau 1095 Meter.

Mammern, Dorf und Wasserheilanstalt am Untersee, 407 m., am Fusse einer längs des Sees sich hinziehenden Hügelreihe. Das Klima, von der Seenähe beeinflusst, ist milde, wie schon die reiche Vegetation und der Umfang des Weinbaus beweisen. Der Ort eignet sich besonders gut zu Frühling- und Herbstkuren. Ausser den Kaltwasserkuren benutzt man Seebäder, Heissluft- und Fichtennadelbäder. Auch Milch-, Molken- und Traubenkur.

M. ist Dampfschiffstat. der Lin. Schaffhausen-Konstanz und Ebst. der Lin. Konstanz-Winterthur. — Unterkunft im Kurhaus mit 80 Z. u. Depend. (Pens. mit Kur 8—12 fr. tägl.). Arzt: Dr. Ullmann. Kurzeit: Sommer- u. Winterkur.

Walzenhausen, Ort im Kanton Appenzell, 675 m., in Waldnähe und mit schöner Aussicht über den Bodensee und den Vorarlberg.

Von Ebst. Rheineck (Lin. Rorschach-Chur) Post 2mal tägl. in 1 St. 5 Min. nach W. — Unterkunft in 2 Hotels (Kurhaus Walzenhausen und Pens. Rheinburg). Arzt: Dr. Höchner.

Gais, Dorf mit 2800 Einw. im Kanton Appenzell A. Rh., von saftigen Wiesen umgeben, 934 m., nach Norden unter dem Schutz einer Hügelreihe, hinter welcher sich der Gäbris (1250 m.) erhebt, ist der älteste, schon seit 1749 besuchte und berühmteste aller Molkenkurorte. Die mittlere Sommertemperatur beträgt 11.3° R. Der früher erhobene Vorwurf der Schattenlosigkeit ist nach Anlegung von Alleen und Gärten nicht mehr begründet. In der Güte seiner aus Alpenziegenmilch bereiteten Molken steht Gais unübertroffen da. Vorzügliches Quellwasser.

Von Ebst. St. Gallen Strassenbahn nach G., von Ebst. Appenzell Post 4mal tägl. in 1 St., von Ebst. Altstätten Post 2mal tägl. in 2 St. — Unterkunft in 4 Gasthöfen (Krone, Ochs etc.) u. mehreren Pensionen (Z. 1—4 fr. tägl.). Aerzte: Dr. Kürsteiner, Dr. Zürcher; Kurzeit: Anf. Juni bis Ende Sept.

Appenzell, Hauptort des Kantons Appenzell I. Rh. mit 4300 Einw., 780 m., liegt an der von Anlagen umgebenen Sitter inmitten sonniger grüner Matten und hat eine namhaft höhere Sommerwärme (13.7° R.) wie Gais. Die Bäder in der Badeanstalt werden aus einem dorthin geleiteten erdigen Säuerling bereitet.

A. ist Endstat. der Lin. Winkeln-Herisau-Appenzell. — Unterkunft in 2 guten Gasthöfen (Löwe, Hecht). Aerzte: Dr.Dr. Broger, Römer, Sutter.

Weissbad, am Fuss der Ebenalp, 820 m., hat gute Einrichtungen zur Milch- und Molkenkur und zu Bädern, für welche eine in der Nähe entspringende eisenhaltige erdige Quelle benutzt wird. In einem tiefen Thaleinschnitt befindlich ist der Ort vollkommen windgeschützt, sehr schattig durch reichlichen Baumwuchs, und bei stark bewässertem Terrain ausgesprochen feucht und regenreich. In heissen und trockenen Sommern ist Weissbad ein guter Aufenthalt für Katarrhalische.

Von Ebst. Appenzell Omnibus in 3/4 St. — Unterkunft im Kurhaus mit 90 Z. (Pens. mit Z. 6—9 fr.). Arzt: Dr. Römer.

Gontenbad, 884 m., 2 Km. vom Dorf Gonten am Fuss des Kronbergs, auf erhöhtem Wiesengrunde in ziemlich frischer Lage, benutzt neben der Molkenkur 4 erdige Eisenquellen, von denen eine, das Goldbrünnlein, der Trinkkur, die andern der Badekur dienen.

G. ist Ebst. der Lin. Winkeln-Appenzell von letzterem 10 Min., von Winkeln 1 1/4 St. Fahrzeit. — Unterkunft im Kurhaus mit 56 Z. (Pens. mit Z. 6—10 fr.). Arzt: Dr. Sutter in Appenzell.

Buchenthal, Wasserheilanstalt im Kanton St. Gallen 500 m., am rechten Ufer des Glattflusses, von Parkanlagen umgeben und in einer fruchtbaren Thalebene, in deren Nähe eine von Fusswegen durchzogene Tannenwaldung sich befindet. Diätkuren, Heilgymnastik und Elektrotherapie.

Von Ebst. Ober Uzwyl (Lin. St. Gallen-Zürich) 25 Min bis zur Anstalt. — Unterkunft in der Kuranstalt, im Eigenthum einer Actien-Gesellschaft, mit 42 Z. (Pens. mit Z. und Kur 8 1/2—10 fr. tägl.). Elektrische, Fichtennadel-, Heissluft-, Dampf- und natürliche Wellenbäder. Arzt: Dr. Wollensack. Kurzeit: Ende April bis Mitte Oct.

Der **Uetliberg** im Südwesten von Zürich, 870 m., ist der nördlichste Gipfel des Albisgebirgsrücken und ein wegen seiner vortrefflichen Aussicht über den Züricher See und auf die Alpen viel besuchter Punkt. Es geht dort häufig ziemlich lebhaft her, und für Brustschwache ist der

Windschutz durch die Parkanlagen nicht genügend. Mittlere Sommertemp. 12.6° R.

Von Zürich führt die Eb. 7mal tägl. in 30 Min. hinauf. Unterkunft in 2 Gasthöfen (Hot. Uetliberg u. ¼ St. unterhalb des Gipfels Hot. Uto-Staffel).

Albisbrunn, Wasserheilanstalt im Kanton Zürich, 645 m., auf einer kleinen Hochebene und zwar am Südabhange der Albiskette. Im Rücken der Anstalt eine mit Buchen bestandene Berglehne, von der Vorderseite aus weite Alpenaussicht. Angenehme Spazierwege; gutes Trinkwasser. Die Anstalt hat von Frankreich und Oesterreich her viel Zuspruch.

Von Ebst. Mettmenstetten (Lin. Zürich-Zug) 3mal tägl. Post in 50 Min. nach Hausen; von hier noch 10 Min. bis Albisbrunn. Im eigenen Wagen erreicht man A. von Zug in 1½, von Zürich in 2½ St. — Unterkunft: Kurhaus mit 100 Z. (Pens. mit Z. 7–10 fr. tägl.). Arzt: Dr. Paravicini; Sommer- und Winterkur.

Wädenswyl, grosses Dorf mit 6350 Einw. am Züricher See, 412 m., gleichsam der Mittelpunkt einer Reihe von Stationen, wie Horgen, Au (auf der gleichnamigen Halbinsel), Richterswyl, die, sämmtlich in reizender Lage, für Solche wohl geeignet sind, die Seebäder nehmen wollen und höhere Lagen verschmähen.

W. ist Ebst. der Lin. Zürich-Richterswyl, Eb. von Zürich 1 St. Fahrzeit; Dampfschiff von Zürich in 1½ St. — Unterkunft in mehreren Gasthöfen: zum Engel (Pens. mit Z. 5 fr.), Hotel du Lac etc.

Der **Walensee,** dem Kanton St. Gallen zugehörig, nur 15 Km. lang und 2 Km. breit, 423 m., hat reizende, von Obst- und Nussbaum-Plantagen beschattete Ufer, und da das Seewasser im Sommer sich bis auf 16—18° R. erwärmt, so bietet er gute Gelegenheit zu Seebädern.

Ueberall können auch Milch-, Molken- und Traubenkuren unternommen werden. An seinem westlichen Ende liegt das Dorf Weesen, am südlichen Ufer an der Ausmündung des Murgthals der anmuthige kleine Ort Murg, am östlichen Ende das Städtchen Walenstadt. Ferner haben wir noch das kleine, zum Kanton Glarus gehörige Pfarrdorf Obstalden zu erwähnen, welches, 680m., also 250m. oberhalb des südlichen Ufers, am nördlichen Abhang des Kerenzenberges inmitten dichter Pflanzungen von Obst- und Nussbäumen gelegen ist und vortreffliche Blicke auf das gegenüberliegende Ufer eröffnet.

Weesen, Murg u. Walenstadt sind Ebstn. der Lin. Zürich-Sargans. Von Ebst. Mühlehorn derselben Lin. führt in 1 St. (Wagen $^3/_4$ St.) ein Weg hinauf nach Obstalden. — Unterkunft in Weesen in 4 grösseren Hotels (Speer, Schwert, Rössli, Mariahalden) und in einigen kleineren; in Murg in 2 Gasthöfen (Schiffli, Rössli) mit billiger Pension; in Walenstadt in 2 Gasthöfen (Churfirsten, Hirsch); in Obstalden in 2 Gasthöfen (Stern, Hirsch).

Richisau, Kuranstalt im Kanton Glarus im oberen Klönthal, 1095m., oberhalb des Klönsees, welche auf einer friedlichen mit Ahornbäumen besetzten Matte unter dem Windschutz hoher Bergzüge gelegen ist. In der Nähe eine Tannenwaldung mit Ruheplätzen, zu denen ebene oder sanft ansteigende Fusswege führen. Die sehr stille Lage abseits der grossen Touristenstrasse macht Richisau für Ruhebedürftige, welche sich in reiner Alpenluft erfrischen wollen, empfehlenswerth. Milchkuren.

Von den Ebstn. Netstall (Lin. Weesen-Glarus) oder von Glarus Wagen in $2^1/_4$ St. — Unterkunft im Kurhaus mit 94 B. (Pens mit Z. 4–7 fr.).

Stachelberg, stattliches Kurhaus im Kanton Glarus, beim Dorfe Linththal, 665m., in windgeschützter Lage und schattiger Umgebung und mit herrlichen Blicken auf die gewaltigen Schneefelder des Hochgebirges besonders auf den Tödi. Eine schwach fliessende kalte alkalisch-erdige Schwefelquelle wird hauptsächlich zur Trinkkur benutzt.

Von Ebst. Linththal ($3^1/_4$ St. Fahrzeit von Zürich) in 5 Min. zum Bade. — Unterkunft in den Gebäuden der Kuranstalt mit 150 Z. (Z. $1^1/_2$—$3^1/_2$, Pens. $6^1/_2$ fr. tägl., Kurtaxe 1 fr. wöch.). Arzt: Dr. König; Kurzeit: 1. Juni bis Mitte Sept.

b. Ostschweiz und Südostschweiz.

(Die Kantone Graubünden und Tessin.)

Die Luftkurorte dieses Theiles der Schweiz haben meist eine Seehöhe von über 1000 bis zu 1800 Meter und darüber. Sie bringen deshalb die eigenthümlichen Wirkungen des Höhenklimas am reinsten zum Ausdruck. Das seltene Vorkommen der Lungenschwindsucht unter den Bergbewohnern hat schon seit Langem die Aufmerksamkeit der Aerzte beschäftigt, aber die Ansicht, als ob die Krankheit bei bedeutender Erhebung über dem Meeresspiegel überhaupt nicht vorkomme, erwies sich als irrig. Zwar wird die Lungenschwindsucht mit zunehmender Höhe etwas seltener, aber von weit grösserer Bedeutung ist die Reinheit der Luft, also der Umstand, ob man es mit einer ackerbauenden oder mit einer Fabrikbevölkerung zu thun hat. Unter dieser ist die Krankheit häufig, unter jener selten. Dass aber die reine und dabei dünne Luft der Höhe der Heilung der Krankheit günstig sei, das ist durch eine tausendfache Erfahrung genügend bewiesen, und vorzugsweise eignen sich für die ärztliche Behandlung der Phthise Hochalpenthäler wie Davos, Arosa und das Engadin, weil diese zugleich den nöthigen Windschutz gewährleisten. Leute, welche an Unterleibsvollblütigkeit, an Stockungen in der Blutcirculation und an hierauf beruhender Hirnreizung mit dumpfer Eingenommenheit des

Kopfes und Schwere in den Gliedern leiden, fühlen bei einer Versetzung in die Hochalpen eine oft an das Zauberhafte grenzende Erleichterung ihrer Beschwerden. Körperliche Bewegung in dieser reinen dünnen Luft übertrifft oft alle Erfolge der Massage. Für die vorzügliche Reinheit der Hochgebirgsluft spricht auch der günstige Einfluss, den das Verweilen in derselben auf Personen ausübt, welche längere Zeit am Wechselfieber (Malaria) litten und zu Rückfällen neigen. Gegen die Cholera gewährt das alpine Klimagebiet ein sicheres Asyl.

Frei gelegene Bergspitzen sind nicht nur für Brustkranke sondern auch für Rheumatische und für alle gegen starke Luftströmungen Empfindliche bedenklich. Andere durch reine Höhenluft und berühmte Alpenaussichten ausgezeichnete und wirthlich eingerichtete Punkte sind als Luftkurorte deshalb zurückzuweisen, weil sie Durchgangsorte für die Touristen sind und für Erholungsbedürftige der nöthigen Ruhe ermangeln. Am leichtesten zugänglich unter den Hochalpenthälern und mittelst Bergbahn erreichbar, ist Davos, welchem Klosters als Vorstufe dient. Mühsamer ist der Aufstieg nach Arosa, und eine mehr als 12stündige Postfahrt ist nothwendig, um das obere Engadin zu erreichen. Mit dem Namen „Engadin" bezeichnet man bekanntlich das obere Innthal vom Sattel des Malojapasses bis nach Martinsbruck, wo der Inn die österreichische Grenze überschreitet. Das Bett dieses Flusses, welches sich zwischen den Albula- und Bündner und den Bernina- und Oezthaler Alpen in der Richtung von Südwesten nach Nordosten erstreckt, befindet sich am Fusse der Maloja 1800, bei Martinsbruck aber noch 1000 Meter üb. Meere. Zwischen Cinuschel und Brail, wo eine Brücke über das aus dem Val Punt auta hervorstürzende Bergwasser führt, setzt man die Grenze zwischen Unter- und Oberengadin. Aber nicht nur in Bezug auf die Höhenlage unterscheidet sich das untere vom oberen Engadin, sondern auch wesentlich dadurch, dass in diesem die Thalsohle über $^1/_2$ St. breit ist, während im unteren Engadin sich das Innthal sehr häufig schluchtenförmig verengt. Eine besondere Eigenthümlichkeit des oberen Engadins ist die ungewöhnliche Höhe, bis zu welcher die Vegetation sich ausbreitet. Wir treffen dort die Tanne noch bei 2000 Meter Höhe, die Lärche und Arve (Zirbelkiefer) in noch höherer Lage und zwar in den kräftigsten Exemplaren, während wir im Harz schon bei über 1000, im Riesengebirge bei über 1400 Meter Erhebung jede Vegetation ersterben sehen. Aehnlich verhält es sich mit dem Ackerbau, welcher 750 Meter höher hinaufsteigt wie in Südbaiern und Tirol, und die Schneegrenze, welche man für die bayrischen Alpen mit 2300, für die übrige Schweiz mit 2665 annimmt, geht im Oberengadin nirgends unter 3070 Meter hinab [1]). Es ist dies die Wirkung südlicher Winde, welche zeitweilig aus den milden Fluren Italiens über den Malojapass hereindringen. Was die Winde im Allgemeinen anbetrifft, so hat zwischen den beiden möglichen Richtungen des Nordosts und Südwests der letztere das entschiedene Uebergewicht. Nach Husemann wehte während der 3 monatlichen Saison zu St. Moritz 71 Male Südwest und nur 49 Male Nordost. Ausserdem kommt der mit der Erwärmung des Thals in Zusammenhang stehende Bergwind in Betracht. Die starken Wärmeschwankungen während des Laufs eines Tages, die 5 bis

[1]) Husemann, Der Kurort St. Moritz.

8, bisweilen sogar 10 bis 13° R. betragen, verlangen, dass man auf das Mitbringen gehörig warmer Kleidung Bedacht nehme. Das rasche Verschwinden des Thaus, das schnelle Dürrwerden des Heus, das schnelle Abtrocknen der Strassen nach Regengüssen, das leichte Aufspringen der Lippen beweisen die vorherrschend grosse Trockenheit der Luft. Der mittlere Barometerstand beträgt für das Kurhaus St. Moritz 616 Mm. Als Folgen der dünnen Luft bemerkt man, dass das Wasser schon bei 69—70° R. siedet, dass die Blumen ihre Düfte mit grösserer Energie ausströmen lassen etc. Was die Niederschläge betrifft, so ist Regen verhältnissmässig selten und die Zahl der heiteren Tage sehr vorwiegend. Unter den klimatischen Sommerkurorten nehmen die Stationen des Engadins in Bezug auf die Stärke des Effects entschieden den ersten Platz ein. Sie ermöglichen die volle Wirkung des Höhenklimas unter socialen Verhältnissen, wie wir sie so günstig sonst nicht wiederfinden und überdies noch unterstützt durch verschiedene heilkräftige Quellen. Unter dem Einfluss dieser Luft wird der Appetit lebhaft angeregt, die Blutcirculation beschleunigt und gekräftigt und das Athmen geht leichter, schneller und tiefer vor sich. Die weiteren Folgen hiervon sind, dass die Lungen sich vollständig mit Luft füllen, dass brachliegende Partien wieder anfangen zu functioniren, dass der Brustkorb sich erweitert, dass die Muskelkraft sich steigert, und dass Ausschwitzungen und überschüssiges Fett zur Aufsaugung gelangen. So empfinden der Brustschwache, der Unterleibsvollblütige und der durch unregelmässige Blutcirculation nervös Gereizte sehr bald die Wohlthaten dieser reinen, dünnen und trockenen Luft. Das Engadin theilt Anzeigen und Gegenanzeigen mit dem

Davoserthal, nur dass man noch vorsichtiger in der Wahl der Fälle sein muss. Augenkranke passen wegen der grellen Lichtreflexe nicht hierher; sehr Fettleibige müssen so gut wie die Herzkranken und Emphysematösen das Engadin meiden. Auch bei überstandenem Rheumatismus und ausgeprägter rheumatischer Anlage passt dieser Aufenthalt nicht. Für die Gunst des Klimas sprechen auch die Gesundheitsverhältnisse der Eingeborenen, welche ein hohes Alter erreichen, und bei denen Krankheiten der Verdauungsorgane, Bleichsucht, Skropheln und Tuberkulose fast niemals vorkommen. Kaum irgend ein anderer Landstrich ist so reich an Mineral- und Gasquellen wie das Engadin. Erst wenige derselben sind der Benutzung des Publikums übergeben. Tarasp besitzt 2 Glaubersalzquellen (Lucius- u. Emeritaquelle), welche bezüglich des Umfangs ihrer Heilwirkung mit Karlsbad und Marienbad in eine Reihe gestellt zu werden verdienen, und ausserdem 2 alkalisch-erdige Eisenquellen (Bonifacius- u. Wyhquelle). Diesen wichtigen Potenzen gegenüber tritt die Bedeutung von Tarasp (1210 m.) als Höhenkurort sehr in den Hintergrund. Nächstdem zeichnet sich St. Moritz durch seine erdigen Eisenquellen aus. Man rechnet die Saison im Engadin vom 21. Juni bis 20. Septbr., aber dieselbe verkürzt sich häufig noch auf die 2 Monate Juli und August. Dieser kurzen Kurzeit wegen ist das Engadin der theuerste Aufenthalt der Schweiz.

Wir haben dann noch eine Reihe von Kurorten zu erwähnen, welche im oberen Rheinthale, im westlichen Theile Graubündens, gelegen sind und müssen schliesslich noch einiger Höhenplätze gedenken, welche sich am Südabhange der Alpen befinden. Nach der Seehöhe geordnet bilden die Kurorte der Ostschweiz und Südostschweiz folgende Reihe: Thusis 746, Seewis 950, Le Prese 962, Flims 1150, Disentis 1150, Klosters 1210, Monte Generoso 1210, Churwalden 1240, Brigels 1290, Parpan 1510, Davos Platz 1556, Davos Dörfli 1562, San Bernardino 1626, Celerina 1724, Samaden 1728, Zuoz 1748, Arosa 1748 bis 1840, St. Moritz Bad 1769, Pontresina 1803, Sils Maria 1811, Silvaplana 1816, Maloja 1817, Campfeer 1829, Piora 1829, St. Moritz Dorf 1856 Meter.

Seewis, Dorf mit 800 Einw., welches im Kanton Graubünden, 950 m., am südlichen Abhang der Rhätikonkette auf grüner Matte inmitten von Obstbaumpflanzungen gelegen ist. Der gute Windschutz gegen Norden bewirkt eine verhältnissmässig hohe Sommerwärme (mittl. Temp. 14.0° R.). Etwas unterhalb befindet sich eine Laubholzwaldung. Molken und der Natronsäuerling des nahen Fideris können in Gebrauch genommen werden. Gutes aber kalkreiches Trinkwasser.

Von Ebst. Seewis (Lin. Landquart-Davos) 4 Km., Hotelwagen am Bahnhof. — Unterkunft: 2 Gasthöfe (Kurhaus, Pens. mit Z. 6—7 fr. u. Seesaplana) u. die Pens. P. Walser. Arzt: Dr. Bauchly; Kurzeit: 15. April bis 15. Oct.

Klosters, Dorf im Prättigau, 1210 m., am Landquartflüsschen und in der Nähe des Silvrettagletschers, welches sich aus 3 Bezirken: Klosters-Dörfli, Klosters-Platz und Klosters-Brücke zusammensetzt. Vor heftigen Stürmen durch mächtige Bergwände geschützt, wird es von einem fast stetigen Thalwinde berührt, der die Luft rein und frisch erhält. Die Morgen- und Abendstunden sind auch im Hochsommer recht kühl. Die mittlere Temperatur des Sommers ist 10.8° R., die Feuchtigkeit 73.5 %. Gut gehaltene Wege führen in die durch landschaftlichen Reiz ausgezeichnete Umgebung. Schatten findet man in 5 Min. Entfernung in dem mit Ruheplätzen versehenen Rütiwald. Klosters dient öfters als Uebergangsstation für Davos und St. Moritz.

Von Ebst. Landquart Bergbahn 4mal tägl. in 2 St. nach K. — Unterkunft in 6 Gasthöfen: Kurhaus, Pens. Schweizerhaus, Vereina, Brosi, Silvretta Florin. Arzt: Dr. Hitz.

Davos ist ein Hochalpenthal, in dessen vom Landwasser durchströmten Thalsohle die beiden kleinen Ortschaften Davos Dörfli (1562 m.), und $^1/_2$ St. davon entfernt, Davos am Platz (1557 m.) gelegen sind. Davos hat eine Sommer- und eine Wintersaison. Letztere ist es, welche dem Kurort seine originelle Bedeutung verleiht. Im Monat November fängt D. an sein Winterkleid anzulegen, es schneit ein und falls die Kurzeit gut ist, so bleibt der Ort bis gegen Ende März hin in Weiss gekleidet. Grosse fast absolute Reinheit der Luft, relative Windstille, nebelfreie klare Wintertage sind dann neben der einer derartigen Höhe (Barometerstand 628—630 Mm.) zukommenden Dünne der Luft die charakteristischen Merkmale dieser vorzüglichen Winterstation. In den windstillen Zeiträumen kommt dann auch die mit der Luftverdünnung verbundene Trockenheit der Luft zur Geltung. Die Sommersaison, welche etwa von Mitte Juni bis Mitte October dauert, hat wesentlich nur das eine Moment (allerdings ein sehr wesentliches) der dünnen Luft mit der Wintersaison gemein. Im Uebrigen zeigt sie ein ganz anderes Bild: sie ist weder vollständig staubfrei, noch besonders windfrei, noch auffallend trocken. Dagegen kommt die Rauchbelästigung, welche im Winter lebhaft empfunden wird, zur Sommerzeit weniger zur Geltung. Die mittlere Temp. des Sommers ist 8.9° R., die mittl. Feuchtigkeit 75 %. Die stärkere Erwärmung des Hauptthales führt aus den Seitenthälern (Flüela- u. Dischmathal) kühlere Luftschichten herbei und bewirkt heftigere Berg- und Thalwinde, die Witterung ist unbeständig, noch im August kann Schnee fallen. Nimmt man hinzu, dass die Patienten in dieser Jahreszeit viel leichter durch zu weite und anstrengende Spaziergänge und durch ungenügende Vorsicht in der Bekleidung sich Ausschreitungen zu Schulden kommen lassen, so ist es nicht zu verwundern, dass die Winterkur bessere Erfolge aufzuweisen hat. Fassen wir die Gegenanzeigen und Anzeigen für Davos kurz zusammen, so sind es folgende: Kranke mit organischen Herzfehlern, mit Kehlkopfleiden mit bedeutendem Emphysem, mit Neigung zu Gelenkrheumatismus, mit anhaltendem Fieber und hochgradiger Schwäche müssen D. meiden, während Kranke mit Anlage zur Lungenphthise und mit chronischen Entzündungsprocessen der Lunge, sobald sich keine weiteren Complicationen vorfinden und sobald sie noch einen gewissen Fond von Kräften besitzen, oft überraschend schnell zur Besserung und Heilung fortschreiten. Im Winter ist Davos ein Unicum, im passenden Fall ein unübertreffliches Heilmittel, im Sommer hat es hunderte von Concurrenten, die in vielen Fällen als gleichberechtigt, in manchen sogar als vorzüglicher angesehen werden können. D. zählt daher auch im Sommer kaum den dritten Theil der im Winter dort weilenden Kranken. Die grössere Wärme und Feuchtigkeit des Davoser Sommers lässt die Möglichkeit einer Sommerkur bei Patienten zu, für welche die kalte und trockene Luft des Winters als ein zu heftiger Reiz angesehen werden muss. Für Patienten, welche eine Winterkur im Auge haben, ist es besser, wenn sie schon im Sommer bei gutem Wetter nach D. hinaufgehen und sich schon vor der Einschneiung bei ruhigem Verhalten akklimatisiren. Sie finden zu dieser Zeit auch eine grössere Auswahl an freistehenden Pensionen und Zimmern. In Bezug auf die Beköstigung der Kranken sind in D. im Allgemeinen die Brehmer'schen Principien massgebend; gute Kost, vortreffliche Milch und Veltliner Wein spielen dabei eine wichtige Rolle. Für das stufenweise Auf- und Absteigen der Kranken sprechen Theorie und Erfahrung, obschon von competenter Seite diese Vorsicht für überflüssig erklärt wird. Ragaz, Seewis, Klosters, Churwalden sind hier die geeigneten Zwischenstationen.

Von Ebst. Landquart Bergbahn 4mal tägl. in 3 St. nach D. — Unterkunft: Das Sanatorium des Dr. Turban entspricht in ähnlicher Weise wie die Anstalt des Dr. Dettweiler in Falkenstein allen an eine Heilanstalt zu stellenden Anforderungen (Z. 2—5, Pens. mit Kur 10 fr. tägl.). Nächstdem in D. Platz ca. 20 Hotels und Pensionen (Pens. mit Z. durchschnittlich 8—12 fr. tägl.), in Davos Dörfli ebenso 8: Diaconissenhaus für die Pflege Schwerkranker (Pens. mit Z. 7½ bis 10½ fr.). Aerzte in D. Platz: Dr.Dr. Beeli, Buol, ten Cate-Hoedemaker, Heusser, Huggard, Peters, Ruedi, Spengler, A. Spengler; C. Spengler, Turban, Unger, Walz, Zweifel. Arzt in D. Dörfli: Dr. Volland. 2 Apotheken.

Churwalden, langgestrecktes Dorf im Kanton Graubünden mit 850 Einw., 1240 m., in dem nach Nordnordwest geöffneten weiten Thal der Rabiosa. Die Sonne hat freien Zutritt in dieses Thal, dessen Wände mit hohen Fichten und Lärchen bedeckt sind. Mitten durch das Gehölz ziehen sich Fusswege, auf welchen man zu jeder Tageszeit Schatten findet. So besitzt Churwalden neben seiner beträchtlichen Seehöhe Windschutz und Waldesnähe.

Die Temp. des Sommers ist 10.8° R., die Feuchtigkeit 71 %. Das Trinkwasser ist von bester Beschaffenheit. Milch, Mineralwässer, Bäder.

Von Ebst. Chur Post 3mal tägl. in 2 St. (Wagen 30 fr.). — Unterkunft im Kurhaus oder Krone mit 110 B. (Pens. mit Z. 6½—12 fr.) und 6 anderen Hotels (Gengel, Mettier, Rothhorn, Kreuz, Hemmi, Braun). Arzt: Dr. Denz.

Parpan, kleines Alpendorf im Kanton Graubünden, oberhalb Churwalden, 1510 m., auf der obersten Thalstufe des Rabiosathals in wenig windgeschützter, sehr frischer Lage.

Von Ebst. Chur Post in 2¾ St. — Unterkunft in 2 Gasthöfen (Kurhaus Parpan u. Stätzerhorn, in beiden Pens. mit Z. 5—7 fr.). Kurzeit: 15. Juni bis Ende Sept.

Arosa, ein aus wenigen zerstreut liegenden Gebäuden bestehender Höhenkurort, 1784 bis 1840 m., ist der einzige berechtigte Nebenbuhler von Davos. Der Windschutz wird nach allen Seiten durch hohe Bergzüge gewährleistet, so dass nur der längs des Thals hinstreichende obere und untere Wind von Bedeutung sind. Im Sommer ist der Ort meist überfüllt.

Von Ebst. Chur Post in 5¾ St. über Langwies nach Arosa. — Unterkunft im Sanatorium Berghilf des Dr. med. Herwig (Pens. mit Z. 6—9 fr.) und in 6 Hotels und Pensionen (Seehof, Rothhorn, Hof Arosa, Waldhaus, Brunold, Kurhaus Arosa). Arzt: Dr. Egger.

Zuoz, Dorf im Oberengadin oberhalb Scanfs, 1748 m., Luftkurort und Wasserheilanstalt in windgeschützter Lage. Der Wald ist 15 Min. entfernt. Diätkuren, Kuren mit Tarasper und St. Moritzer Mineralwasser, elektrische und pneumatische Behandlung.

Von Samaden ¾, von St. Moritz u. Pontresina je 1½, von Tarasp 4½ Fahrst. — Unterkunft im Kurhaus Hot. Concordia mit 52 Z. (Pens. mit Z. 7½—9½ fr.) u. in einigen einfachen Gasthäusern. Arzt: Dr. Perregaux.

Samaden, Hauptort des Oberengadins mit 840 Einw., 1728 m., am Fusse des Piz Padella mit grossartigem Blick auf die Berninagruppe, ist durch den hin- und herströmenden Zug der Touristen sehr lebhaft und deshalb für Viele zu unruhig, aber höchst bequem gelegen für Ausflüge thalauf- und abwärts und nach Pontresina.

Von Ebst. Chur Post über den Albulapass in $12^1/_2$, über den Julier in $13^1/_2$ St.: von Ebst. Landeck (Arlbergbahn) Post in 13 St.: von Ebst. Chiavenna Post in 9 St. — Unterkunft: Hot. Bernina, Engadiner Hof und 3 kleinere Gasthöfe (Krone, des Alpes, Innthal). Aerzte: Dr. Bernhard, Lendi: Kurzeit: 20. Juni bis 20. Sept.

Celerina, freundliches Dorf, 1724 m., durch den Schlatteinbach von dem gegenüber befindlichen Cresta getrennt, liegt inmitten eines sonnigen Wiesengrundes. Doch erreicht man in 10—15 Min. das bewaldete Innufer und weiterhin auf schattigem Waldwege St. Moritz. Wer es dort zu geräuschvoll findet, flüchtet sich gern zur Nachkur nach dem stillen Celerina.

Von Chur über Churwalden und den Julierpass 13, über Thusis 14 Poststunden. — Unterkunft im Hotel Murail (Pens. mit Z. von 8 fr. an.)

Pontresina, Dorf im Oberengadin mit 390 Einw., 1803 m., in einem von Samaden her nach Südosten sich erstreckenden Thaleinschnitt, welcher gegen Nordost vom Languard, gegen Südost von den Ausläufern des Berninastockes begrenzt und reichlich besonnt wird. Die mittlere Temp. des Sommers ist 8.2° R., die Feuchtigkeit 72%. Die bedeutende Seehöhe der Thalsohle bringt es mit sich, dass der Kurgast schon ohne zu steigen in der benachbarten Arven- und Lärchenwaldung sitzend oder ruhend die volle Wirkung des Höhenklimas erproben kann. Dazu die günstige Gelegenheit in bequemster Weise in die Gletscherwelt vorzudringen, für Rüstige der Piz Languard (3266 m.) mit seiner glänzenden Rundschau und so viele lohnende Parthien nach verschiedenen Richtungen, die eine Menge Touristen herbeilocken, und damit freilich für Ruhebedürftige die Stille des Ortes stören. Schlaflosigkeit ist in der ersten Zeit des Aufenthalts nicht selten.

Von Samaden und St. Moritz je 1 St. Fahrzeit. — Unterkunft in Unter-Pontresina in 7 Hotels (Roseg, Weisses Kreuz, Enderlin, Kronenhof und Bellavista, Saratz, Pontresina, Languard) und in Privathäusern (Jenny, Stiffler etc.). In Ober-Pontresina Hotel Steinbock und Privathäuser. Der Ort ist häufig überfüllt von Fremden. Arzt: Dr. Bernhard; Kurzeit: 20. Juni bis 20. Sept.

St. Moritz, Dorf oberhalb des kleinen St. Moritzer Sees, 1856 m., und, 20 Min. weiter südlich, das Kurhaus, 1769 m., ist durch die Zusammenwirkung seiner erdigen Eisenquellen und seines mächtig anregenden Klimas einer der wichtigsten Kurorte Europas und ein starker Anziehungspunkt für Kranke aller Nationen geworden. Das Flussthal des Inn ist hier von Bergen eingefasst, deren Fuss mit Arven und Lärchen bekleidet ist, und die sich bis 1500 Meter Höhe erheben und nur dem Nordost und Südwest, letzterem häufiger, den Zutritt gestatten. Ausserdem kommt noch der mit der Erwärmung des Thals zusammenhängende Bergwind in Betracht. Die mittlere Sommertemp. ist 8.6° R., die mittlere Temp. des wärmsten Monats, des Juli 9.5° R. Die Wärmeschwankungen eines Tages können bis 12° betragen, und das Mitbringen von Winterkleidern ist den Kurgästen daher dringend anzurathen. Das rasche Verschwinden des Thaus, das leichte Aufspringen der Lippen und andere Beobachtungen des gewöhnlichen Lebens beweisen die Trockenheit und Verdunstungskraft des Klimas. Regen ist verhältnissmässig selten und die Zahl der heiteren Tage sehr gross. Am günstigsten gestaltet sich natürlich der Mitgebrauch der Stahlquellen bei Bleichsüchtigen, Blutleeren und Geschwächten. St. Moritz bietet ausserdem die behaglichsten Einrichtungen und mancherlei Zerstreuungen des geselligen Lebens.

Von Ebst. Chur über Albula oder Julier. Post in ca. 13 St.; von Ebst. Chiavenna Post in $8^1/_2$ St.; von Ebst. Landeck Post in 18 St. — Unterkunft in St. Moritz Bad in 12 Hotels (Kurhaus mit 450 B., Z. 2.60—5, Pens. 8 fr.; Victoria, H. du Lac, Hof St. Moritz, Engadiner Hof, Central, Bellevue etc.) und mehreren Pensionen. In St. Moritz Dorf 8 Hotels (Engadiner Kulm, Beau Rivage, Belvedere, Suisse, Veraguth etc.) und zahlreiche Pensionen. Kurtaxe: 15 fr. Aerzte: Dr. Dr. Berry, Christeller, Hössli, Holland, Pradella, Veraguth; Kurzeit: 15. Juni bis 15. Sept.

Camphèr, kleines Dorf, 1829 m., gegen Norden windgeschützt, gegen Süden mit freiem Blick nach dem kleinen See von Camphèr und gleich Celerina eine Filiale von St. Moritz.

Von St. Moritz 20 Min., von Samaden 1 St. — Unterkunft in 2 Hotels (Hot. d'Angleterre, Julierhof, in beiden Pens. mit Z. 10—11 fr.) und in 2 Pensionen (Maison Cazin, Villa Wohlgelegen). Aerzte in St. Moritz.

Silvaplana liegt, 1816 m., an der Einmündung der Julierstrasse in das Engadin und zwar an der Basis eines dreieckigen Vorlandes, welches den See von Camphèr von dem von Silvaplana trennt. Gegen Nordwest erhebt sich eine hohe Bergwand, doch sind kalte Winde über die Passhöhe nicht ausgeschlossen. Auf der andern Seite des Silvaplaner Sees am Fusse des Piz Surlei entspringt eine eisenhaltige Gypsquelle, welche zu Trink- und Badekuren verordnet wird.

Die Entfernung von St. Moritz beträgt $10^1/_2$ Km. Unterkunft in 3 Hotels (Rivalta, Wilder Mann, Corvatsch).

Sils Maria, 1811 m., liegt etwas zurückgezogen in das von Südosten her sich öffnende Fexthal und ist durch bewaldete Hügel windgeschützt und dabei sonnig. Es wird deshalb mit gutem Recht für die begünstigste Sommerstation des oberen Innthals gehalten. Die klimatischen Verhältnisse entsprechen denen von St. Moritz, doch ist der Ort selbstverständlich viel stiller. Die Umgebung ist prachtvoll.

Vom Malojapass Post in $1^1/_2$, von Silvaplana und St. Moritz Omnib. in 1, von Samaden in $3^1/_2$ St. — Unterkunft in 2 Hotels (Alpenrose, Edelweiss) Pens. mit Z. $9^1/_2$ fr.; Arzt: Dr. Curtin.

Maloja (Maloggia), Passhöhe am oberen Ende des Silser Sees, 1817 m., zwischen dem Oberengadin und dem nach Italien hinabsteigenden Bergeller Thal. Das Kurhaus ist wie Davos, dessen Seehöhe es übertrifft, auf Sommer- und Winterkur berechnet. Im Sommer herrscht bis in den Herbst hinein zur Mittagszeit ein heftiger Thalwind, auch sind Nebel nicht ganz selten. Für den Winter hat der Ort Davos gegenüber grössere Thalbreite daher längere Besonnung und weniger Rauchbelästigung.

Von Ebst. Landeck führt die Poststrasse über Tarasp und Samaden, von Ebst. Landquart über Davos und Zuoz; von Ebst. Colico in 1 St. nach Chiavenna und von dort noch 5 Postst. bis M. — Unterkunft in dem grossartigen Kurhaus Maloja mit Propulsions- und Aspirationssystem für Lufterneuerung, 400 Z. (Pens. im Sommer 10—15, im Winter 8—12 fr. tägl.); Arzt im Hause.

Le Prese, Schwefelbad im Thale des Poschiavino am nordwestlichen Ende des Lago di Poschiavo, 962 m., ist inmitten imposanter Gebirgsstöcke höchst malerisch gelegen. Bei einer mittleren Sommertemp. von 12.0° R. ist das Klima durch wirksamen Windschutz gegen Nord und Nordost milde, gleichmässig und auch für reizbare Constitutionen gut verträglich. Die Quelle wird hauptsächlich gegen chronische Magen-, Blasen- und Lungenkatarrhe, gegen Ausschlagsformen und Frauenkrankheiten in Trink- und Badekuren angewendet.

Von Ebst. Sondrio 2mal tägl. Post über Tirano in 5 bis 6 St. nach Poschiavo, von wo mehrmals tägl. Omn. in $^1/_2$ St. nach Le Prese. Von Samaden 2mal tägl. Post in 6 St. zum Kurort. — Unterkunft im Kurhaus mit 150 Z. (Pens. mit Z. 8—12 fr.): Arzt: Dr. Marchioli; Kurzeit: 1. Juni bis 30. Sept.

Thusis, Dorf mit 1100 Einw. im Kanton Graubünden, 746 m., am südlichen Fuss des Heinzenberges und am Eingange in die Via mala und die Schynstrasse, welches herrliche, zum Luftgenuss einladende Umgebungen besitzt und deshalb gern als Sommerfrische und öfters auch als Uebergangsort für die Hochalpenstationen benutzt wird.

Von Chur nach Thusis 4mal tägl. Post in 3 St. (Einsp. 15, Zweisp. 30 fr.). — Unterkunft in 5 Gasthöfen (Post und Kurhaus mit Badeanstalt; Via mala; Rhätia; Weisses Kreuz; Gemsli); Aerzte: Dr. Dr. Contat, Veraguth.

Flims, altes Städtchen im oberen Rheinthal, in dessen Nähe die Waldhäuser Flims, 1150 m., einen sehr beliebten klimatischen Sommerkurort darstellen. Flims liegt in einer nach Südost weit geöffneten Gebirgsbucht, gegen Norden unter dem Schutz des 2500 Meter hohen Flimser Steins. Aber auch gegen Süden trennen stattliche Höhen den Flimser Thalkessel vom Rheinthal. Die Waldhäuser liegen auf einem Hügel am Saume des Waldes. Ausgedehnte Lärchen- und Fichtenpflanzungen bilden die Umgebung. Trotz des ausgesprochen guten Windschutzes ist die Atmosphäre öfters ziemlich stark bewegt, bei Sonnenuntergang häufig feucht und kühl nnd am späteren Abend dann wieder wärmer. In 15 Min. steigt man auf gut gehaltenen Waldwegen in eine Thalmulde, in deren Tiefe sich der Flimser oder Cauma-See befindet. Die Wasserwärme dieses 570 Meter langen, 240 Meter breiten Sees schwankt im Juni zwischen 13 und 16, im Juli zwischen 16 und 18° R., so dass er sehr gut zum Baden benutzt werden kann. Das Trinkwasser ist recht gut. Die Umgegend bietet eine reiche Auswahl abwechslungsreicher Ausflüge.

Von Ebst. Chur Post nach F. in $8^1/_2$, von Disentis in $5^3/_4$ St. — Unterkunft: In Flims im Hot. Bellevue; in den Waldhäusern Kuranstalt Waldhaus-Flims (Pens. mit Z. von $10^1/_2$ fr. an), Hot. Segnes. Arzt: Dr. Boner: Kurzeit: Mitte Juni bis Mitte Sept.

Brigels, grosses Dorf oberhalb Ilanz, 1290 m., in schöner Lage mit einfach guter Unterkunft und Verpflegung.

Von Ebst. Chur Post nach Ilanz in $4^3/_4$ St.; von Ilanz Post in 2 St. 20 Min. nach Brigels. — Unterkunft in 2 Hotels (Kistenpass, Capaul).

Disentis, Marktflecken mit 1330 Einw., 1150 m., mit einem erdigen Eisensäuerling. Mittlere Sommertemp. 12.0° R. Das Kurhaus befindet sich in freier schöner Lage mit weiter Aussicht nach beiden Seiten. Der Wald an der nördlichen Berglehne ist $^1/_4$ St. entfernt.

Von Chur Post nach D. in $8^3/_4$ St., von Göschenen (Gotthardbahn) $5^3/_4$ St., von Andermatt $4^1/_2$ St. — Unterkunft in 3 Hotels: Kurhaus Disentinerhof (Pens. mit Z. 9 fr.), Krone, Hot. Kondrau. Arzt: Dr. Kondrau.

San Bernardino, Dorf in Graubünden im Misoxer Thal., 1626 m., auf einem kleinen von Nadelholzwaldung umgebenen Plateau des Bernardiner Passes. Die Einwohner sind durchweg Italiener. Der Ort ist ziemlich windreich, indem Vormittags der Nordwind sich einstellt, der Nachmittags vom Südwind abgelöst wird. Unter Mitbenutzung eines dort entspringenden erdigen Eisensäuerlings gebrauchen blutleere Nervenkranke hier mit Vortheil die Luftkur.

Von Ebst. Bellinzona (Gotthardbahn) über Misocco Post in 4½, von Chur über den Splügen in 11½ St. — Unterkunft in 3 Gasthöfen: Hot. Ravizza, H. Brocco (in beiden Pens. mit Z. 10—12 fr.), Alb. Menghetti. Arzt: Dr. Geronimi.

Val **Piora** im Kanton Tessin, 1829 m., Höhenkurort auf einem Hügel unmittelbar am Ritomsee in vorzüglich windgeschützter aussichtsreicher Lage. In der Nähe des Hotels eine Arven- und Lärchenwaldung. Mittlere Sommertemp. 9.8° R. Gutes Trinkwasser, Milchkur.

Von Ebst. Airolo (Gotthardbahn) Reitweg in 2½ St. (Pferd 12 fr.) bis zum Hotel, dessen Besitzer vom Hot. Lombardi in Airolo das Gepäck hinaufbesorgt. — Unterkunft im Hotel mit 30 Z. (Pens. mit Z. 9—11 fr.).

Monte Generoso, Berg im Kanton Tessin, an dessen Südabhang, 1210 m., sich das als klimatische Station dienende Hotel befindet. Die mittlere Sommertemp. ist 12.3° R. Stürme sind selten, doch ist meist ein mässiger Wind bemerkbar. In der Nähe des Kurhauses trifft man Waldschatten, und ohne stark steigen zu müssen kann man allerhand Spazierwege einschlagen. Schonungsbedürftige und Reconvalescenten finden dort schon Anfang Mai und bis in den October hinein ein gutes Asyl. Milch-, Molken- und Traubenkuren.

Von Ebst. Capolago (Lin. Lugano-Mailand) Zahnradbahn in 1¼ St. hinauf. — Unterkunft im Hotel (Pens. 10—12 fr.). Arzt und Besitzer: Dr. Pasta; Kurzeit: 1. Mai bis 15. Oct.

c. Der Zuger und Vierwaldstätter See.

Die Ufer des Zuger Sees, 417 m., bieten für Luftkurgäste keine bevorzugten Ruhepunkte, doch befindet sich in der Nähe von Zug eine namhafte Wasserheilanstalt und auf dem Zuger Berg treffen wir 2 gern besuchte Pensionen.

Der Wasserspiegel des so viel besuchten und besungenen Vierwaldstätter Sees liegt 437 Meter überm Meer. Seine Hauptaxe geht von Luzern nach Brunnen in der Richtung von Westen nach Osten. Ausserdem hat der See verschiedene Anhängsel, so den von seiner Mitte, dem sog. Kreuztrichter, nördlich sich erstreckenden Küssnachter, den von ebendaher südöstlich auslaufenden Alpenacher, endlich den von Brunnen aus in südlicher Richtung sich hinziehenden Urner See. An dem von Westen nach Osten ziehenden Körper des Sees liegt aber zusammengedrängt der grösste Theil der Pensionen und für diese ergeben sich wesentliche Unterschiede in der Wärmeentwicklung, je nachdem sie auf dem nach Norden oder auf dem nach Süden schauenden Ufer befindlich sind. Diese (Hertenstein, Weggis, Gersau etc.) erfreuen sich schon Ende März und im April einer so hohen Temperatur, dass sie als Frühlingsstationen von Kranken benutzt werden können, während sie im Hochsommer oft unter Hitze zu leiden haben. Eine 2te Reihe sehr beliebter Pensionen erhebt sich in etwa 1000 Meter Höhe und der Rigi endlich tritt mit einer Erhebung bis 1800 Meter als Vertreter des Höhenklimas auf. Der kalte von Norden und Nordwesten her den See berührende Wind wird hier Biswind genannt; West- und Südwest haben wie gewöhnlich Regen im Gefolge; der Föhn verschont den See nicht und tritt an einigen Stellen des Ufers mit grosser Gewalt auf. Einrichtungen zu Seebädern finden sich an sehr vielen Uferstationen; doch erfordert das Baden wegen der starken

Temperaturdifferenzen des Wassers einige Vorsicht. Ein überaus lebhafter Dampfschiffverkehr mit allen nur möglichen Erleichterungen für den Reisenden trägt zum genussvollen Besuch der verschiedenen Uferpunkte bei und bringt reiche Abwechslung in das Kurleben. Durch ihn erlangen die Uferstationen dieses Sees eine besondere Bedeutung für solche Kranke, welche zumeist auf passive Bewegung angewiesen sind und hier den Luftgenuss in bequemster Weise betreiben und gleichzeitig eine Reihe erhebender Naturscenen geniessen können. Einige Punkte aus der Umgegend des Sees sind hier mit zu erörtern, so Schimberg-Bad auf dem Wege von Luzern durch das Entlebuch, Engelberg das vielbesuchte, und von der Südspitze bei Flüelen die Gotthardstrasse emporsteigend das Maderaner Thal und Andermatt.

Nach der Seehöhe ordnen sich diese Orte wie folgt: Luzern, Hertenstein, Weggis, Vitznau, Gersau, Brunnen, Tells Platte, Beckenried 440, Gottlieben 485, Axenfels 650, Morschach 657, Schönbrunn 698, Axenstein 750, Schöneck 760, Seelisberg 845, Bürgenstock 870, Zuger Berg 937, Engelberg 1020, Nieder Rickenbach 1167, Stoos 1290, Maderaner Thal 1350, Schimberg Bad 1425, Andermatt 1445, Rigi 1315—1620 Meter.

Schoenbrunn, Wasserheilanstalt im Kanton Zug, 698 m., auf einer terrassenförmigen Lehne des Menzinger Berges, am Ausgange des freundlichen Lorzethales und in schattiger Umgebung. Vorzügliches Quellwasser, Heissluft- und Dampfbäder, elektrische Brhandlung, Milch- und Molkenkuren.

Von Ebst. Zug Post bis Edlibach in 1½ St., von hier bis S. noch ¼ St. — Unterkunft: Kuranstalt mit 75 Z. (Pens.

mit Z. und Kur 8.50—10fr. tägl.). Arzt: San. Rath Dr. Hegglin; Kurzeit: Mitte Mai bis Mitte Oct.

Der **Zuger Berg** wird häufig als klimatischer Sommerkurort benutzt. Er ist eine freistehende Höhe, deren Kamm den Winden ziemlich stark ausgesetzt ist, die aber mit Nadelholz mehrfach gut bewaldet ist, so dass man leicht unter dessen Windschutz gelangen kann. Es befinden sich dort oben 2 grössere Gasthöfe: das Kurhaus Schönfels, 937 m., und das Kurhaus Felsenegg, 954 m., beide von Parkanlagen umgeben und mit prachtvollen Aussichten nach dem Vierwaldstätter See und dem Berner Oberland. Badeanstalten, Milch-, Molken- und Traubenkur.

Von Ebst. Zug 2mal tägl. Omn. in $1^1/_2$ St. zur Höhe. — Unterkunft: Kurhaus Schönfels mit über 100 B. (Pens. mit Z. 7—9 fr.); Pension Felsenegg mit über 100 B. (Pens. mit Z. $6^1/_2$—9 fr.). Aerzte in Zug.

Luzern, Hauptstadt des gleichnamigen Kantons mit 21000 Einw., 440 m., am Westende des Vierwaldstätter Sees, da wo die Reuss denselben verlässt, hat ein warmes Sommerklima (mittlere Temp. 13.3° R.) aber einen angenehmen Herbst. Die Stadt steht hauptsächlich unter dem Einfluss der Südwestwinde, insbesondere des Föhns. Die 3 Sommermonate haben 50 Regentage. In nächster Umgegend finden sich oberhalb der Stadt und an den nördlichen Abhängen des Pilatus eine ganze Reihe von Pensionen wie Sonnenberg 750 m., Schwarzenberg 840 m., Eigenthal 1065 m., Herrgottswald 798 m. u. a., welche hauptsächlich von Schweizern gern besucht werden. Für den Besuch der Seeuferstationen so wie der ganzen Centralschweiz ist Luzern ein günstiges Standquartier. Wer einen höher gelegenen Punkt im Auge hat, kann von hier aus auf telegraphischem Wege Umschau nach einer passenden Wohnung halten. Seebäder.

L. ist Vereinigungspunkt der Ebn. von Basel, Zürich und Bern, Ausgangspunkt der Gotthardbahn und Dampfschiffstation. — Unterkunft in 30 Gasthöfen und Pensionen sowie in Privathäusern. Viele Aerzte und mehrere Apotheken.

Schimberg-Bad im Kanton Luzern, 1425 m., auf der obersten Terrasse des Schimberg in Waldnähe, gegen Süd und Südwest frei, gegen Ost durch die Schimberghöhe, gegen Nord durch die Risetenfluh geschützt. Die mittlere Sommertemp. ist mit 14.3° R. beträchtlicher, als man es bei der vorhandenen Seehöhe erwarten sollte, die Feuchtigkeit wird sogar mit 80 Procent angegeben. Die Sommerabende werden als windstill gerühmt. Eine kalte alkalische Schwefelquelle kommt gegen chronische Katarrhe des Magens, des Darms, der Blase und der Lungen in Anwendung.

Von Ebst. Entlebuch (Lin. Luzern-Bern) 3 St., Wagen (8—10 fr.) in 2 St. bis zum Fuss des Berges. — Unterkunft im Kurhaus (Pens. 6 bis 8½ fr.: Bäder 1 fr. Arzt: Dr. Schiffmann: Kurzeit: 10. Juni bis 22. Sept.

Der **Bürgenstock** im Kanton Unterwalden, 870 m., ist ein 433 Meter über den Spiegel des Vierwaldstättersees sich erhebender und gegen denselben vorspringender bewaldeter Bergrücken. Das auf demselben befindliche grosse Hotel ist den Winden ziemlich stark ausgesetzt und besonders sind die Morgen- und Abendstunden windreich und kühl. Der daran sich anschliessende Waldpark gewährt indessen einigen Schutz gegen Wind uud Sonne. Ein angenehmer Weg führt in ½ St. nach Honegg. Als Aussichtspunkt ist der Bürgenstock von grossartiger Schönheit. Von der Vorderseite des Gebäudes gegen Norden beherrscht der Blick das Seeufer vom Pilatus bis zum Rigi, nach der Südseite reicht er über liebliche in einer Thalsenkung befindliche Wiesengründe bis zum Buochser und Stanser Horn, und noch umfassender ist die Rundsicht vom Hammetschwand, der 1 St. höher gelegenen und auf bequemen Waldungen zu erreichenden Spitze des Berges. Dem früher fühlbaren Mangel an Wasser ist jetzt durch die Drahtseilbahn abgeholfen.

Von Ebst. Luzern fährt das Dampfboot in $^3/_4$ St. nach Kehrsiten von wo die Drahtseilbahn mit elektrischer Betriebskraft in 15 Min. hinaufgeht, oder mit Dampfboot bis Stansstadt und von hier im Wagen in $1^1/_2$ St. zum Hotel. — Unterkunft im Kurhaus mit 162 Z. (Z. 3—$6^1/_2$, Pens. $6^1/_2$ fr.). Arzt anwesend; Kurzeit: 1. Juni bis Ende Sept.

Nieder-Rickenbach, bekannter schön gelegener Wallfahrtsort im Kanton Unterwalden, 1167 m., am südlichen Abhange des Buochser Horns, gegen Norden gut windgeschützt. In der Nähe schöne Ahornbäume nnd eine Nadelholzwaldung.

Von der Dampfschiffstation Stansstadt in 1 St. (Wagen 6 fr.) bis Büren, von hier Reitweg in $1^1/_2$ St. (1 Pferd 6, 1 Tragsessel mit 2 Trägern 7 fr.) zum Kurort. — Unterkunft im Gasthof zum Engel mit 42 Z. (Pens. mit Z. 5—7 fr.). Arzt: Dr. Odermatt aus Stans.

Engelberg, katholische Pfarrgemeinde mit 1970 Einw. im Kanton Unterwalden, 1020 m., in einem fast vollständig abgeschlossenen Alpenthal. Aus demselben erheben sich nach allen Seiten hin 2500 bis 3000 Meter hohe Gebirgszüge, welche heftige Winde unmöglich machen. Selbst der Föhn, der hier als Südost auftritt und trockne Wärme mit sich führt, tritt zur Sommerzeit selten in heftigeren Stössen auf. Nach 22jährigem Durchschnitt ist die mittlere Sommertemp. 10.8° R.; die relative Feuchtigkeit ist unter dem Einfluss starker Niederschläge und des Wasserreichthums des Thals verhältnissmässig sehr hoch (83%). Bei guter Witterung sind Juli und August recht angenehme Monate. Die kühle reine Luft wirkt dann in hohem Grade erfrischend und leistet zur Hebung des Stoffwechsels bei Skropheln, Bleichsucht, Hypochondrie und Nervenschwäche vorzügliche Dienste. Trotz empfindlicher Morgenkühle eignet sich auch der September wegen seines vorwiegend heiteren Himmels recht gut zur Kur. Der Juni kann durch eine Regenperiode unangenehm werden. Bei tiefgehenden Wolken erscheint das Thal dann recht melancholisch. Für Brustkranke, welche eben erst entzündliche Processe überstanden haben, geschweige denn für anhaltend Fiebernde, passt Engelberg nicht. Der Titlis mit seinen Gletschern ist zu nahe, um nicht zu empfindlichen Temperaturschwankungen Veranlassung zu geben. Dagegen eignet sich der Kurort sehr wohl bei einfachen Katarrhen und bei alten bereits zum Stillstand gekommenen entzündlichen Processen in Lunge und Brustfell. Mit Verbesserung der Ernährung erfolgt dann die Aufsaugung alter Entzündungsproducte. Im Thalboden führen staubfreie Promenaden durch die blumenreichen Wiesen, so vom „grünen Wald" bis Kloster Engelberg ein fast ebener Spazierweg. Parkähnliche Anlagen und bequeme Ruheplätze finden sich auf der sog. Bänklialp. Wer Schatten sucht und steigen kann wird die Fusswege einschlagen, welche die bewaldeten Abhänge durchkreuzen. Dem Kräftigeren und Abgehärteten bietet die Nähe des Hochgebirges reiche Abwechslung. Vorzügliches Quellwasser von 4 bis 6° R., Kuh- und Ziegenmilch, Ziegenmolken; mehrere Badeanstalten. Deutsch-evangelische und englische Kapelle.

Von Bahnhof Luzern Dampfschiff nach Stansstad in 30 bis 40 Min. und von da zweimal tägl. mit der Post in $3^3/_4$ St. (Einsp. 15, Zweisp. 25 fr.) nach E. — Unterkunft in 8 Hotels und Pensionen (Engel; Titlis Pens. mit Z. $7^1/_2$—12 fr.; Müller mit Dep. Pens. mit Z. 5—8 fr.: Sonnenberg Pens. von 7 fr. an; Engelberg Pens. 5—$6^1/_2$ fr.; H. des Alpes Pens. mit Z. 5—8 fr.; Pens. Hess Pens. mit Z. 7 fr.; Gasthaus zum Alpenklub bescheiden. — Aerzte: Dr. Cattani, Dr. Schneer; Kurzeit: 15. Mai bis 30. Sept.

Beckenried, Pfarrdorf im Kanton Unterwalden, 440 m., an dem nach Norden schauenden Ufer des Vierwaldstättersees. Durch Rigi und Buochser Horn windgeschützt, zwischen Nuss- und Obstbäumen halb versteckt, ist der Ort, welcher sehr gute Gelegenheit zu Seebädern bietet, windstill und nicht zu warm. Auch ist derselbe zu Ausflügen nach den Ufer- und Bergstationen des Sees recht geeignet. Für besseres Trinkwasser hat man, nachdem der Typhus im Sommer 1877 hier epidemisch herrschte, jetzt Sorge getragen.

Von Luzern braucht das Dampfboot bis B. 1 St. — Unterkunft in 4 Hotels: Nidwaldner Hof, Sonne, Mond (in allen Pens. mit Z. 6—8 fr.), Adler. Aerzte: Dr. Ackermann, Dr. Odermatt; Kurzeit: 1. Mai bis Ende Sept.

Schöneck, Wasserheilanstalt, 760 m., 10 Min. von Dorf Emmetten, 300 Meter über dem Vierwaldstätter See. Die mit Bäumen besetzte Terrasse vor dem Kurhause gewährt eine entzückende Aussicht über den See und dessen Ufer. Ansteigende Wege führen in die anmuthigen Umgebungen (Kohlthal, Schlucht, Seelisberg etc.). Weiches reines Quellwasser von 5.4° R. Diätkuren, Gymnastik, elektrische und pneumatische Behandlung.

Von Bahnhof Luzern in 1 bis $1^1/_2$ St. per Dampfboot nach Beckenried; von hier im Wagen (Einsp. 6, Zweisp. 12 fr.) in 40 Min. nach S. — Unterkunft: Kuranstalt mit 85 Z. (Pens. mit Z. von 8 fr. an). Arzt: Dr. Wunderlich; Kurzeit: 15. Mai bis Ende Oct.

Seelisberg, Pfarrdorf im Kanton Uri, 801 m., mit der Kuranstalt Sonnenberg, 845 m., und 408 Meter über dem Spiegel des Vierwaldstätter Sees, der hier schon den Namen des Urner Sees angenommen hat. Die Anstalt ist mit der Vorderfront gegen Osten gerichtet, so dass gegenüber die Pyramide des Frohnstocks als Windschirm dient. Im Rücken ist sie durch die Felswand des Sonnenbergs, zu beiden Seiten, gegen N und S. durch Waldungen gedeckt. Auch der Föhn erreicht nur in sehr beschränktem Maasse die Kurgegend. Doch findet durch den Morgens und Abends sich erhebenden Bergwind genügende Ventilation statt. Die Sonnenhitze ist weniger empfindlich als am Axenstein, wo die Bergwand dem vollen Anprall der Nachmittagssonne ausgesetzt ist, während hier die Anstalt in den Nachmittagsstunden frühzeitiger im Schatten liegt. Die Feuchtigkeit scheint ziemlich hoch zu sein. Gutes und reichliches Quellwasser. Diese klimatisch günstige und landschaftlich entzückende Lage führt bei sehr behaglichen Einrichtungen der Kuranstalt stets Gäste aus allen Weltgegenden zu. Badeanstalt für kalte und warme Bäder.

Von Luzern im Dampfboot in $1\frac{1}{2}$ St. nach Treib und von hier per Wagen in $1\frac{1}{4}$ St. hinauf nach S. Von Dampfschiff stat. Beckenried $2\frac{1}{2}$ Fahrst. — Unterkunft: Kuranstalt Sonnenberg mit 350 B. (Pens. mit Z. 10 bis 12 fr.). Arzt: Dr. Heusser; Kurzeit: 15. Mai bis Ende Sept.

Gottlieben, 485 m., oberhalb Hinter-Meggen an dem nach Küssnacht gerichteten Arm des Vierwaldstätter Sees, hat ein recht warmes Sommerklima aber eine angenehme Frühjahrs- und Herbstzeit. Die Hitze wird einigermaassen durch eine leichte Brise, den sog. „Schonwind“ gemässigt, der Vormittags von Küssnacht her dem Hochgebirge entgegen, Abends in umgekehrter Richtung weht. Gute Einrichtungen für See- und Warmbäder.

Von Luzern mit Dampfschiff in $^1/_2$ St. nach Hinter-Meggen oder mit Droschke ($3^1/_2$ fr.). — Unterkunft in der Pens. Gottlieben (Pens. mit Z. 5—9 fr.). Aerzte in Luzern.

Hertenstein, 440 m., an der Umbiegung des Küssnachter Sees in den Hauptsee auf einer seewärts vorspringenden Landzunge gelegen, und nach Nordosten unter dem Schutz des Rigi, ist ausgezeichnet durch einen weit ausgedehnten schattigen Park, der auch gegen die Westwinde Schutz gewährt. Für die Milde des Klimas spricht der üppig blühende Laurocerasus. Am besten eignet der Ort sich zum Frühlings- und Herbstaufenthalt. Anstalten für Warm- und Seebäder.

Von Luzern mit Dampfboot in 20 Min. — Unterkunft in der Pension Schloss Hertenstein mit einer 10 Min. davon entfernten Depend. (80 B., Pens. mit Z. 6—8 fr.). Arzt: Dr. Rappaz.

Weggis, Dorf in einer sanft geschwungenen Bucht des Vierwaldstätter Sees, 440 m., welche im Westen, Norden und Osten vom Rigi und seinen Ausläufern überragt wird. So besitzt es ein im Sommer (Temp. 15.5° R.) recht warmes, im Frühling und Herbst sehr angenehmes Klima. Weggis ist bekannt durch seinen Reichthum an Früchten und Gemüsen. Dem Fusswanderer bieten die Strassen nach Küssnacht und Viznau und die an der Berglehne hinaufführenden Wege genügende Abwechslung. Gutes Trinkwasser.

Von Luzern Dampfschiff in $^1/_2$ St. — Unterkunft: Hot. Bellevue (Pens. 9—10 fr.), Belvedere, Hot. du Lac, Löwe, Paradis. Aerzte: Dr. Gerig, Dr. Schobinger.

Vitznau, 440 m., am Fusse des Vitznauerstocks und der rothen Wand, kann wegen seines vorzüglichen Windschutzes und seiner sonnigen Lage als der wärmste Ort am Vierwaldstätter See angesehen werden, wie es schon die frühzeitige Entwicklung der Vegetation zu erkennen giebt. Im Frühjahr oder Herbst oder in sehr kühlen Sommern mag der Wärmebedürftige, insofern er sich nicht durch die Unruhe, welche der Rigibahnhof mit sich bringt, belästigt fühlt, hier sein Quartier aufschlagen.

Von Luzern mit Dampfboot in $^3/_4$ St. nach V. — Unterkunft: Hot. Pfyffer, Pens. Zimmermann, Hot. Rigi, Hot. Rigibahn (Pens. überall 5—7 fr.). Arzt: Dr. Rappaz.

Der **Rigi** ist der besuchteste Berg der Alpen. Bisweilen reichen die 13 vorhandenen Gasthöfe nicht aus, die Gäste unterzubringen, die sich hier an einem Abend zusammenfinden. Der Rigi ist aber nicht eine einfache Spitze, sondern ein durch Senkungen und Erhebungen vielgestaltiger Gebirgszug, auf dem man sich nach verschiedenen Richtungen ergehen kann. Viele Hotels sind der Aussicht wegen an Stellen erbaut, wo der Wind viel zu stark haust, um sie als Krankenaufenthalt empfehlen zu können. Die mittlere Sommertemperatur ist 10.1° R., die Feuchtigkeit 68%. Der Seehöhe nach rangiren die als Kurorte geeigneten 6 Plätze folgendermaassen: Rigi-Felsenthor in Waldnähe, meist von Schweizern besucht, 1100 m.; Rigi Klösterli, in einer sehr geschützten Bergmulde mit 2 Gasthöfen, 1300 m.; Rigi Kaltbad, am westlichen Abhange des Berges mit gutem Windschutz durch Berg und Anpflanzungen, das vornehmste und theuerste, 1441 m.; Rigi-First am südlichen Abhang des Rothstocks und in Waldnähe 1446 m.; Rigi-Staffel in prachtvoller freier Lage, aber wegen der Durchzügler zum Kulm unruhig 1594 m. und endlich Rigi-Scheideck, mit geringem Windschutz aber mit der Möglichkeit fast $^1/_2$ St. lang auf ebenem Terrain spazieren zu gehen, 1648 Meter. Am besten eignet sich der Rigi für Reconvalescenten und als Erfrischungsmittel bei geistiger Ueberbürdung oder nervöser Abspannung, für Lungenkranke ist der Berg nicht windgeschützt genug.

Die Rigibahn führt von Vitznau oder Arth zu den sämmtlichen Gasthöfen. — Unterkunft: Die billigste Pension findet man in R.-Felsenthor und R.-Klösterli (5—6 fr.), die theuerste in Kaltbad, First und Scheidegg (10—15 fr.), die übrigen berechnen durchschnittlich 7—9 fr. Aerzte befinden sich in Kaltbad und auf Scheidegg.

Gersau, Dorf im Kanton Schwyz, 440 m., gegen Norden unter dem Schutz des Rigi, dem Süden frei geöffnet, ist im Hochsommer recht warm (Sommertemp. 14.4° R.) und wird deshalb als Frühlings- und Herbststation, ja sogar als Winteraufenthalt empfohlen. Dem Föhn ist der Ort mehr ausgesetzt wie Weggis und Vitznau.

Von Luzern braucht das Dampfschiff bis G. $1^1/_4$ St. — Unterkunft in 5 Gasthöfen: Müller (Pens. mit Z. von 9 fr. an), Gersauer Hof, Hirsch, Sonne, Zur Ilge. Arzt: Dr. Erni.

Brunnen, Dorf im Kanton Schwyz mit 1000 Einw., 440 m., an der Einmündungsstelle der Muotta in den Vierwaldstätter See, ist als Station der Eisenbahn und der Dampfschiffe einer der belebtesten und dabei schönsten Punkte am See. Als klimatischer Kurort hat es seine Schattenseiten. Der Föhn ist manchmal überaus heftig, und vom Muottathal kann der Nordost unangenehm empfunden werden. Ueberdies ist das Muottathal nicht ganz sumpffrei und deshalb in gesundheitlicher Beziehung verdächtig. Für Ausflüge nach allen Richtungen ist Brunnen ein bevorzugter Mittelpunkt. Anstalten für See- und Warmbäder.

Von Luzern erreicht man B. auf der Eisenbahn oder im Dampfschiff in $1^1/_4$–$1^3/_4$ St. — Unterkunft in über 20 Gasthöfen und Pensionen (Waldstätter Hof, Hirsch, Adler, Rössli, du Lac, Mythenstein, Bellevue u. a.) und in Privathäusern. Arzt: Dr. Schelbert.

Morschach, Dörfchen oberhalb Brunnen, 657 m., am Fusse der Frohnalp auf grüner Hochebene gelegen, hat in seiner Nähe 2 grosse mit höchstem Comfort ausgestattete Hotels: Axenfels, 650 m., und Axenstein, 750 m., von denen letzteres einen grossen Waldpark besitzt. Trotz mancher schattigen Plätze kann es im Sommer (mittlere Temp. 17° R.) dort oben recht heiss werden.

Von Brunnen im Wagen in 1 St. hinauf. — Unterkunft in Morschach in 3 Hotels (Frohnalp, Bettschardt, Degenbalm) Pens. mit Z. von 5 fr. an. — In Axenfels Pens. von $9^1/_2$ fr. an: Arzt: Dr. Schelbert. — In Axenstein Pens. 10—12 fr.; Arzt: Dr. Schönbächler.

Stoos, Kurhaus. 1290 m., in frischer Höhenlage, von Gartenanlagen umgeben. Gutes Trinkwasser, Milch- und und Molkenkur, Badeanstalt für kalte und warme Bäder.

Von Brunnen Fahrstrasse in $2^1/_2$ St. (Einsp. 15, Zweisp. 20, Reitpferd oder Tragsessel 10 fr.). — Unterkunft im stattlichen nach schweizer Art gebauten, etwas dünnwandigen Kurhaus mit 77 Z. (Pens. mit Z. 7—12 fr.).

Tells Platte am östlichen Ufer des Urner Sees, 440 m., an der Axenstrasse und am Fusse des von einem grossartigen Tunnel durchbohrten Axenberges, sehr windgeschützt, bietet Wärmebedürftigen einen recht angenehmen Aufenthalt. In der Nähe die Tellskapelle. Milchkuren und Seebäder.

Tells Platte ist Eb.- und Dampfschiffstation. — Unterkunft im Gasthaus mit 30 Z. (Pens. mit Z. $5^1/_2$—$6^1/_2$ fr.).

Das **Maderaner Thal** im Kanton Uri, 1350 m., ist ein breites von West nach Ost ziehendes Hochalpenthal, welches von hohen Bergen eingefasst, vom Kärstelenbach durchflossen und gegen Osten vom Hüfigletscher abgeschlossen wird. Unter zahlreichen Wasserfällen ist der bedeutendste der „Stäuber“, welcher vom Brunnipass herabstürzend Nachmittags in Regenbogenfarben glitzert. Hinter dem Hotel befindet sich ein dichter Tannenwald mit angenehmen Sitzplätzen und herrlicher Aussicht auf das Thal und die Höhen. Der Ort ist durch fast absolute Windstille und warme Abende ausgezeichnet. Einige Nebeltage können schon im September sich einstellen. Die friedliche Abgeschlossenheit, die sehr wenig bewegte feuchtwarme Luft, die anmuthige Umgebung machen das Maderaner Thal als Station für Ruhebedürftige, Ueberreizte und Schlaflose besonders geeignet.

Von Amsteg, Station der Gotthardbahn, Reitweg in $3^1/_4$ St. (Pferd 12, Träger 14 fr.). — Unterkunft im Gasthof zum Schweizer Alpenklub mit 60 Z. und Badeanstalt (Pens. mit Z. 8—10 fr.). Nächster Arzt in Amsteg.

Andermatt, Pfarrdorf im Kanton Uri mit 750 Einw., 1445 m., in dem von der Reuss durchflossenen $^1/_2$ St. breiten Urserenthal, welches von 1200 bis 1800 Meter hohen Bergen umschlossen wird. Die beträchtliche Seehöhe, der ziemlich gut windgeschützte Thalkessel und gute Besonnung haben veranlasst, dass Andermatt als Concurrent von Davos und daher vorzugsweise als Winterkurort aufgestellt wurde. Die mittlere Sommertemperatur ist 9.2° R.

Von der Gotthardstation Göschenen 4 mal tägl. Post in $1^1/_4$ St. nach Andermatt (Einsp. 6, Zweisp. 10 fr.). — Unterkunft in 7 Gasthöfen und Pensionen (Bellevue, Nager, St. Gotthard, 3 Könige, Grand Hôtel etc.). Arzt: Dr. Neukomm.

d. Berner Oberland.

Die Luftkurorte des Berner Oberlandes befinden sich zum Theil unmittelbar an den Ufern zweier Seen, deren Spiegel etwa 120 Meter höher liegt wie der des Vierwaldstätter Sees. Der Brienzer See, 14 Km. lang und $2^1/_2$ Km. breit, 566 m., hat wegen des ihm zuströmenden eiskalten Aarwassers meist recht niedere Temperaturen (11—15° R.) und hier und da besonders kalte Stellen, weshalb er zu Seebädern weniger gut geeignet ist. Der Thuner See, 18 Km. lang und 3 Km. breit, 560 m., ist gleichmässiger erwärmt. Zwischen beiden Seen befindet sich ein Zwischenland, auf welchem Interlaken, einer der berühmtesten Kurorte der Schweiz, sich ausbreitet. Oberhalb der Seen stellt sich uns eine weitere Reihe höher gelegener Plätze dar und endlich haben wir noch mehrere dem Hochalpengebiet angehörige Orte aufzuführen. Nach der Seehöhe vertheilen sich diese Stationen folgendermaassen: Thuner See 560, Brienzer See 566, Interlaken 570, Giessbach 720, Sigriswyl 800, Zimmerwald 858, Aeschi 859, Weissenburg 880, Grindelwald 1057, Lenk 1105, Abendberg 1139, Beatenberg 1148, Gurnigelbad 1155, Mürren 1650, Engstlenalp 1840.

Der **Brienzer See** hat 3 Uferstationen, welche sich zu längerem Aufenthalt eignen: Brienz-Tracht, Iseltwald und Bönigen. Das grosse Pfarrdorf Brienz-Tracht mit 2800 Einw. liegt im nordöstlichen Winkel des Sees, 604 m., nach Norden und Nordosten unter dem Windschutz des Brienzergrats. Die mittlere Sommertemp. ist 13.6° R. Iseltwald ist ein nur sehr kleines Dörfchen, welches am südlichen Uferrand auf einer vorspringenden Landzunge sich befindet und als stille bescheidene und billige Sommerfrische Erwähnung verdient. Bönigen endlich am westlichen Ende des Sees ist ein ländlicher Vorort von Interlaken und besitzt ein ähnliches Klima wie dieses.

Brienz ist Endstation der Brüningbahn und gleich Iseltwald Dampfschiffstation. — Unterkunft in Brienz-T. in 3 Gasthöfen (Weisses Kreuz, Bär, Wilhelm Tell). In Iseltwald in der Pension Seebucht. In Bönigen, mittelst Eb. 25 Min. von Interlaken, 3 Pensionen (Bellerive, Bönigen, Chalet du Lac). Arzt: Dr. Körber in Brienz.

Die **Engstlenalp** im Kanton Bern, 1840 m., ist ein aussichtsreicher Höhenkurort in vorzüglicher Lage. Bei sehr bedeutender dem oberen Engadin gleichkommender Seehöhe besteht Schutz gegen Nordwinde. In der Nähe eine Arven- und Kiefernwaldung und ein kleiner fischreicher See, dessen Wasser sich bis auf 12° R. erwärmt. Vorzügliches Trinkwasser; Milch- und Molkenkur.

Von Ebst. Meiringen (Lin. Luzern-Brienz) 2 mal tägl. Post in 50 Min. bis Innertkirchen (Im-Hof). Von hier Saumpfad in 4 St. — Unterkunft im Gasthof von Immer mit Depend. (Pens. 6½ fr.). Kurzeit: Ende Juni bis Ende August.

Der **Giessbach** oberhalb des Brienzer Sees, 720 m., besitzt in seiner Nähe eine Wasserheilanstalt in windgeschützter Lage. Die Luft ist durch dichte Bewaldung und durch die von den Fällen abgegebene Feuchtigkeit dampfreich. Diätkuren, Gymnastik, Massage, Elektrotherapie und Terrainkuren nach Oertel.

Vom Bahnhof Brienz 10 Min. zur Landungsstelle, von hier Drahtseilbahn in 6 Min. zum Kurort. — Unterkunft im Hotel Giessbach mit Wasserheilanstalt und im Hot. Beau-Site. Arzt: Dr. Wagner; Kurzeit: 15. Mai bis Ende Sept.

Interlaken, 570 m., ist ein Complex von Ortschaften, welche den Raum zwischen Brienzer und Thuner See ausfüllen. Es ist dies ein Thalkessel mit sehr weiter und ebener Thalsohle, welcher nach Norden und Süden von ziemlich 2000 Meter hohen Gebirgszügen geschlossen, nach Osten und Westen aber weit geöffnet ist. Die Erwärmung dieses breiten Flachlandes durch Besonnung ist eine sehr vollständige, und Interlaken mit einer mittleren Sommertemp. von 13.7° R. ist deshalb wärmer wie Thun und noch bedeutender ist die Differenz gegenüber von Bern. Dafür spricht auch die Ueppigkeit der Vegetation, dafür der Reichthum an stämmigen Nuss- und Obstbäumen. Und doch artet diese starke Wärmeentwicklung höchst selten in Schwüle der Luft aus. Hierfür sorgen theils die von den Schneefeldern her nächtlich bewirkte Abkühlung, theils die regelmässig von den Seen her thalaufwärts und thalabwärts vordringenden Winde, unter denen der aufwärts über den Thunersee herwehende der vorherrschende ist. Der Föhn, welcher noch im Hasli- und Grindelwaldthal oft so schauerlich haust, trifft Interlaken nur selten und mässig; gegen das Eindringen der Bise (des Nordost) schützen die Bergwälle fast vollständig. Da kein Wind das Zwischenseeland berühren kann, ohne über eine Wasserfläche hingestrichen zu sein, so besitzt die Luft fast stetig einen ziemlichen Grad von Feuchtigkeit, und dies trägt wesentlich zur Mässigung der Wärmeschwankungen bei. Alle diese Umstände verleihen Interlaken diese warme aber keineswegs heisse, diese windstille aber keineswegs stagnirende, diese etwas feuchte aber keineswegs nasskalte Atmosphäre, und zwar in einer Höhenlage, welche den meisten Leuten zusagt und keine Gegenanzeigen findet. Hierin liegt das Geheimniss von Interlaken als eines Luftkurortes, der, alle Schädlichkeiten und alle stärkeren Einwirkungen abhaltend, den zu Hause Geschäftigen in einschmeichelnder Weise zum süssen Nichtsthun unter freiem

Himmel verleitet, der die Reconvalescenz beschleunigt und auch katarrhalische Zustände und nervöse Reizbarkeit häufig beseitigt. Ausser der Milch- und Molkenkur und den guten Bade-Einrichtungen ist hier noch besonders des Reichthums an Erdbeeren zu gedenken, welche während des ganzen Sommers zu haben sind und in diätetischen Gebrauch gezogen werden können.

Interlaken ist Ebst. der die Seen mit einander verbindenden Bahn Därligen-Bönigen, von Thun $2^1/_2$, von Bern $3^1/_2$, von Luzern 5 St. Fahrzeit. — Unterkunft in über 30 Gasthöfen und Pensionen mit den verschiedensten Preisen (Pens. mit Z. 5—16 fr.). Aerzte: Dr. Dr. Delachaux, Küpfer, Schären, Strasser, Zürcher; 1 Apotheke. Kurzeit: Anf. Mai bis Ende Sept.; Frequenz: über 20000.

Beatenberg, langgestrecktes Pfarrdorf im Kanton Bern oberhalb des Thunersees, 1148 m., welches, nach Norden vollständig windgeschützt, nach Süden zu über den See blickt. Die mittlere Sommertemp. ist 11.1° R. Ostwinde und Föhn berühren es zeitweise. Nachmittags und zu früher Morgenstunde findet ein regelmässiger Luftaustausch zwischen See und Höhe statt, wodurch Reinheit der Luft und ein mässiger Feuchtigkeitsgrad bewirkt wird. Die Schneeberge, welche hier bei wechselnder Beleuchtung grossartige Naturscenen hervorrufen, sind zu weit entfernt, um das Klima zu beeinflussen. Der Ort ist derartig von schönem Wald umgeben, dass man auch im Hochsommer vor Ueberhitze sich schützen kann. Neben dem Nadelholz treffen wir Birken, Ebereschen und prachtvolle Exemplare von Bergahorn. Für Patienten, denen das Steigen verboten ist, ist es besonders günstig, dass man wohl eine Stunde lang auf ebener Strasse spazieren gehen kann. Gute Erfolge, welche man bei Brustkranken und Nervenschwachen beobachtete, haben dazu geführt Beatenberg auch als Winterkurort aufzustellen.

Von Interlaken im eignen Wagen bis B. (Einsp. 16, Zweisp. 30 fr.) braucht man $2^1/_2$ St.; oder man geht mit der Eb. bis Därligen, dann mit Dampfboot bis Merligen, von wo eine Drahtseilbahn in 12 Min. nach B. führt. Unterkunft in 8 Hotels und Pensionen, welche auf eine St. Entfernung zerstreut liegen. Von Interlaken das weitest entfernte ist das Kurhaus des Dr. med. Müller (Pens. mit Z. 8—12 fr.). Es folgen dann gegen Interlaken zu Beatrice, Schönegg, Victoria, Bellevue, Alpenrose, Jungfrau, des Alpes. Kurzeit: Mai bis October.

Der **Abendberg** südwestlich von Interlaken, 1139 m., bietet eine weite herrliche Rundschau und schattige Waldwege in der Nähe; doch muss man steigen können. Milch- und Molkenkuren, Badeanstalt mit Douchen und Warmbädern.

Von Interlaken Reitweg in 2 St. (Pferd 8 fr.). — Unterkunft im Hotel Bellevue (Pens. mit Z. $5^1/_2$—8 fr.). Aerzte in Interlaken.

Mürren, kleines Dorf und Höhenkurort, 1650 m., im Angesicht der Jungfrau und anderer Riesen des Oberlandes. Gegen Nord und Nordwest ist der Ort windgeschützt, gegen Nordost aber freiliegend. Gutes Quellwasser, Milch und Molken.

Von Interlaken Eb. in 50 Min. nach Lauterbrunn, von hier Drahtseilbahn nach Mürren. Unterkunft in 2 Hotels: Gr. Hot. Kurhaus Mürren mit 260 B. und Gr. Hot. des Alpes mit 160 B. (Pens. mit Z. in beiden 8—15 fr.). Arzt anwesend; Kurzeit: 1. Mai bis 30. Oct.

Grindelwald, Dorf mit 3100 Einw., 1057 m., in einem Hochthale des Berner Oberlandes in Gletschernähe und durch lebhaften Touristenverkehr recht unruhig.

Von Interlaken mit der Eb. in 1 St. 20 Min. nach G. — Unterkunft in 7 Hotels (Bär, Adler, Eiger etc.). Aerzte: Dr. Hückstädt, Dr. Tobler.

Der **Thuner See,** 560 m., dessen Uferstationen durch Dampfschifffahrt miteinander verbunden sind, besitzt darunter mehrere, welche gute Einrichtungen zu Seebädern aufweisen. Es sind dies Spiez am südlichen, Gunten und Oberhofen am nördlichen Ufer und endlich Thun (5500 Einw.) am Ausfluss der Aare aus dem See.

Unterkunft: In Spiez im Spiezer Hof und in der $^1/_4$ St. landeinwärts, 630 m., gelegenen Pension Schonegg. — In Gunten 5 Pensionen (Schönberg, du Lac, Hirsch, Graber, Weisses Kreuz). — In Oberhofen 4 Pensionen (Moy, Oberhofen etc.). — In Thun 9 Hotels und Pensionen (Thuner Hof, Baumgarten, Kreuz, Krone etc.). — Aerzte: In Spiez Dr. Mützenberg; in Thun Dr. Dr. Kauffmann, Kohler, Pfandler, Rau, Ris.

Aeschi, Dorf im Kanton Bern, 859 m., auf der Höhe zwischen dem Niesen und dem Thuner See in prachtvoller aber recht frischer Lage.

Von Dampfschiffstation Spiez Fahrstrasse in $1^1/_2$ St. (Einsp. 6, Zweisp. 10 fr.). — Unterkunft in 2 Gasthöfen: Blümlisalp und Niesen (in beiden Pens. mit Z. 5—7 fr.

Sigriswyl, 800 m., Dorf im Kanton Bern oberhalb des nördlichen Ufers des Thunersees in ähnlicher, aber um 300 Meter niedrigeren Lage wie Beatenberg. Billiger Aufenthalt.

Von Dampfschiffstation Gunten Fahrstrasse in $^3/_4$ St. — Unterkunft: Gasthof zum Bär (Pens. mit Z. 5 fr.).

Lenk, Dorf im Kanton Bern, 1105 m., im Simmenthal mit 2 kalten Schwefelquellen und einer schwachen erdigen Eisenquelle. Der vollständige Schutz gegen Nord- und Nordostwinde verursachen höhere Temperaturen, als man sie bei einer solchen Seehöhe erwarten sollte. Der Gebrauch der Schwefelquellen hatte besonders bei gewissen Hautkrankheiten (Blutgeschwüre) einen überraschend günstigen Erfolg.

Von Ebst. Thun 2mal tägl. Post in 8 St. nach L.; von Ebst. Romont (Lin. Bern-Lausanne) Zweigb. nach Bulle (Boll) und von dort 2mal tägl. Post über Chateau d'Oex nach L. in 9½ St. — Unterkunft: Kuranstalt mit 106 Z. und Parkanlagen (Pens. mit Z. 10—11 fr. tägl.) und 3 Gasthöfen (Stern, Krone, Bär). Arzt: Dr. Jonquière; Kurzeit: 10. Juni bis 20. Sept.

Weissenburg, kleines Dorf im Kanton Bern, im Simmenthal, und in Entfernung von ½ St., zwischen den hohen Felswänden der Bunschischlucht versteckt, 880 m., das gleichnamige Bad. Dasselbe besteht aus 2 Gebäuden, dem vorderen Bad, welches nur vom Südwind berührt wird, und dem hinteren Bad, welches fast vollständig windgeschützt ist. Bei einer mittleren Sommertemp. von 14.8° R. ist die fast unbewegte Luft hochgradig feucht (Juni 90.1 %). Diese ruhige feuchtwarme Atmosphäre hat einen ausgesprochen reizmildernden Charakter, der besonders bei Katarrhen der Athmungsorgane und Asthma zur Geltung kommt. Unterstützt wird diese Wirkung durch die Trinkkur mit einer lauen, 21° R. warmen, Quelle, welche hauptsächlich Gyps und Bittersalz enthält.

Von Thun 3mal tägl. Post in 3 St. nach Dorf Weissenburg, von dort Hotelwagen in ½ St. zum Bad. — Unterkunft in den Kurhäusern (Pens. mit Z. 10½—13 fr.). Aerzte: Prof. Dr. Huguenin, Dr. Enderlin; Kurzeit: Mitte Mai bis Ende Sept.

Zimmerwald, Luftkurort im Kanton Bern, 858 m., auf der Hochebene des Längenberges zwischen Wiesen gelegen und in der Nähe von Nadelholzwaldungen. Das frische anregende Klima und die billige gute Verpflegung begründen die Beliebtheit des Ortes als Ferienkolonie für skrophulöse und schwächliche Kinder, welche aus der Schweiz und dem Elsass sich zahlreich dort einfinden. Gutes Trinkwasser, Milch- und Molkenkuren, Bade-Einrichtungen.

Von Bern 2mal tägl. Post in 2 St. nach Belp, oberhalb dessen das Kurhaus sich befindet. — Unterkunft in diesem mit 50 Z. und Villa (Pens. mit Z. 6—9 fr.) nnd in einigen kleineren Pensionen. Aerzte in Bern.

Gurnigel, grosse Kuranstalt, 1155 m., auf einer Terrasse $^3/_4$ St. unterhalb des Gipfels des Gurnigelberges, in freier und deshalb wenig windgeschützter Lage. Dafür befindet sich aber ganz in der Nähe ein weithin sich ausdehnender und von Spazierwegen durchzogener Waldpark. Herrliche Aussichten auf die Alpen. Die Sommertemp. ist 11.5° R., die Feuchtigkeit 81 %. In Mitgebrauch sind 2 gypshaltige kalte Schwefelquellen, eine schwache Stahlquelle, Milch, Molken. Douchen und Inhalationen. Unterleibsvollblütigkeit, chronische Lungenkatarrhe und Skropheln werden mit gutem Erfolge behandelt.

Von Bern 2mal tägl. Post in $4^1/_2$ St. — Unterkunft in dem vorzüglich eingerichteten Kurhaus mit 650 B. (Pens. mit Z. $8^1/_2$ – 12 fr.). Arzt: Dr. Verdat; Kurzeit: 10. Juni bis 20. Sept.; Frequenz: 1850.

e. Die Nordwestschweiz (der Jura).

Die Nordwestschweiz hat für den Luftkurgast viel weniger Anziehungspunkte als die bisher geschilderten Theile der Schweiz, und ihre Höhen werden mehr von den Nächstwohnenden, besonders von Basel her, als Sommerfrischen benutzt. Wir erinnern hier zunächst an die im Kanton Aargau an der Nordspitze des Hallwyler Sees, 480m., gelegene Wasserheilanstalt Brestenberg (von Ebst. Boniswyl $^1/_2$ St.; Arzt: Dr. Münch). An den Abhängen des Jura liegen Frohburg, 845 m., Langenbruck 747m., und Fridau 670m., sämmtlich mit gut eingerichteten Pensionen. Ausserdem haben wir noch 3

Punkte besonders hervorzuheben, nämlich Magglingen 900, Chaumont 1170 und den Weissenstein 1287 Meter.

Der **Weissenstein,** Berg im Kanton Solothurn, 1287 m., den Rücken der südlichen Jurakette bildend, ist ausgezeichnet durch seine vorzügliche Aussicht auf die ganze Alpenkette. Vom Kurhaus, welches mit der Front nach Süden gerichtet ist, führt östlich ein sehr angenehmer Waldweg in $^1/_2$ St. zur „Röthe“ mit prachtvollem Blick auf die deutschen Berge. Obgleich Wald in der Nähe ist, ist für reizbare Patienten und Katarrhalische die allzufreie, den Winden von allen Seiten ausgesetzte Höhe des Weissensteins als Aufenthalt wenig geeignet. Auch fehlt es an gutem Trinkwasser.

Von Solothurn zu Wagen in 3 St. (Zweisp. 20 fr.); von Ebst. Münster (Lin. Basel-Jura-Bern) direct im Wagen (25 fr.) hinauf oder per Post nach St. Joseph am Gänsbrunnen und von hier mit Wagen (15 fr.) zur Höhe. — Unterkunft im Kurhaus mit 140 B. (Pens. mit Z. 8 fr.). Aerzte in Solothurn.

Magglingen (Macolin), Kurhaus im Kanton Bern, 900 m., am Südabhange des Jura, auf einer breiten Terrasse, 468 Meter über dem Bieler See mit wundervollem Fernblick auf die Alpenkette. Gute Wege führen in die sehr ausgedehnten hauptsächlich aus Nadelholz bestehenden Waldungen, welche mit Ruheplätzen versehen sind und bis dicht an die Wohngebäude heranreichen. Wasserheilverfahren und elektrische Behandlung. Terrainkurort nach Oertel.

Von Ebst. Biel (Lin. Olten-Biel-Neuenburg) 7 Min. bis zu der in 15 Min. hinaufführenden Drahtseilbahn. — Unterkunft im Kurhaus mit 87 Z. (Pens. mit Z. 8—12 fr.). Arzt: Dr. Gsell-Fels.

Der **Chaumont** nördlich von Neuchâtel, der berühmteste Aussichtspunkt des westlichen Jura, hat ziemlich auf voller Höhe, 1128 m., ein als Sommerfrische benutztes Hotel. Dasselbe liegt auf einem kleinen vom Walde umsäumten Plateau und besitzt nur durch das Gehölz Windschutz. Die mittlere Sommertemp. ist 10.6° R. Die kühle bewegte Luft hat einen erregenden Charakter.

Von Neuchâtel 2mal tägl. Post in 1½ St. hinauf (Einsp. 10, Zweisp. 20 fr.). — Unterkunft im Hôtel du Chaumont mit Depend., Hotel du Château zusammen 90 Z. (Pens. mit Z. 8—10 fr.). Aerzte in Neuchâtel.

f. Südwestschweiz.

(Genfer See und Rhonethal).

Der Genfer See, 90 Km. lang 15 Km. breit, 375 m., erreicht zur Sommerzeit an seinen Ufern sehr hohe Temperaturen. Für Genf selbst beträgt das Sommermittel 14.0° R., dasselbe erhebt sich aber für Montreux auf 15° R. Dieses hat einen sehr angenehmen Frühling und Herbst, im Sommer aber wird es dort heiss und wer diese Jahreszeit in der Nähe des Sees verleben will, flüchtet sich auf die benachbarten Höhen oder geht im Rhonethal weiter aufwärts. Auch Aigle und Bex sind hier für den Sommer nicht gut geeignet, im Herbst aber als Traubenkurorte sehr beliebt. Die bezüglichen Orte bilden nach der Seehöhe geordnet folgende Reihe: Champel sur Arve 379, Glion 724, Les Avants 979, Château d'Oex 994, Champéry 1050, Gryon 1107, Villars 1215, Chesières 1230, Morgins 1411 Meter.

Champel sur Arve, grosse Wasserheilanstalt auf einem Hügel nahe bei Genf, 379 m., mit schöner Aussicht auf die Stadt, das Arvethal und den Jura. Schwimm- und Dampfbäder, Douchen in allen Formen, elektrische und pneumatische Behandlung.

Von Genf mittelst Tramway, Haltestelle la Cluse, 20 Min. — Unterkunft in der Kuranstalt oder in den nahe gelegenen Hotels Beau Séjour und La Roseraie. Arzt: Dr. Glatz.

Glion, Dörfchen im Kanton Waadt, 687—724 m., auf einer Bergterrasse oberhalb Montreux, gegen Nord und Nordost windgeschützt, gegen Süden mit entzückender Aussicht über den See und mit günstiger Gelegenheit zu Ausflügen in die Umgegend und auf die höher gelegenen Punkte. Milch-, Molken- und Traubenkur.

Von Ebst. Territet-Glion (Lin. Lausanne-Bex) Drahtseilbahn, tägl. 21 Züge, in 6 Min. nach Glion; von Ebst. Vernex Post in $^3/_4$ St. — Unterkunft in 5 Hotels (Victoria, Righi Vaudois, Midi, Glion und Bellevue) und mehreren einfachen Pensionen. Aerzte von Montreux.

Les Avants, Luftkurort im Kanton Waadt, 979 m., auf einer kleinen gegen Norden durch Berg und Tannenwald vollständig geschützten, nach Süden zu freien sonnigen Hochebene der Dent de Jaman. Milch- und Molkenkur.

Von Montreux-Vernex auf einer Fahrstrasse in $^3/_4$ St. nach Glion und von hier in weiteren $1^1/_2$ St. zum Kurort. Die von Territet nach Glion führende Drahtseilbahn soll bis Les Avanls eröffnet werden. — Unterkunft im Hotel des Avants mit 75 Z. (Pens. mit Z. $5^1/_2$—10 fr.). Aerzte aus Montreux.

Château d'Oex, (Oesch), Dorf im Kanton Waadt, 896—994 m., aus zerstreut liegenden Häusern bestehend und mit vielen angenehmen Spazierwegen in die Umgebungen, ein sehr beliebter billiger Sommeraufenthalt.

Von Ebst. Bulle 2mal tägl. Post in $3^1/_2$ St., von Ebst. Aigle einmal tägl. Post in $7^1/_4$ St. — Unterkunft in zahlreichen Hotels und Pensionen (Berthod, de l'Ours, Villa d'Oex, Pens. Rosat etc.), in allen Pens. von 5 fr. an. Aerzte: Dr. Favred, Dr. Rosat; Kurzeit: 1. Mai bis 15. Oct.

Chesières, Dorf im Rhonethal, 1230 m., am Südostabhange der Ecovets und des Plan Saya ist dem Ostwinde zugänglich sonst windgeschützt und hat Tannenwaldung in der Nähe.

Von Aigle einmal tägl. Post in $3^3/_4$ St. — Unterkunft im Hotel du Chamossaire mit 128 Z. (Pens. mit Z. 6 fr.). Aerzte in Aigle; Kurzeit: 1. Juni bis 30. Sept.

Villars, $^1/_2$ St. von Chesières, 1215 m., gegen Nord und Nordost windgeschützt, gegen Südwest mit freier hervorragend schöner Aussicht auf die Seeufer, an einen Waldpark anstossend, ist eine der geschätztesten Sommerfrischen des Rhonethals.

Von Ebst. Aigle Post über Ollon in 4 St. (Einsp. 15, Zweisp. 30 fr.). — Unterkunft in 3 Hotels (Muveron, Bellevue, Chalet de Villars). Aerzte: Dr. Perregaux, Dr. Chatelant.

Gryon, grosses Dorf im Kanton Waadt oberhalb Bex, 1107 m., auf einer nach Norden geschützten, nach Süden sanft geneigten sonnigen Hochebene und in Waldnähe, ein beliebter billiger Sommeraufenthalt.

Von Ebst. Bex Post und Hotelomn. in $3^1/_2$ St. (Einsp 12 fr.). — Unterkunft in 3 Pensionen (Saussaz, Aulet, Morel). Aerzte in Bex.

Morgins, Kuranstalt im Kanton Wallis, 1411 m., in einem kleinen gegen Ost geöffneten, sonst windgeschützten Seitenthal des Val d'Illiez. Grosse Waldungen ganz in der Nähe. Ein gypshaltiger Eisensäuerling kommt zur Unterstützung der Klimawirkung bei schwächlicher Constitution in Trink- und Badekuren zur Anwendung.

Von Bex über Monthey Post in 4 St. — Unterkunft im Grand Hotel mit 200 B. (Pens. mit Z. 6—8 fr.). Arzt: Dr. Ecoeur; Kurzeit: 1. Juni bis Ende Sept.

Champéry, Dorf im Kanton Wallis, 1050 m., im oberen Val d'Illiez, sehr windgeschützt und in wundervoller Lage.

Von Ebst. Monthey Post in 4 St. nach Ch. — Unterkunft in 2 Hotels (Dent du Midi, Croix fédérale). Arzt: Dr. Ecoeur.

Anhang.

1. Klimatische Sommerkurorte mit Rücksicht auf ihre Seehöhe.

Meter.

100. Auerbach 100. Jugenheim 110. Herrnskretschen 113. Wachwitz 115. Wiesbaden 115. Blasewitz 116. Heidelberg 116. Dürkheim 116. Kösen 116. Wehlen 123. Krippen 128. Neustadt a./H. 137. Rothenfels 140. Bodenbach 142. Hofheim 145. Sulza 148. Schönberg 150. Königsbrunn 156. Baden 160. Gernsbach 161. Frauensee 164. Gengenbach 172. Suderode 180. Annweiler 185. Lichtenfels 186. Oberkirch 195.

200. Kreischa 200. Michelstadt 208. Tharandt 210. Rudolstadt 210. Lautenbach 215. Eisenach 225. Loschwitz 230. Tautenburg 230. Gernrode 230. Blankenburg 234. Wernigerode 234. Ilsenburg 240. Harzburg 246. Suggenthal 248. Weisser Hirsch 250. Wilhelmshöhe 250. Salzungen 262. Gohrisch 263. Waldkirch 263. Berka 277. Arnstadt 280. Lauterberg 280. Laacher See 281. Treseburg 290. Gleichenberg 290. Rathewalde 293.

300. Hohnstein 300. Teinach 300. Stolberg 304. Sachsa 305. Altenbrak 310. Kronberg 310. Gleisweiler 310. Berggiesshübel 320. Giersdorf 320. Sulzbach 320. Schwarzburg 324. Alexisbad 325. Hummelshain 325. Warmbrunn 326. Wernersdorf 327. Komotau 330.

Meter. Niederwald 330. Herrenalb 330. Tobelbad 330. Gottleuba 337. Hermsdorf 340. Thal 340. Liebenstein 345. Blankenhain 350. Berneck 350. Lerbach 350. Schweizermühle 356. Nied. Langenau 357. Lindenfels 360. Königstein 362. Grund 368. Fischbach 374. Eichwald 375. Champel sur Arve 379. Eggenberg 380. Gr. Ullersdorf 380. Alt Haide 380. Hain 380. Georgenthal 383. Seidorf 384. Hornberg 386. Schleusingen 390. Bodensee 398.

400. Sonneberg 400. Falkenstein 400. Friedrichshafen 400. Geltschberg 406. Mammern 407. Züricher See 409. Ueberlingen 410. Glotterbad 413. Mulda 414. Grosstabarz 415. Friedrichrode 422. Badenweiler 422. Walensee 423. Luisenthal 425. Landeck 425. Kaiserswaldau 430. Arnsdorf 435. Wiesenbad 435. Vierwaldstätter See 440. Ditzenbach 442. Buchwald 450. Altenau 450. Wangenburg 450. Nordrach 450. Ueberkingen 450. Niedernau 450. Wolkenstein 458. Phantasie 460. Urach 462. Schönmünzach 463. Gössweinstein 464. Kammersee 465. Olbernhau 468. Charlottenbrunn 469. Lobenstein 472. Brannenburg 473. Reichenhall 474. Aibling 480. Ilmenau 480. Fürstenhof 480. Brestenberg 480. Oberaudorf 482. Ottenstein 484. Gottlieben 485. Reichenau 486.

500. Lauenstein 500. Donnersberg 500. Villach 500. Grendelbruch 500. Buchenthal 500. Elgersburg 503. Brixlegg 513. Krummhübel 520. Flinsberg 520. Schwarzbach 530. Agnetendorf 530. Prien 532. Kipsdorf 533. Ammersee 540. Marquartstein 540. Muggendorf 544. St. Wolfgangsee 550. Unken 550. Görbersdorf 560. Jenbach 560. Thuner See 560. Brienzer See 566. Reinerz 568. Empfing 570. Berchtesgaden 570. Zell im Zillerthal 570. Interlaken 570. Brotterode 578. Millstätter See 580. Schreiberhau 580. Clausthal 580. Würmsee 583. Streitberg 584. Alexandersbad 590. Siegsdorf 595. Kochelsee 596.

Meter.

600. Secon 600. Wildalpen 600. Hohwald 610. Andelsbuch 610. Niederaschau 616. Drei Aehren 617. Boll 620. Johannisbad 630. Beuron 630. Lofer 640. Admont 640. Hohegeiss 640. Adelholzen 640. Wolfsegg 640. Albisbrunn 645. Staffelsee 648. Traunstein 650. Aussee 650. Axenfels 650. Morschach 657. St. Anna Kapelle 660. Ruhpolding 664. Stachelberg 665. Harrachsdorf 668. Walchsee 670. Tölz 670. Fridau 670. Walzenhausen 675. Obstalden 680. Triberg 686. Schruns 686. Mürzzuschlag 688. Reiboldsgrün 692. Garmi sch 692. Schwarzenberg 695. Schönbrunn 698.

700. Friedrichsthal 700. Miesbach 710. Giessbach 720. Partenkirchen 722. Glion 724. Steinabad 725. Heiligenberg 728. Immenstadt 730. Kainzenbad 730. Wildenthal 732. Tegernsee 732. St. Radegrund 735. Mellau 735. Sonthofen 738. Freudenstadt 740. Thusis 746. Langenbruck 747. Tarvis 750. Axenstein 750. Herrenwies 752. Ottilienberg 753. Zell am See 754. Spindelmühle 760. Schöneck 760. Karlsbrunn 763. St. Blasien 772. Mühlbach 774. Heinrichsbad 775. Schliersee 775. Plättig 777. Appenzell 780. Waidring 780. Walchensee 790.

800. Schweigmatt 800. Sigriswyl 800. Heiden 806. Oberhof 810. Breitenbronn 812. Oetz 820. Weissbad 820. Vordertodtmoos 822. Bruneck 825. Kreuth 828. Brückenberg 830. Oberstdorf 843. Seelisberg 845. Altweier 850. Titisee 858. Aeschi 859. Menzenschwand 860. Mariazell 860. Kohlgrub 870. Uetliberg 870. Bürgenstock 870. Weissenburg 880. Gontenbad 884. Hinterzarten 885. Hundseck 886. St. Märgen 890.

900. Magglingen 900. Schluchsee 904. Friedenweiler 904. Ruhstein 916. Mittenwald 920. Achensee 920. Gais 934. Barmsee 936. Schönfels 936. Seewis 950. Badersee 952. Felsenegg 954. Le Prese 962. Waldau 968. Les Avants 979. Saig 990. Schönwald 994. Château d'Oex 994. Breitnau 995.

Meter.

1000. Semmering 1000. St. Leonhard 1002. Höchenschwand 1013. Engelberg 1020. Champéry 1050. Grindelwald 1057. Pfänder 1060. Richisau 1095.

1100. Rigi-Felsenthor 1100. Lenk 1105. Gryon 1107. Chaumont 1128. Abendberg 1139. Fuscherbad 1140. Niederdorf 1140. Beatenberg 1148. Flims 1150. Disentis 1150. Gurnigelbad 1155. Innichen 1166. Nied. Rickenbach 1167.

1200. Toblach 1204. Klosters 1210. Monte Generoso 1210. Villars 1215. Chesières 1230. Churwalden 1240. Feldbergerhof 1279. Weissenstein 1287. Brigels 1290. Stoos 1290.

1300. Rigi-Klösterli 1300. Neu? Prags 1325. Brennerbad 1326. Maderaner Thal 1350. Brennerpass 1362. Obladis 1380. Flattnitz 1390.

1400. Morgins 1411. Schimberg Bad 1425. Andermatt 1445. Rigi-First 1446.

1500. Parpan 1510. Davos Platz 1556. Davos Dörfli 1562.

1600. San Bernardino 1626. Rigi-Scheideck 1648. Mürren 1650.

1700. Celerina 1724. Samaden 1728. Zuoz 1748. Arosa 1748. St. Moritz Bad 1769.

1800. Pontresina 1803. Sils Maria 1811. Silvaplana 1816. Maloja 1817. Camphèr 1829. Piora 1829. Engstlenalp 1840. St. Moritz Dorf 1856.

2. Klimatische Sommerkurorte mit Rücksicht auf die mittlere Temperatur der 3 Sommermonate (Juni, Juli, August).

Grade nach Réaumur

8°. Pontresina 8.2, St. Moritz 8.6, Davos 8.9.

9°. Andermatt 9.2, Val Piora 9.8.

Grade nach Réaumur

10°. Rigi 10.1, Chaumont 10.6, Engelberg 10.8, Klosters 10.8, Churwalden 10.8, Oberhof 10.9.

11°. Höchenschwand 11.0, Beatenberg 11.1, Gais 11.3, Reiboldsgrün 11.4, Andreasberg 11.5, Gurnigel 11.5, Berchtesgaden 11.6, St. Blasien 11.9.

12°. Sylt 12.0, Le Prese 12.0, Disentis 12.0, Schliersee 12.1, Aussee 12.2, Helgoland 12.2, Tegernsee 12.2, Landeck 12.2, Monte Generoso 12.3, Tharandt 12.5, Traunstein 12.5, Marienthal bei Eisenach 12.5, Liebenstein 12.6, Uetliberg 12.6, Ilmenau 12.7, Alexandersbad 12.9.

13°. Boppard 13.2, Luzern 13.3, Wernigerode 13.4, Lobenstein 13.5, Tölz 13.5, Arnstadt 13.6, Eichwald 13.6, Friedrichroda 13.7, Appenzell 13.7, Interlaken 13.7, Kainzenbad 13.8.

14°. Sulza 14.0, Friedrichshafen 14.0, Konstanz 14.0, Badenweiler 14.0, Aibling 14.0, Ischl 14.0, Seewis 14.0, Blankenburg a/H. 14.3, Godesberg 14.3, Baden-Baden 14.3, Gersau 14.4, Wiesbaden 14.5, Salzungen 14.7, Heidelberg 14.8, Weissenburg 14.8, Gleichenberg 14.9.

15°. Oberkirch 15.0, Montreux 15.0, Weggis 15.5, Neustadt a./H. 15.8.

Register.

Abkürzungen.

B. = Bett.
Eb. = Eisenbahn.
Ebst. = Eisenbahnstation.
Einw. = Einwohner.
Fam. = Familie.
fl. = Gulden.
fr. = Frank.
Km. = Kilometer.
m. = Seehöhe in Metern.
Min. = Minute.
Mk. = Mark.
Pers. = Person.
St. = Stunde.
Z. = Zimmer.

FSC
www.fsc.org
MIX
Papier | Fördert
gute Waldnutzung
FSC® C083411

Zeitfracht Medien GmbH
Ferdinand-Jühlke-Straße 7
99095 Erfurt, Deutschland
produktsicherheit@kolibri360.de